Emerging Technologies in Oral and Maxillofacial Surgery

口腔颌面外科数智化新技术

原　著　[伊朗] Arash Khojasteh　　[英] Ashraf F. Ayoub　　[比] Nasser Nadjmi

主　译　孙志军　冷卫东　胡传宇

中国科学技术出版社

·北 京·

图书在版编目（CIP）数据

口腔颌面外科数智化新技术 / （伊朗）阿拉什·霍贾斯特 (Arash Khojasteh), （英）阿什拉夫·阿尤布 (Ashraf F. Ayoub), （比）纳赛尔·纳季米 (Nasser Nadjmi) 原著；孙志军，冷卫东，胡传宇主译 . -- 北京：中国科学技术出版社，2025. 1. -- ISBN 978-7-5236-1174-6

Ⅰ . R782

中国国家版本馆 CIP 数据核字第 2024P9J087 号

著作权合同登记号：01-2024-4370

策划编辑	延 锦 孙 超
责任编辑	延 锦
装帧设计	佳木水轩
责任印制	徐 飞

出 版	中国科学技术出版社
发 行	中国科学技术出版社有限公司
地 址	北京市海淀区中关村南大街 16 号
邮 编	100081
发行电话	010-62173865
传 真	010-62179148
网 址	http://www.cspbooks.com.cn

开 本	889mm×1194mm 1/16
字 数	375 千字
印 张	15.5
版 次	2025 年 1 月第 1 版
印 次	2025 年 1 月第 1 次印刷
印 刷	北京盛通印刷股份有限公司
书 号	ISBN 978-7-5236-1174-6/R・3394
定 价	198.00 元

译者名单

主　译　孙志军　武汉大学口腔医院
　　　　冷卫东　湖北医药学院附属太和医院
　　　　胡传宇　华中科技大学同济医学院附属同济医院

副主译　李　豪　武汉大学口腔医院
　　　　杨启超　武汉大学口腔医院
　　　　肖　尧　武汉大学口腔医院
　　　　李树劲　武汉大学口腔医院
　　　　张梦洁　武汉大学口腔医院
　　　　万书成　重庆医科大学附属口腔医院

译　者　王文达　武汉大学口腔医院
　　　　王圆圆　武汉大学口腔医院
　　　　赵　阳　湖北医药学院附属太和医院

内容提要

　　本书引进自 Springer 出版社，是一部全面介绍口腔颌面外科新兴技术的专著。全书共 18 章，介绍了先进技术和工业革命对口腔颌面外科领域新兴技术变革的影响、计算机辅助下口腔颌面部数据采集及转化的发展，阐述了各项新兴技术的基本原理、前沿进展、临床应用现状及未来前景。本书结构清晰，逻辑严谨，内容翔实，包含大量临床病例解析及高清图片，既可作为口腔颌面外科医生的临床应用指南，又可作为口腔医学生、相关科研人员的宝贵参考资料。

主译简介

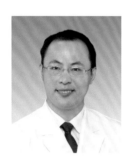

孙志军

口腔医学博士，教育部长江学者特聘教授，主任医师，博士研究生导师。武汉大学口腔医学院口腔颌面头颈肿瘤外科弘毅特聘教授。中国抗癌协会口腔颌面肿瘤整合医学专业委员会副主任委员，第二届中国抗癌协会青年理事会副理事长，中华口腔医学会口腔颌面外科委员会委员，*Oral Diseases* 及 *VIEW Medicine* 等 SCI 收录期刊副主编。研究方向为口腔癌肿瘤免疫治疗。临床主要从事口腔癌综合治疗，口腔颌面部软、硬组织缺损修复，^{125}I 组织间近距离治疗。入选教育部"长江学者奖励计划"特聘教授及湖北省"楚天英才计划"医疗卫生人才。以第一完成人身份获得湖北省自然科学二等奖 1 项。主持国家自然科学基金 9 项，申请专利 4 项，实现专利转化 2 项。担任本科生规划教材《口腔医学》副主编，以第一作者或通讯作者身份发表 SCI 收录论文 200 余篇。

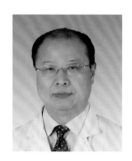

冷卫东

口腔医学博士，教授，主任医师，硕士研究生导师，国际牙医师学院院士，湖北省有突出贡献中青年专家，湖北省"楚天英才计划"医疗卫生人才。湖北医药学院附属太和医院副院长，湖北医药学院口腔医学院院长。中华口腔医学会全科口腔医学专业委员会常务委员，中华口腔医学会口腔颌面外科专业委员会委员，湖北省口腔医学会口腔颌面外科专业委员会副主任委员。研究方向为口腔头颈肿瘤的防治和口腔颌面软、硬组织缺损修复重建。主持完成科研项目 19 项，其中国家自然科学基金项目 2 项，省级项目 6 项。2022 年获得湖北省科技进步二等奖；2021 年获湖北省预防医学科技进步二等奖；2015 年获湖北省科技进步一等奖。主编专著 2 部，副主编专著 1 部。发表科研论文 70 余篇，SCI 收录论文 31 篇（总 IF＞90，其中 2 篇被 F1000 收录）。

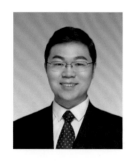

胡传宇

口腔医学博士，副教授，副主任医师，硕士研究生导师，华中科技大学同济医学院附属同济医院口腔医学中心医疗主任。中国抗癌协会口腔颌面肿瘤整合医学专委会青年委员会副主任委员，中华口腔医学会口腔颌面头颈肿瘤专业委员会委员，中国抗癌协会口腔颌面肿瘤整合康复医学专业委员会常务委员，湖北省口腔医学理事会常务理事，武汉市口腔医学理事会常务理事，湖北省口腔颌面外科专业委员会常务委员，湖北省颌面创伤及整形美容专业委员会委员，湖北省科技厅专家库专家。主持国家及省部级课题多项，主译著作 1 部，参编 2 部，SCI 收录论文 20 余篇。

原著者简介

Arash Khojasteh

伊朗沙希德·贝赫什蒂医科大学口腔颌面外科系全职教授，系主任，同时在伊朗牙科研究所"牙科研究中心"任职。Khojasteh 教授分别在德黑兰医科大学和沙希德·贝赫什蒂医科大学获得口腔外科学及口腔颌面外科学博士学位，并以优异的成绩在医师资格考试中名列第一。他在比利时安特卫普大学获得博士学位。Khojasteh 教授参与合著了许多同行评议的学术论文、国际科研项目及教科书章节。他的研究领域包括骨增量、骨再生和干细胞治疗。Khojasteh 教授曾多次获得总统奖，被评为过去 15 年来伊朗学术界的最佳学生、最佳青年研究员和最佳创新科学家。

Ashraf F. Ayoub

自 2003 年起担任英国格拉斯哥大学口腔颌面外科教授。他是 *Frontiers of Oral & Maxillofacial Surgery* 期刊的主编，也是该大学研究生项目的负责人。Ayoub 教授领导着一个由正畸医师、技术专家、心理学家和计算机科学家组成的团队，致力于研究颌面部畸形问题。他曾获得多个奖项和荣誉，并在组织生物工程和面部成像这两个研究主题上发表了大量文章。Ayoub 教授曾多次在国内和国际学术会议上做过相关主题的学术报告。

Nasser Nadjmi

目前在比利时安特卫普大学担任口腔颌面外科教授和项目协调主任。他最初毕业于比利时安特卫普航海学院，成为一名商船见习军官。随后，他在比利时鲁汶天主教大学完成了医学和牙科教育。他曾在比利时（布鲁日和鲁汶）和美国（休斯敦、底特律和迈阿密）接受颅颌面外科的培训。

译者前言

随着科技日新月异的发展，口腔颌面外科领域正以前所未有的速度与广度接纳并应用新兴技术，为疾病的诊断、治疗及患者生活质量的提升带来了深刻变革。面对这一趋势，*Emerging Technologies in Oral and Maxillofacial Surgery* 一书应运而生，旨在系统梳理并深入探讨这些革新力量如何塑造口腔颌面外科的未来。

本书以"口腔颌面外科数智化新技术"为主题，具有鲜明的医工交叉特色，聚焦于近年来迅速崛起并展现出巨大潜力的各类创新技术手段，力图在理论研究与临床实践之间架起一座桥梁，引领读者洞悉技术前沿，把握学科发展方向。作为译者，能够将这部集前沿性、专业性与实用价值于一体的著作呈现给广大中国读者，我们深感荣幸。期待本书能够成为推动国内口腔颌面外科诊疗水平提升的重要参考书。

在翻译过程中，我们秉承严谨治学的态度，力求准确传达原著的学术精神与技术内涵。面对书中涵盖的数智化术前规划、微创手术技术、生物材料学、再生医学、智能机器人辅助手术、三维打印技术、精准医疗、远程诊疗、虚拟现实与增强现实应用等广泛议题，我们不仅注重专业术语的精确转换，更力求适应语境与贴近文化，以便让国内读者在阅读过程中既能领略国际前沿科技的魅力，又能紧密结合本土医疗环境进行思考与借鉴。

本书结构清晰，逻辑严密，详尽阐述了各项新兴技术的基本原理、最新进展、临床应用现状及未来前景。我们深信，无论是对一线临床医师寻求技术更新、科研人员探索创新路径，还是对医学生拓宽视野、政策制订者把握行业趋势，这部著作都将提供极其宝贵的指导和启示。

尽管我们竭力追求翻译的准确性和完整性，但鉴于科技发展之迅速，以及跨文化交流中可能出现的术语差异，难免有疏漏或欠妥之处，敬请广大读者批评指正。我们期待本书能够激发更多关于技术创新与应用的深度对话，共同推动我国口腔颌面外科事业向更高层次发展。

在此，谨向本书著者团队致以崇高敬意，感谢他们对全球口腔颌面外科科技进步所做出的卓越贡献；同时，向所有参与翻译、审校、出版工作的同仁表示诚挚谢意，正是大家的共同努力使这部重要的著作跨越了语言的障碍，并将服务于更广泛的读者群体。愿每一位读者都能从中汲取知识养分，携手共绘口腔颌面外科技术革新的宏伟蓝图。

孙志军　冷卫东　胡传宇

原书前言

先进技术及其应用在几次工业革命中经历了急剧变化。第三次工业革命将电子和信息技术应用于生产自动化产品。网络物理系统和智能技术的出现导致了第四次工业革命，强调在不同领域中使用人工智能、云计算和大数据。在这一点上，基础科学及其不同错综复杂领域的发展对不同科学实践和研究领域的融合做出了特殊贡献。从计算机科学到生物学和遗传学等多个科学领域都经历了融合时期。这种融合可能开始于单一的跨学科实验，但已经导致了数据处理和新兴技术在医疗保健程序细节中的革命性变化和大规模应用。

数智化等先进技术在口腔颌面外科中的应用对研究领域中的物理、数字和生物学领域的分隔边界产生了模糊效果。这些转变使口腔颌面外科实验室和临床技术，特别是计算机辅助设计和计算机辅助制造得以广泛应用。值得一提的是，这种转变的发展与普及极大归功于数据获取工具的进步。

本书旨在提供口腔颌面外科中新兴数智化技术最新应用的综合概述。全书共18章，讨论了每种技术方法的作用及其他相关方面，包括工作流程、优势、缺陷、未来研究机会及不同的临床程序和结果。希望本书对口腔医学生、口腔颌面外科医生、头颈外科医生、整形外科医生及其他相关专业人员有所帮助。

Arash Khojasteh

Tehran, Iran

Ashraf F. Ayoub

Glasgow, UK

Nasser Nadjmi

Antwerp, Belgium

目　录

第1章 先进技术和工业革命的出现
The Emergence of Advance Technologies and Industrial Revolutions

Hanieh Nokhbatolfoghahaei　Arash Khojasteh　著

工业革命深刻影响了口腔颌面外科（oral and maxillofacial surgery，OMFS）领域的现代技术整合。继两次工业革命之后，第三次工业革命，即"数字革命"，在第二次世界大战结束后的1960年开始[1]。数字革命以电子和信息技术在自动化生产中的应用为特点[2]，它发生在工业化放缓及技术进步加速发展的时代背景下。因此，由于机械力量减轻了对人类劳动力的需求，导致了第四次工业革命在第三次工业革命的基础上出现。第四次工业革命包括计算机生成的产品设计和三维（three-dimensional，3D）打印技术，即通过将工作材料连续堆积成层来制造物体[2, 3]。这个时代以融合技术为特征，模糊了物理、数字和生物等领域的边界。

这一变革的核心是在计算机辅助设计（computer-aided design，CAD）和随后的计算机辅助制造（computer-aided manufacturing，CAM）中发展起来的。随着CAD/CAM的发展，机器人手术（导航手术）也随之发展，从而形成了经口机器人手术（transoral robotic surgery，TORS）。随后，两者被应用于再生牙医学。这导致了生物打印和生物反应器领域的出现。本章包括这些新技术及其在口腔颌面外科中的应用的一般介绍。

CAD技术在牙科领域的应用已有近20年的历史[4]。在口腔颌面外科领域，CAD可用于虚拟手术设计（virtual surgical planning，VSP）[5-8]及手术导板和夹板的设计[9-11]。CAD技术在牙科和医学教育中也有一个新的领域，称为"虚拟学习"（virtual-based learning，VBL）。随着CAD的发展，CAM技术也取得了显著的进步，并在牙科的不同领域得到了很好的整合。增材制造（additive manufacturing，AM）和减材制造（subtractive manufacturing，SM）是CAM系统的两个主要分支。这些技术有效应对了因颅面骨骼复杂的三维解剖而导致的外科重建和矫正中的诸多挑战[12]（图1-1）。

CAD系统是在第三次工业革命和医学计算机模型的进步的基础上产生的，它可以在设计和分析之前对物体进行建模。为了对物体进行建模，必须使用3D扫描仪或3D成像系统对物体进行拍照。如今，市面上已有许多用于3D建模、整形和成像的口内和口外扫描仪。除了3D建模，还需要额外的软件来操作3D对象。为了让软件能够操作被记录的物体，数据必须被转换成STL文件格式。在这种格式中，无论其颜色如何，对象都将被转化为在三维空间中的坐标点，从而提供对象的空间拓扑信息。此后，STL格式文件在软件中渲染以对其进行成型和评估。在口腔颌面外科领域，CAD也促使了VSP的出现，以及手术导板、夹板和植入物的设计。虚拟学习是另一种基于CAD技术的牙科教育新分支。

CAM系统是在第三次和第四次工业革命后产生的，它是软件和计算机控制的机械设备相结

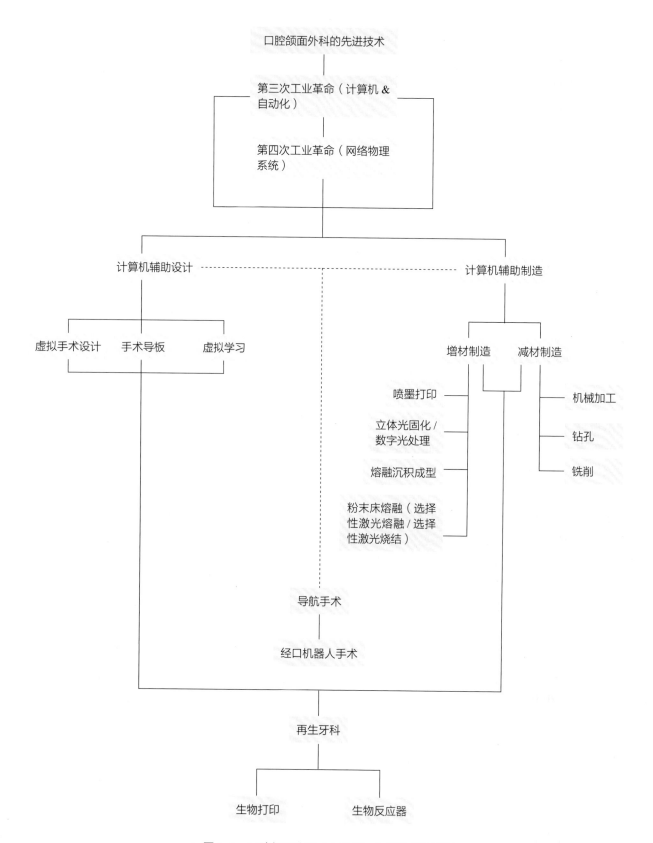

▲ 图 1-1　口腔颌面外科（OMFS）先进技术流程图

合的产物，不需要任何人工干预，旨在提供一个完全自动化的制造过程[13, 14]。CAM 包括两个子分支：AM 和 SM[15]。AM 被定义为工作材料的可量化逐层沉积，以直接获得基于 CAD 的三维物体[16, 17]。在这种情况下，CAD/CAM 得益于灵活选择材料制造几何复杂的组件[16, 18]。AM，也称为 3D 打印，包括喷墨打印（inkjet printing）、立体光固化（stereolithography，SLA）/数字光处理（digital light processing，DLP）、熔融沉积成型（fused deposition modeling，FDM）和选择性激光烧结（selective laser sintering，SLS）/选择性激光熔融（selective laser melting，SLM）等技术[15]。相反，材料去除和加工、钻孔和铣削实体块的受控过程被归类为减材制造（subtractive manufacturing，SM）技术。

随着 CAD/CAM 系统的发展，机器人手术也得到了发展。促进这些手术的实施是 CAD/CAM 技术与医学科学集成的众多目标之一。机器人手术或导航手术旨在采用微创方式进入不易进入的解剖区域，如口腔后部、口咽、喉部、下咽，甚至颅底[19-21]。与单纯的机器人手术相比，VSP 联合机器人手术已被证明可以缩短手术时间并改善患者预后[20, 22]。在 TORS 中，机器人被固定在口腔内，而外科医生在监视器上查看手术视野。这种方法可以通过为所有学生和住院医生提供更好的可视化的手术环境来达到教育目的。

今天，医学已经从替代疗法向再生疗法发展。因此，组织工程产品得到了许多研究者和临床医生的关注。现代基于组织工程的方法通常采用干细胞、生长因子、支架和生物反应器的组合，旨在启动和支持宿主的再生能力[23]。上述技术可用于制造这些产品。

先进技术的使用使再生牙科领域取得了巨大的进步，生物打印和生物反应器是这一领域最重要的两个新技术应用。为了生产工程组织，必须对组织的微观和宏观环境进行研究和生物设计。这样做的目的是模仿体外的生理和机械组织条件[24, 25]。生物反应器被用来在某种程度上模拟人体的生理和机械特性。生物反应器的设计有不同类型的系统，包括流体动力学剪切应力、直接机械应力和基于电磁场（electromagnetic field，EMF）的生物反应器[24-26]。

生物打印是指增材制造（additive manufacturing，AM）技术。在此项技术中，支架是由细胞和生物相容性材料的混合物以逐层方式制造的[27]，这种材料被形象地称为生物打印墨水。常用的生物打印技术分为挤出法、激光法和喷墨打印[28]。在口腔颌面外科领域应用现代技术的所有领域将在以下章节中进一步讨论。CAD/CAM 在口腔颌面外科领域的应用主要有骨重建手术、正颌手术、种植牙和经口机器人手术（图 1-2）[8, 11, 29-34]。

重建程序旨在恢复缺损区域的形态和功能。供体病变、供体组织有限、受体与供体组织特征不兼容、吸收不可预测，以及长期结果变化是传统重建方法的主要缺点[35]。因此，基于 CAD/CAM 的方法在克服这些缺点方面获得了越来越多的关注。在骨重建中，CAD/CAM 可用于虚拟缺损设计，即 VSP[8, 36]。CAD/CAM 还可以用于原型制作或创建缺损模型，这涉及全面的缺损建模和术前可视化[37]。值得注意的是，CAD/CAM 可以在很大程度上有助于制造患者个性化植入物（patient-specific implants，PSI）[8, 38]。在正颌手术中，CAD/CAM 可以用于 VSP[39, 40]。它还用于制造手术导向器，在时间维度上为手术轨迹的规划与实施带来了显著益处[11]。在牙种植领域，CAD/CAM 也被用于制作手术导板[41]。导航手术也是在种植医学中的应用之一[42]。最后，在机器人手术中，经口机器人（腭裂）手术主要是在咽后部的软组织手术中进行的，如软腭[43]。

在口腔颌面外科的重建手术中，术前对肿瘤或缺损区域的完整性和三维形貌进行评估是重要步骤[8, 36]。这允许医生以一种放松和悠闲的心态对病例进行深入而全面的分析。在原型制作中，所述缺陷模型或肿瘤模型可由多聚物组成，以模拟颌骨。这进一步有助于在肿瘤/缺损扩展细节等方面进行综合评估，不仅可以在术前进行，甚

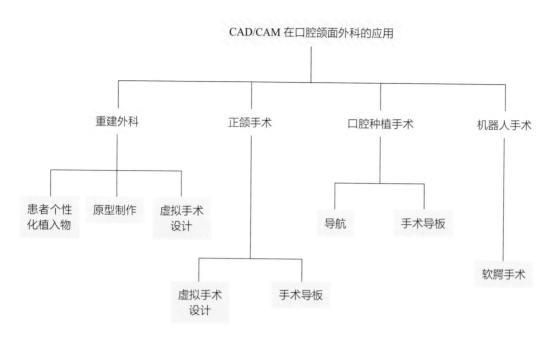

▲ 图 1-2　口腔颌面外科 CAD/CAM 应用流程

至可以在会见患者和查看二维 X 线片之前进行。在原型或模型设计中，可以使用温度较低的可固化聚合物 [44]。例如，FDM 系统非常适合于制造 CAD 模型 [44]。因此，骨重建和骨移植中的 CAD/CAM 可以帮助制造患者特异度的骨种植体，并为原位骨再生保留受保护的愈合空间（图 1-3）。

一方面，骨种植可以实现骨轮廓、功能性骨置换、功能性骨再生（functional bone regeneration，FBR）等功能 [45-47]。骨轮廓是指使用特定患者的产品来恢复骨的标准和解剖轮廓。个性化产品植入具有非特异度咀嚼作用的区域，不易发生颌骨移动或功能或承重事件 [48]。在骨塑形中需要假体，这意味着植入的物质将保持在原位。在该领域中，主要使用诸如聚甲基丙烯酸甲酯（PMMA）聚合物 [49]。在这种情况下，可以使用 FDM 打印机。高密度聚乙烯（high-density polyethylenes，HDPE），如聚四氟乙烯（polytetrafluoroethylene，PTFE）或聚醚醚酮（polyether ether ketone，PEEK），用于制造骨塑形假体及下颌或脸颊假体 [50, 51]。在应用这些材料时，需要使用增材制造的选择性激光烧结方法 [52]。

另一方面，为了实现功能性骨替代，种植体必须恢复切除组织的功能行为，包括咀嚼和颌骨运动。在功能性骨置换中，切除的区域由假体替代，该假体不仅能发挥功能，而且还可以产生并切实承受咀嚼力。而对于功能性骨置换，应用的材料必须能够承受外力并提供适当的轮廓。目前，用于制造功能性骨置换假体的最常用材料是骨中的钛和脊柱区域中的钽 [53, 54]。在过去，不锈钢也曾被应用于制作骨假体，但由于金属腐蚀和大量术后并发症，导致螺钉松动和巨噬细胞引起的炎症反应，其应用目前已大大减少 [55, 56]。在 CAD/CAM 中使用钛和钽是由于它们的高熔点，使它们可用于增材制造方法，如选择性激光熔融。

在功能性骨再生中，制造三维支架。植入的支架倾向于诱导骨形成，以便利用宿主的再生能力来替换丢失的组织并恢复缺损区域的形态和功能。组织工程支架已被用于提供空间支持，旨在促进缺损部位的新骨形成。换言之，支架应该优先模拟细胞外基质（extracellular matrix，ECM）的天然特性，包括天然骨组织 ECM 的矿物质和

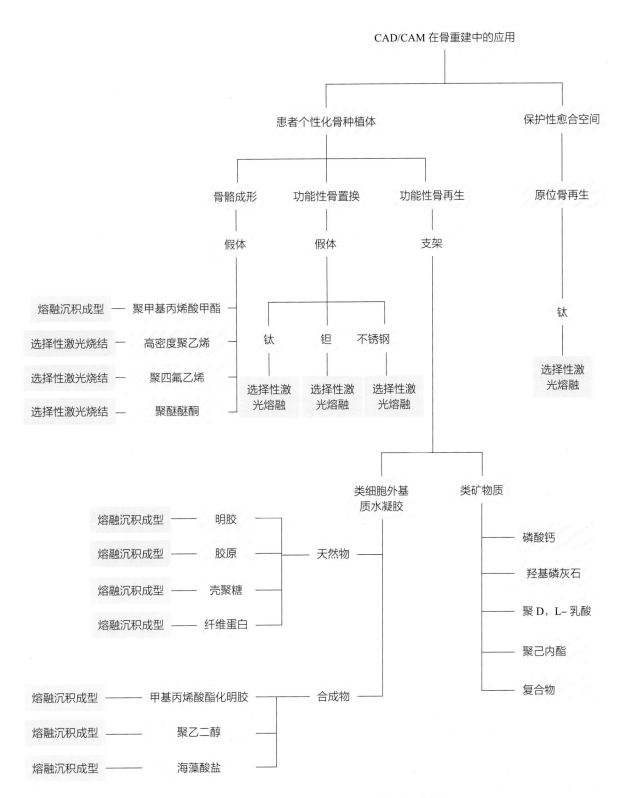

▲ 图 1-3　**CAD/CAM 在骨重建手术中的应用流程图**

有机部分[26]。支架放置后会发生降解，6~18个月后用正常解剖特征的天然骨组织替换支架[57]。在功能性骨再生中，需要在较低温度下形成与骨相似的材料。为了模拟电解加工，研究人员广泛采用天然材料与合成材料作为基材。明胶、胶原蛋白、壳聚糖和纤维蛋白等天然聚合物或水凝胶通常用于 FDM 法重建仿骨支架[58, 59]。以合成形式存在的有机支架通常包括甲基丙烯酸酯化明胶（gelatin and methacrylate，GelMA）、聚乙二醇（polyethylene glycol，PEG）和海藻酸盐的混合物，也主要通过 FDM 方法制备[60, 61]。骨样矿物组织主要由磷酸三钙（tricalcium phosphate，TCP）、羟基磷灰石（hydroxyapatite，HA）或聚合物沿着与 TCP 或 HA 的复合物组成[62, 63]。

综上所述，CAD/CAM 在骨重建手术中的另一类应用是通过保留一个受保护的愈合空间来实现原位骨再生。在 CAD/CAM 方法中，为了制作这个引导性或保护性的愈合空间，膜材料通常采用钛，而首选的方法是选择性激光熔融（SLM）[64, 65]。以下章节将进一步讨论现代技术的各个应用领域，以及 CAD/CAM 在口腔颌面外科领域的应用。

参考文献

[1] Watanabe Y, Dasher RB. On the progress of industrial revolutions: a model to account for the spread of artificial intelligence innovations across industry. Kindai Manag Rev. 2020;8:113-23.

[2] Xu M, David JM, Kim SH. The fourth industrial revolution: opportunities and challenges. Int J Finance Res. 2018;9(2):90-5.

[3] Prisecaru P. Challenges of the fourth industrial revolution. Knowl Horiz Econ. 2016;8(1):57.

[4] Abdulla MA, Ali H, Jamel RS. CAD-CAM technology: a literature review. Al-Rafidain Dent J. 2020;20(1):95-113.

[5] Vyas K, Gibreel W, Mardini S. Virtual surgical planning (VSP) in craniomaxillofacial reconstruction. Facial Plast Surg Clin North Am. 2022;30(2):239-53.

[6] Shenaq DS, Matros E. Virtual planning and navigational technology in reconstructive surgery. J Surg Oncol. 2018;118(5):845-52.

[7] Pucci R, Priore P, Manganiello L, Cassoni A, Valentini V. Accuracy evaluation of virtual surgical planning (VSP) in orthognathic surgery: comparison between CAD/CAM fabricated surgical splint and CAD/CAM cutting guides with PSI. J Oral Maxillofac Surg. 2019;77(9):e4-5.

[8] Farajpour H, Bastami F, Bohlouli M, Khojasteh A. Reconstruction of bilateral ramus-condyle unit defect using custom titanium prosthesis with preservation of both condyles. J Mech Behav Biomed Mater. 2021;124:104765.

[9] Unsal G-S, Turkyilmaz I, Lakhia S. Advantages and limitations of implant surgery with CAD/CAM surgical guides: a literature review. J Clin Exp Dent. 2020;12(4):e409.

[10] Cassetta M, Altieri F, Di Giorgio R, Barbato E. Palatal orthodontic miniscrew insertion using a CAD-CAM surgical guide: description of a technique. Int J Oral Maxillofac Surg. 2018;47(9):1195-8.

[11] Khojasteh A, Bastami F, Alikhasi M. Implant-assisted orthognathic surgery. In: Integrated procedures in facial cosmetic surgery. Cham: Springer; 2021. p. 687-702.

[12] Nokhbatolfoghahaei H, Bastami F, Farzad-Mohajeri S, Rezai Rad M, Dehghan MM, Bohlouli M, et al. Prefabrication technique by preserving a muscular pedicle from masseter muscle as an in vivo bioreactor for reconstruction of mandibular critical-sized bone defects in canine models. J Biomed Mater Res B Appl Biomater. 2022;110(7):1675-86.

[13] Baldaniya L, Patel B. Computer-assisted manufacturing of medicines. Computer aided pharmaceutics and drug delivery. Cham: Springer; 2022. p. 153-87.

[14] Chlebus E, Kozera M, Trześniowski T. CAD/CAM systems integration. Zesz Nauk Politech Śl Mech. (117):87-92.

[15] Kumar V, Isanaka BR, Gupta S, Kushvaha V. Future trends and technologies in additive and subtractive manufacturing. Additive and subtractive manufacturing of composites. Cham: Springer; 2021. p. 227-47.

[16] Praveena B, Lokesh N, Buradi A, Santhosh N, Praveena B, Vignesh R. A comprehensive review of emerging additive manufacturing (3D printing technology): methods, materials, applications, challenges, trends and future potential, vol. 52. Mater Today; 2021. p. 1309-13.

[17] Gibson I, Rosen DW, Stucker B, Khorasani M, Rosen D, Stucker B, et al. Additive manufacturing technologies. Cham: Springer; 2021.

[18] Guo N, Leu MC. Additive manufacturing: technology, applications and research needs. Front Mech Eng. 2013;8(3):215-43.

[19] Yee S. Transoral robotic surgery. AORN J. 2017;105(1):73-84.

[20] Dutta SR, Passi D, Sharma S, Singh P. Transoral robotic surgery: a contemporary cure for future maxillofacial surgery. J Oral Maxillofac Surg Med Pathol. 2016;28(4):290-303.

[21] Liu H-H, Li L-J, Shi B, Xu C-W, Luo E. Robotic surgical systems in maxillofacial surgery: a review. Int J Oral Sci.

2017;9(2):63-73.

[22] Peacock ZS, Aghaloo T, Bouloux GF, Cillo JE Jr, Hale RG, Le AD, et al. Proceedings from the 2013 American Association of Oral and Maxillofacial Surgeons Research Summit. J Oral Maxillofac Surg. 2014;72(2):241-53.

[23] de Peppo G, Thomsen P, Karlsson C, Strehl R, Lindahl A, Hyllner J. Human progenitor cells for bone engineering applications. Curr Mol Med. 2013;13(5):723-34.

[24] Nokhbatolfoghahaei H, Rad MR, Khani M-M, Nadjmi N, Khojasteh A. Application of bioreactors to improve functionality of bone tissue engineering constructs: a systematic review. Curr Stem Cell Res Ther. 2017;12(7):564-99.

[25] Nokhbatolfoghahaei H, Bohlouli M, Paknejad Z, Rad RM, Amirabad ML, Salehi-Nik N, et al. Bioreactor cultivation condition for engineered bone tissue: effect of various bioreactor designs on extra cellular matrix synthesis. J Biomed Mater Res A. 2020;108(8):1662-72.

[26] Nokhbatolfoghahaei H, Paknejad Z, Bohlouli M, Rezai Rad M, Aminishakib P, Derakhshan S, et al. Fabrication of decellularized engineered extracellular matrix through bioreactor-based environment for bone tissue engineering. ACS Omega. 2020;5(49):31943-56.

[27] Somasekharan TL, Kasoju N, Raju R, Bhatt A. Formulation and characterization of alginate dialdehyde, gelatin, and platelet-rich plasma-based bioink for bioprinting applications. Bioengineering (Basel). 2020;7(3):108.

[28] Murphy SV, Atala A. 3D bioprinting of tissues and organs. Nat Biotechnol. 2014;32(8):773-85.

[29] Kothai P, Subudhi SK, Padhiary S, Lenka S, Pal KS, Choudhury BK. Application of CAD-CAM in Oral and maxillofacial surgery: a literature review. Indian J Public Health Res Devel. 2019;10(11):1287.

[30] Jamali J, Kolokythas A, Miloro M. Clinical applications of digital dental Technology in Oral and Maxillofacial Surgery. Clinical applications of digital dental technology. Hoboken, NJ: Wiley; 2015. p. 207.

[31] Markiewicz MR, Farrell B, Shanti RM. Technology in oral and maxillofacial reconstruction. In: Peterson's principles of oral and maxillofacial surgery. Cham: Springer; 2022. p. 1455-532.

[32] Sukegawa S, Kanno T. Computer-assisted navigation surgery in Oral and maxillofacial surgery. In: Oral and maxillofacial surgery for the clinician. Cham: Springer; 2021. p. 841-62.

[33] Rad MR, Fahimipour F, Dashtimoghadam E, Nokhbatolfoghahaei H, Tayebi L, Khojasteh A. Osteogenic differentiation of adipose-derived mesenchymal stem cells using 3D-printed PDLLA/β-TCP nanocomposite scaffolds. Bioprinting. 2021;21:e00117.

[34] Khojasteh A, Nadjmi N. Future trends in alveolar cleft osteoplasty. Integrated procedures in facial cosmetic surgery. Cham: Springer; 2021. p. 525-33.

[35] Nyberg EL, Farris AL, Hung BP, Dias M, Garcia JR, Dorafshar AH, et al. 3D-printing technologies for craniofacial rehabilitation, reconstruction, and regeneration. Ann Biomed Eng. 2017;45(1):45-57.

[36] Myers PL, Nelson JA, Rosen EB, Allen RJ Jr, Disa JJ, Matros E. Virtual surgical planning for oncologic mandibular and maxillary reconstruction. Plast Reconstr Surg Glob Open. 2021;9(9):e3672.

[37] Dreizin D, Nam AJ, Hirsch J, Bernstein MP. New and emerging patient-centered CT imaging and image-guided treatment paradigms for maxillofacial trauma. Emerg Radiol. 2018;25(5):533-45.

[38] Ismail MB, Darwich K. Reconstruction of large mandibular bone defects extended to the condyleusing patient-specific implants based on CAD-CAM technology and 3D printing. Adv Oral Maxillofac Surg. 2022;5:100229.

[39] Schneider D, Kämmerer PW, Hennig M, Schön G, Thiem DG, Bschorer R. Customized virtual surgical planning in bimaxillary orthognathic surgery: a prospective randomized trial. Clin Oral Investig. 2019;23(7):3115-22.

[40] Jaisinghani S, Adams NS, Mann RJ, Polley JW, Girotto JA. Virtual surgical planning in orthognathic surgery. Eplasty. 2017;17:ic17.

[41] Kalman L. 3D printing in dentistry: fundamentals, workflows and clinical applications. In: Advances in dental implantology using nanomaterials and allied technology applications. Cham: Springer; 2021. p. 325-51.

[42] D'Souza KM, Aras MA. Applications of CAD/CAM technology in dental implant planning and implant surgery. In: Advances in dental implantology using nanomaterials and allied technologyapplications. Cham: Springer; 2021. p. 247-86.

[43] Bansal A, Bansal V, Popli G, Keshri N, Khare G, Goel S. Robots in head and neck surgery. J Appl Dent Med Sci. 2016;2:168-75.

[44] Jockusch J, Özcan M. Additive manufacturing of dental polymers: an overview on processes, materials and applications. Dent Mater J. 2020;2019-123:345.

[45] Nyirjesy SC, Heller M, von Windheim N, Gingras A, Kang SY, Ozer E, et al. The role of computer aided design/computer assisted manufacturing (CAD/CAM) and 3-dimensional printing in head and neck oncologic surgery: a review and future directions. Oral Oncol. 2022;132:105976.

[46] Tarsitano A, Battaglia S, Ramieri V, Cascone P, Ciocca L, Scotti R, et al. Short-term outcomes of mandibular reconstruction in oncological patients using a CAD/CAM prosthesis including a condyle supporting a fibular free flap. J Cranio-Maxillofac Surg. 2017;45(2):330-7.

[47] Helal MH, Hendawy HD, Gaber RA, Helal NR, Aboushelib MN. Osteogenesis ability of CAD-CAM biodegradable polylactic acid scaffolds for reconstruction of jaw defects. J Prosthet Dent. 2019;121(1):118-23.

[48] Cucchi A, Bianchi A, Calamai P, Rinaldi L, Mangano F, Vignudelli E, et al. Clinical and volumetric outcomes after vertical ridge augmentation using computer-aided-design/computer-aided manufacturing (CAD/CAM) customized titanium meshes: a pilot study. BMC Oral Health. 2020;20(1):1-11.

[49] Tan ET, Ling JM, Dinesh SK. The feasibility of producing patient-specific acrylic cranioplasty implants with a low-cost 3D printer. J Neurosurg. 2016;124(5):1531-7.

[50] Haleem A, Javaid M. Polyether ether ketone (PEEK) and its manufacturing of customised 3D printed dentistry parts using additive manufacturing. Clin Epidemiology Glob

Health. 2019;7(4):654-60.

[51] Honigmann P, Sharma N, Okolo B, Popp U, Msallem B, Thieringer FM. Patient-specific surgical implants made of 3D printed PEEK: material, technology, and scope of surgical application. Biomed Res Int. 2018;2018:1.

[52] Mazzoli A. Selective laser sintering in biomedical engineering. Med Biol Eng Comput. 2013;51(3):245-56.

[53] Dang RR, Mehra P. Alloplastic reconstruction of the temporomandibular joint. J Istanb Univ Fac Dent. 2017;51(3 Suppl 1):S31.

[54] Fernandes N, Van den Heever J, Hoogendijk C, Botha S, Booysen G, Els J. Reconstruction of an extensive midfacial defect using additive manufacturing techniques. J Prosthodont. 2016;25(7):589-94.

[55] Pacifici L, De Angelis F, Orefici A, Cielo A. Metals used in maxillofacial surgery. Oral Implantol. 2016;9(Suppl 1/2016 to N 4/2016):107.

[56] Attarilar S, Ebrahimi M, Djavanroodi F, Fu Y, Wang L, Yang J. 3D printing technologies in metallic implants: a thematic review on the techniques and procedures. Int J Bioprint. 2021;7(1):306.

[57] Maroulakos M, Kamperos G, Tayebi L, Halazonetis D, Ren Y. Applications of 3D printing on craniofacial bone repair: a systematic review. J Dent. 2019;80:1-14.

[58] Polo-Corrales L, Latorre-Esteves M, Ramirez-Vick JE. Scaffold design for bone regeneration. J Nanosci Nanotechnol. 2014;14(1):15-56.

[59] Kim HD, Amirthalingam S, Kim SL, Lee SS, Rangasamy J, Hwang NS. Biomimetic materials and fabrication approaches for bone tissue engineering. Adv Healthc Mater. 2017;6(23):1700612.

[60] Chen Y, Li W, Zhang C, Wu Z, Liu J. Recent developments of biomaterials for additive manufacturing of bone scaffolds. Adv Healthc Mater. 2020;9(23):2000724.

[61] Qu M, Wang C, Zhou X, Libanori A, Jiang X, Xu W, et al. Multi-dimensional printing for bone tissue engineering. Adv Healthc Mater. 2021;10(11):2001986.

[62] Zhao L, Liang L. Materials comparison of 3D printed scaffolds for bone tissue engineering applications.

[63] Safinsha S, Ali MM. Composite scaffolds in tissue engineering. Mater Today. 2020;24:2318-29.

[64] Ciocca L, Fantini M, De Crescenzio F, Corinaldesi G, Scotti R. Direct metal laser sintering (DMLS) of a customized titanium mesh for prosthetically guided bone regeneration of atrophic maxillary arches. Med Biol Eng Comput. 2011;49(11):1347-52.

[65] Sumida T, Otawa N, Kamata Y, Kamakura S, Mtsushita T, Kitagaki H, et al. Custom-made titanium devices as membranes for bone augmentation in implant treatment: clinical application and the comparison with conventional titanium mesh. J Cranio-Maxillofac Surg. 2015;43(10):2183-8.

第2章 CBCT和MRI采集的数据作为计算机辅助颌面部治疗的基础

CBCT and MRI Data Acquisition as a Basis for Computer-Assisted Maxillofacial Treatments

Mitra Ghazizadeh Ahsaie   著

先进的成像技术，如计算机断层扫描（computed tomography，CT）和磁共振成像（magnetic resonance imaging，MRI），已经彻底改变了医疗和牙科治疗的范式。口腔颌面部由于存在如神经、血管、牙齿、眼和大脑等各种关键器官，其解剖结构十分复杂。作为"第三只眼"，三维成像技术能够准确地展示颌面部硬组织和软组织、解剖标志物、变异情况、异常现象及病理状态的详细信息[1]。

自1960年第一代医学CT扫描仪问世以来，已经推出了多代产品，每一代都在诊疗中产生了更大影响。不论是多排螺旋CT（multidetector computed tomography，MDCT）还是锥形束CT（cone beam computed tomography，CBCT），CT的基本原理都是相同的：将准直的X线源和探测器安装在一个固定或旋转的机架上，围绕患者的头部进行旋转[2]。在旋转过程中，X线束会受到衰减，剩余的光子被探测器捕获，随后通过进一步的重建算法对这些衰减数据进行数学和空间处理，将其转化为三维图像（图2-1）。

初代的CT机器，也被称为第一代CT扫描仪，采用铅笔状X线束和单阵列探测器，并配备平移旋转功能，每次扫描需要耗时5min。随后，CT扫描仪的设计经历了四代演变，将扫描时间缩短至1~2s。在20世纪90年代后期，MDCT或多层螺旋CT（multislice CT，MSCT）应运而生，具备64~640排探测器；如今，这项技术现在已成为最广泛使用的CT扫描仪设计。这对于减少运动伪影至关重要，特别是在儿科、创伤科或老年患者中尤为明显[3]（图2-1）。

20世纪80年代，CBCT最初是在血管造影领域发展起来的，到了21世纪初，这项技术开始应用于牙齿和颌面部的三维成像。尽管CBCT广泛用于许多目的，包括常规口腔颌面外科治疗，如下颌智齿拔除、埋伏牙拔除及牙种植体植入等，但随着第三方应用程序软件能力的增强，能够导入符合医学数字成像和通信（digital imaging and communications in medicine，DICOM）格式的数据，颌面CBCT的作用现在已扩展到颌骨或面部重建等广泛的三维打印模型和手术导板制作程序中。

同时，在20世纪80年代，MRI技术得到开发并开始应用于临床诊断。这种非侵入性技术中，患者会被置于一个大型磁场内。通过向组织发射射频脉冲（radiofrequency，RF），基于利用氢原子在不同组织中的分布特点及其对磁共振信号强度的影响，生成反映局部组织特性的三维体

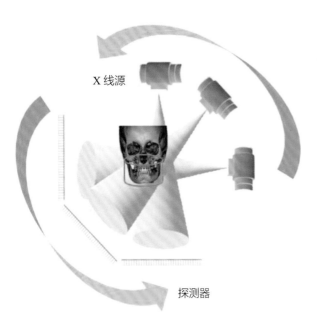

▲ 图 2-1　锥形束成像几何

一束发散的锥形 X 线从管头发出，并被引导至探测器。机器继续围绕物体旋转完整的 360° 或沿着一个缩小或部分的轨迹

数据地图。为了准确评估颌面部软组织，MRI 可以提供三维视图，甚至利用增材制造技术提供软组织假体[4]。

本章将进一步讨论 CBCT 和 MRI 数据采集为基础的计算机辅助颌面治疗，重点关注其工作原理及临床应用。

一、CBCT 的发明

随着 CBCT 的发明，口腔影像学和数字牙科的范围得到了极大的扩展。这一三维成像技术，

也被称为锥形束体积成像（cone beam volumetric imaging，CBVI）和锥形束体积断层成像（cone beam volumetric tomography，CBVT），是颌面部影像学中最重大的技术进步。在使用任何放射影像之前，应遵循最佳化原则，即"尽量低剂量原则"（应尽可能降低不必要的患者辐射暴露）。与 MDCT 影像相比，CBCT 具有较低的剂量和成本优势。辐射剂量会根据所采用的成像协议（暴露参数，如 mA、kVp），视野范围（field of view，FOV）和分辨率偏好（标准或高分辨率）而变化；然而，即使在扩大或颅面视野下，CBCT 的剂量也大大低于 MDCT（表 2-1）[5]。此外，超低剂量 CBCT 扫描仪制造商使用的辐射剂量可与单次普通 X 线片相媲美。

目前，市场上至少有 47 家不同厂商的 279 种商业化 CBCT 型号，应用范围不限于颅骨，还包括心脏成像、放射治疗、四肢和外周骨骼成像（表 2-2）。颌面部 CBCT 设备可以根据患者在图像采集时的姿势进行分类：站立式、坐式和仰卧式（图 2-2）[6]。类似于全景机的站立式设备是最常见的 CBCT 类型，但此类设备容易产生运动伪影，并且在患者需要坐在轮椅上时无法调整至合适高度。仰卧式 CBCT，如 NewTom 7G（意大利维罗纳），能够提供更高的患者稳定性，并极大减少患者的运动伪影。此外，这种类型的设备还能够对呼吸道进行精确评估，尤其适用于患有阻塞性睡眠呼吸暂停综合征的小颌畸形患者。然

表 2-1　CT 检查有效剂量的比较			
成像模式	检　查	中位有效剂量	等效本底辐射暴露时间
CBCT	小视野	50μSv	6 天
	中等视野	100μSv	12 天
	大视野	120μSv	15 天
MDCT	颌面部	650μSv	2 个月
	头部	2mSv	8 个月

CBCT. 锥形束 CT；MDCT. 多排螺旋 CT

注意：与 CBCT 相比，MDCT 的有效剂量更高

表 2-2　部分选型的颌面部 CBCT 配备了大型探测器，能够为颅面评估提供较大的 FOV

机器类型	厂商	拍摄姿势	X线发生器	焦点大小（最小～最大）(mm)	扫描时间（最小～最大）(s)	扫描技术（旋转角度）(°)	体素尺寸（最小～最大）(μm)	视野大小D×H（最小～最大）(cm)
Viso G7	Planmeca (Helsinki, Finland)	站立位	固定阳极	0.5	1~36	200~360	75~600	3×3~30×30
NewTom 7G wide vision	Quantitative radiology (Verona, Italy)	仰卧位	旋转阳极	0.3~0.6	7.2~26	部分或全程360	90~500	4×4~16×17
NewTom VGi EVO	Quantitative radiology (Verona, Italy)	站立位	旋转阳极	0.3	15~25	360	100~300	5×5~24×19
3DAccuitomo170	J. Morita (Kyoto, Japan)	坐位	固定阳极	0.5	5.4~17.5	180~360	80~250	4×4~17×12
i-CAT FLX17	Kavo imaging (Hatfield, PA)	坐位	固定阳极	0.5	4.8~26.9	360	125~400	8×5~17×23
CS 9600	Carestream dental, (Atlanta, GA)	坐位或站立位	固定阳极	0.3~0.7	5.5~40	360	75	4×4~16×17
SCANORA 3Dx	Soredex (Tuusula, Finland)	坐位	固定阳极	0.5	18~34	360	100~500	5×5~25×16.5
i3D-Premium Green 21	VATECH (Gyeonggido, Korea)	坐位	固定阳极	0.5	18	360	200~400	8×8~21×19
NewTom VGi	Quantitative radiology (Verona, Italy)	站立位	旋转阳极	0.3	18~26	360	75~300	6×6~15×15
GALILEOS Comfort PLUS	Dentsply, Sirona (Bensheim, Germany)	站立位	固定阳极	0.5	14	204	125~250	15×15
KaVo OP 3D Pro Vision	KaVo Imaging (Hatfield, PA)	站立位	固定阳极	0.5	11~42	360	85~420	5×5~13×15

FOV. 视野范围

注意：相对于较小 FOV 较大 FOV 通常具有较低的空间分辨率

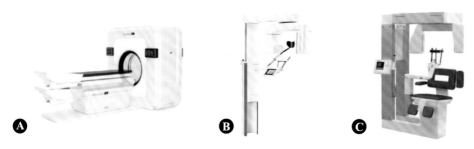

▲ 图 2-2　CBCT 机器的各种类型

A. NewTom 7G 广角视野（意大利维罗纳）仰卧位 CBCT 机，患者仰卧在背上，并进一步插入支架，仰卧的姿势可以减少患者运动引起的伪影，并且可以准确评估睡眠呼吸暂停综合征患者的气道；B. Planmeca Viso 7G（芬兰赫尔辛基）立式 CBCT 机，机器像全景成像系统一样围绕患者头部旋转；C. Soredex（SCANORA 3Dx，芬兰图苏拉）坐姿 CBCT 机

而，仰卧式 CBCT 设备通常体积较大，会占用更多的空间。不论使用哪种类型的设备，在所有操作设置中，都应当确保患者头部完全固定不动。

二、成像原理

CBCT 成像包括三个主要步骤：X 线发生、X 线检测和图像重建。锥形或类似金字塔状的发散 X 线源被导向到特定的感兴趣区域（region of interest，ROI），剩余未与组织发生相互作用（已被衰减和散射）的 X 线光束则抵达位于另一侧的探测器。在 CBCT 机器中可使用不同的图像探测器，其中最常见的是碘化铯 / 非晶硅平板（CsI/a-si FPD）。通过围绕患者头部进行 180°～720° 的旋转扫描，可以获得一系列原始数据（也称为基础帧）[7]。这些原始图像的数量为 100～1000 幅，每幅图像类似二维头影测量放射片，彼此之间略有偏移。投影数据首先被重建为三个正交平面图像，即轴面、矢状面和冠状面的平面图像。随后进行二次重建，以提供多平面重构（multi-planar reformat，MPR）和体积渲染（volumetric rendering，VR）图像（图 2-3 和图 2-4）[8]。

三、CBCT 的分辨率和像素尺寸

CBCT 的分辨率可分为两类，即对比分辨率和空间分辨率。系统展示不同光子衰减程度的能力被称为系统的对比度分辨率。与 MDCT 相比，CBCT 在软组织对比度方面表现较差，因此无法

详细评估颌面部的软组织。这一限制主要是由于 FPD 探测器存在的伪影和固有噪声所导致的。

CBCT 中的体素数据是以等间距体素的形式存在。较小体素尺寸能够使成像中呈现的细节更加越丰富，这对于空间分辨率有直接影响。这可以提供更高的空间分辨率，通常会超过某些顶级的 MDCT 扫描。大多数 CBCT 机器都具有至少两种体素尺寸的调节能力，一种用于标准分辨率，另一种用于高分辨率扫描。焦点尺寸也会影响空间分辨率，更小的焦点尺寸可以获得更高的分辨率。高分辨率扫描在三维重建脆弱的解剖结构中特别重要，比如眼眶底部、纸样板和上颌窦前壁[9]。

四、视野范围

被评估的解剖体积由 FOV 控制，也称为扫描体积，其中包含临床医生需要评估的感兴趣区域或多个区域。FOV 的尺寸取决于探测器大小、射线投影几何和准直器设置。这一尺寸应根据患者的解剖学大小和诊断来选择（表 2-3）。正确选择 FOV 尺寸可以减少不必要的患者剂量，并最大限度地减少散射辐射，从而提高图像质量。大多数 CBCT 设备是基于 FOV 最大尺寸进行分类的（表 2-2 和表 2-3）。

对于较大 FOV，则需要更大的探测器尺寸，由于大型平板探测器（FPD）成本较高，一些机器采用了拼接或生物影像配准技术，在这些技

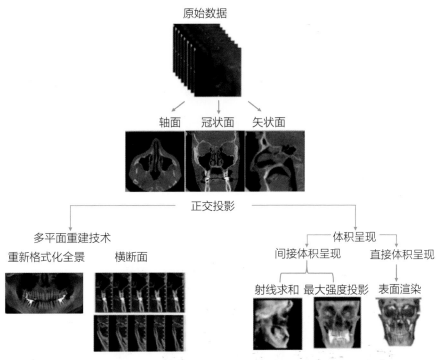

▲ 图 2-3 锥形束计算机断层扫描成像数据重建

原始数据的主要重建结果为正交平面（轴面、矢状面和冠状面）。显示模式可以进一步分为两类：多平面重建（MPR），例如重建的全景和横断面图像，以及体积呈现（VR），它可以进一步分为两类直接体积呈现（DVR）和间接体积呈现（IVR）

中，两个或多个 FOV 通过垂直或水平方式整合在一起，以提供所需的解剖结构信息。

在正颌手术或颅颌面修复体重建的医疗场景中，需要较大的视野范围（FOV），可以提供颅面解剖结构的信息，并且通常采用标准分辨率协议以进一步控制患者辐射剂量。为了扫描超出探测器 FOV 的感兴趣区域（ROI），可以通过两次或多次扫描获取数据，并使用标志物（如生物影像配准）对体素数据进行进一步叠加或融合处理。此外，一些软件还能够融合相邻的体素扫描数据，从而提供更大的体积数据。

小视野范围 FOV 通常被应用在高分辨率模式下，以便呈现更高的细节，特别是在处理复杂的牙髓病病例，如寻找缺失或闭塞的根管，以及垂直骨折等细微而关键的病理变化时。尽管每个 FOV 都可以裁剪或分割为较小的 FOV 以调整患者剂量，但 FOV 的选择应与临床指征及患者体型相适应。

分割，是指将感兴趣的区域分开，在任何 FOV 内均可通过以下 3 种方法实现：手动、半自动和全自动分割。分割所需解剖部位的轮廓是生成 3D 模型的重要步骤，特别是在颅颌面畸形患者进行治疗计划时的重要步骤[10]（图 2-5）（见第 3 章）。

五、CBCT 和伪影

CBCT 伪影是影响图像质量的根本因素。由于较低的 X 线能量谱及锥形束几何结构，CBCT 本身相较于 MDCT 具有更多的伪影。但是 CBCT 中的金属伪影较少。影像中可能存在多种类型的伪影，如固有伪影、操作相关伪影、引入的伪影和患者运动伪影（图 2-6）。伪影可能会干扰诊断过程，因此每位临床医生都应该意识到它们的存在。

六、临床反思

CBCT 成像技术现已在牙科各个领域得到

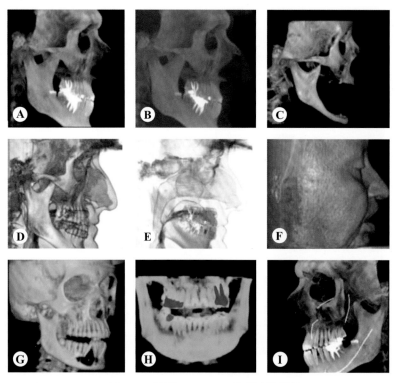

▲ 图 2-4　不同 CBCT 3D 体积渲染图像

A. 最大强度投影（MIP），是一种"伪"三维图像，表示沿虚拟投影线上最高像素值的投影；B. 模拟横颌侧位照片的全厚度射线求和；C. 骨骼的表面渲染，呈现为固定表面或阴影表面；D. 软组织、骨骼和气道的表面渲染；E. 鼻旁窦和气道的透明骨骼视图；F. 软组织轮廓视图；G. 彩色阴影表面骨骼渲染；注意，患者在前下颌有病变；H. 光谱彩色 3D 视图；X 线吸收结构，如钛植入物构件、冠状和牙釉质，以蓝色为主，低吸收结构，如骨和牙根，则以绿色显示；I. 带有主要神经标记的 MIP 图像：下牙槽神经、鼻腭神经、眶下神经和翼腭神经

应用，例如，对阻生牙的诊断和处理、种植学、颞下颌关节紊乱病、创伤学、病理性病变（如炎症性疾病、囊肿、良性或恶性肿瘤、鼻窦疾病及软组织钙化和骨化）、正颌手术、唇裂畸形、阻塞性睡眠呼吸暂停综合征患者和手术导航（图 2-7）[11]。人们通常认为在大多数颌面部诊断、手术规划和随访需求中，CBCT 可以替代 MDCT。CBCT 对牙种植手术的影响最大。横断面图像提供了关于牙槽骨高度和宽度的信息，并能准确测量下颌神经至下颌管、鼻腔和上颌窦底的距离（图 2-8）。

CBCT 还 在 计 算 机 辅 助 手 术（computer-assisted surgeries，CAS）和增材制造（additive manufacturing，AM）中起着重要作用。获取的体积数据可以在两个主要类别中使用：计算机辅助术前计划和导航（见第 3 章）[12]。计算机辅助术前规划包括使用三维图像（图 2-9）或模型（图 2-10）进行术前手术模拟。术前使用三维图像进行手术模拟可用于确定牙植体的适当位置、角度和大小，并同时考虑到牙槽嵴的解剖学结构、质量和标志点[13]。

最近，随着计算机辅助正颌外科手术规划和切除手术领域的进步，利用整合了来自 CBCT 的医学数字成像和通信（DICOM）的软件，为颌面部畸形的诊断、治疗规划及治疗效果评估提供了宝贵的工具[1]。CBCT 是当前制作数智化计算机辅助设计（computer aided design，CAD）模型最常用的技术之一，用于 AM 的三维骨骼成像。由于骨骼在图像中具有优良的对比度特性，结合运用诸如"锐利"重建这类核心技术，可以在空间上实现高精确度的成像[14]（图 2-10）。

表 2-3 不同的 CBCT 视野大小与应用场景

视野大小	3D 表面渲染	视野范围（cm）（D×H）	应 用
超大	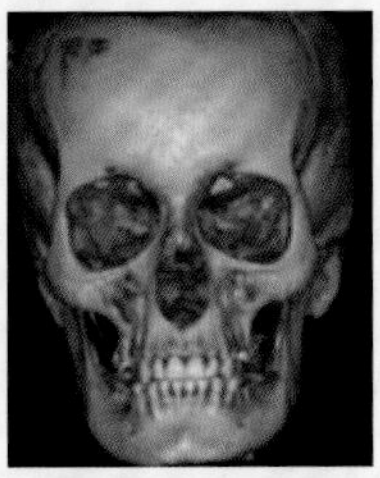	23×17	• 全颅骨 • 颅面 • 颈椎 • 鼻旁窦 • 气道
加大	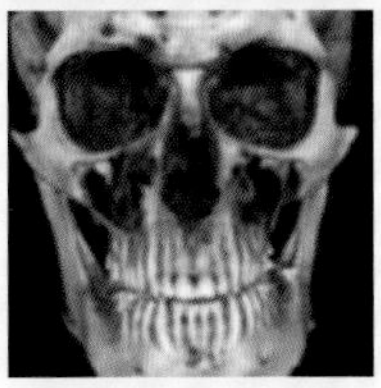	15×15	• 双颌正颌手术 • 颌面外科创伤 • 鼻旁窦 • 双侧颞下颌关节评估
大	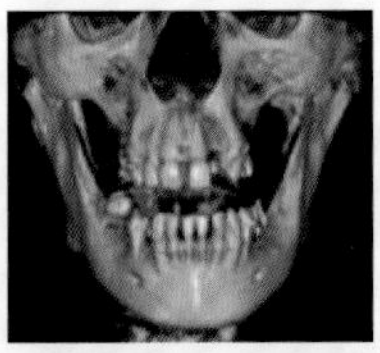	15×12	• 双颌多颗牙种植术 • 双颌正畸手术 • 颌面部损伤 • 双侧颞下颌关节评估
中	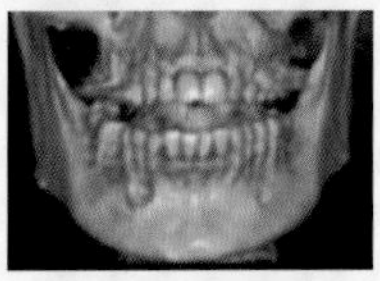	8×12	• 口腔内多个牙种植物 • 全口评估 • 阻生第三磨牙评估
小	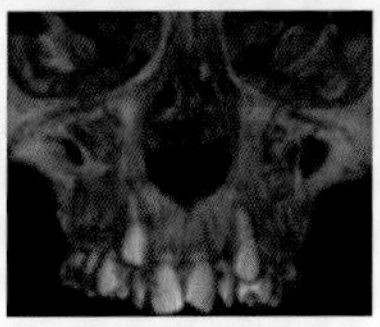	8×8	• 在一侧颌骨（上颌或下颌）的牙槽骨评估 • 在单侧颌骨中评估多个阻生牙齿，多个左右两侧的种植体
极小	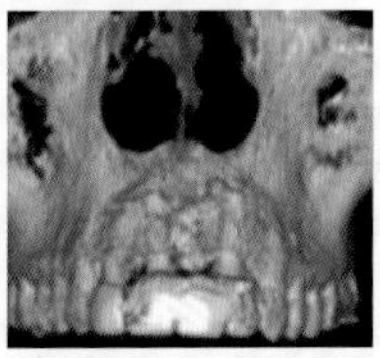	6×6	• 上颌骨或下颌骨的局部区域 • 有限的牙槽牙龈损伤 • 牙根骨折、脱位和（或）移位 • 牙髓治疗评估，可能存在额外管道，复杂的牙根或牙冠形态，以及牙齿异常 • 牙齿阻生 • 单个牙种植物

D. 直径；3D. 三维；H. 高度

七、磁共振成像

磁共振成像（MRI）是一种革命性的成像技术，既无电离辐射，又能通过 T_1 和 T_2 弛像时间的变化对软组织进行最佳可视化，相比于软组织的 X 线衰减系数接近 1%，MRI 可达到 40% 的差异[15]。共振成像的潜力最初由 Paul Lauterbur 于1973 年提出。磁场会使许多原子核与外部磁场对齐，尤其是氢原子核。临床成像中，磁场强度通常在 0.1～7.0T 变化，其中 1.5T 和 3.0T 最为常见。

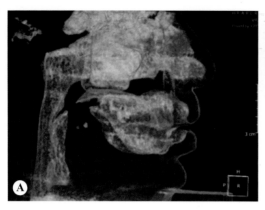
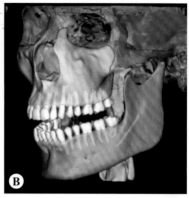

▲ 图 2-5 自动分割

A. 使用 OnDemand 应用程序（Cybermed，Seoul，Korea）对鼻窦和气道进行分割；B. 使用 Diagnocat 应用程序（Diagnocat Inc.，USA）对面部区域进行分割，包括上颌骨（黄色）、下颌骨（绿色）、牙齿（白色）和气道（青色）。这个遮蔽过程可以更好地可视化面部区域，并提供可以直接在 3D 打印机上打印的模型

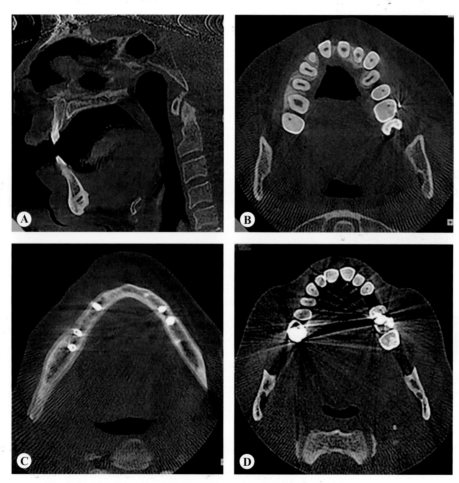

▲ 图 2-6 选定的 CBCT 伪影

A. 由于重建中数据不足而导致图像上部区域的锥形伪影；B. 混叠伪影导致体积图像后缘呈现细小交替的低密度和高密度条纹；C. 运动伪影导致下颌骨中双重皮质边缘；D. 射线硬化和金属伪影导致条纹伪影

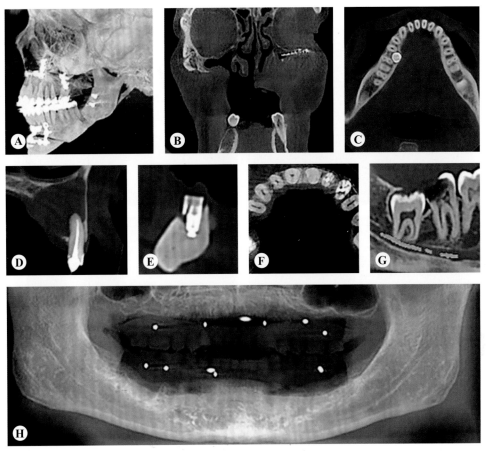

▲ 图 2-7　CBCT 在牙医领域的应用选择

A. MIP 视图显示一名曾接受双下颌正畸手术的患者的牙钉和钛板位置及骨切割位点；B. 冠状 MPR 随访图像显示患者曾因恶性病变而接受完全上颌切除术，并使用网状假体重建左眼眶底部；C. 横断面 CBCT 可准确定位受影响的额外前磨牙位置；D. 横断面图显示上侧切牙根尖区存在囊性透光病理性病变；E. 横断面视图显示种植体固定体骨折；F. 轴向视图显示左中切牙完全根管钙化，因曾经有外伤病史；G. 重建的全景视图显示下颌第三磨牙与下颌下牙槽神经管的关系；H. 重建的带有放射性标记的义齿咬合帽全景视图，用于进一步的扫描配准和种植导板重建

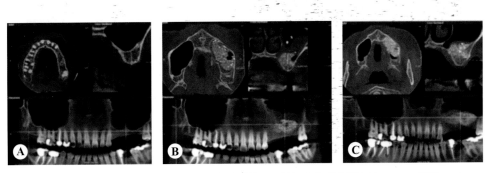

▲ 图 2-8　患者需要在后左上颌部位进行牙种植手术时进行连续 CBCT 扫描

A. 术前 CBCT 扫描显示牙槽骨吸收和鼻窦气化，患者需要进行鼻窦抬高和骨移植手术；B. 术后 1 个月，同一段位进行 CBCT 扫描显示骨移植术后牙槽垫增加至 16.68mm，并注意到黏膜厚度反应性增加；C. 术后 6 个月，同一断面进行 CBCT 扫描，发现黏膜厚度减少，同一位置骨移植高度略有收缩

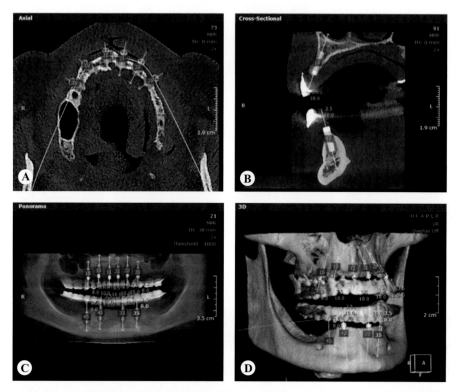

▲ 图 2-9　显示完全无牙患者的锥形束计算机断层扫描，结合 3D 打印的牙修复模型，在放射性物质标注的情况下指示冠位置

A. 水平面；B. 重建全景图；C. 横断面图；D. 三维表面渲染视图显示了上颌和下颌前部的虚拟植入体插入情况，表明如果按理想倾斜角度放置，上颌的颊侧螺纹可能会暴露，从而确定了在植入体放置之前需要进行颊侧骨增量的必要性

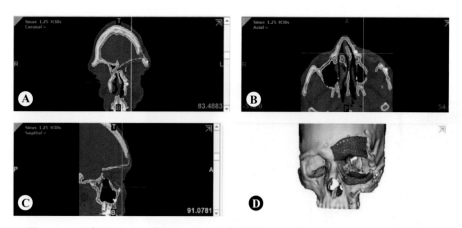

▲ 图 2-10　冠状面（A）、横断面（B）和矢状面（C）的 CBCT DICOM 数据被转换为标准三角网格语言（TSL）格式

在左侧面部严重受伤、颧骨、眼眶和额骨多处骨折的患者进行眼眶壁修复手术前，提供了一个 3D 模型（D）。三维假体（粉色、橙色和蓝色）被设计用来重建受伤区域（Mimics resarch 21.0，Materialise NV，Leuven，Belgium）

在牙科和颌面外科手术中，3 T 强度的 MRI 应用越来越普遍。Hilgenfeld 等提出了高分辨率 MRI 的潜在应用，并指出基于 MRI 的规划可以取得与基于 CBCT 规划相媲美的结果[16]。

八、MRI 的成像原理

MRI 图像主要采用自旋回波脉冲序列获取。在大多数情况下，为了评估口腔颌面软组织、检测病变、检测病变范围和对周围结构的影响，会同时获取 T_1 加权和 T_2 加权图像。MRI 也可以通过静脉注射钆造影剂来进行，特别是在判断肿瘤病变的情况下。T_1 加权图像用于解剖学评估，T_2 加权图像用于检测病理性病变和炎症反应。MRI 可以直接获得类似于 CBCT 的矢状面、冠状面和斜位图像（图 2-11）。相反，MDCT 提供轴面图像，并进一步重建冠状面和矢状面图像，这可能导致重组图像的分辨率略有降低。通常采用冠状和轴向 MRI 来进行评估，必要时，特别是在颞下颌关节紊乱（temporomandibular joint disorder，TMJD）和关节盘间隙评估时，会增加矢状面图像[17]。在 MRI 中，空间分辨率取决于频率编码步数（自由感应衰减被采样的频率）和视野大小[18]。口腔颌面部 MRI 通常采用小 FOV 采集，因此，编码频率主要影响分辨率。更高分辨率的扫描可以提供更多解剖细节且相对更清晰，但这些扫描更容易受到运动伪影的影响[19]。

通过在 T_1 和 T_2 的 MRI 图像中检测到的信号强度，可以推测出颌面区域的正常和异常的解剖结构。组织强度可以分为信号空白区（皮质骨、牙釉质、牙本质、空气、金属伪影）、低信号（低于肌肉强度）、中等信号（介于肌肉和脂肪信号之间）和高信号（等同或高于脂肪）（图 2-12）。

九、MRI 与伪影

MRI 的分辨率不仅仅由采集因素决定，还受到伪影的影响。在颌面部的 MRI 中，受检者应去除所有可移动的口腔内金属装置，如可摘矫治器。牙齿修复材料中的金属成分和气 – 组织界面均会对图像产生显著影响并造成失真（图 2-13）。在进行任何图像分割和图像准备之前，都需要识别并了解伪影的存在。运动伪影也可能导致图像模糊，降低分割过程的准确性。正如前面提到的，更高分辨率的扫描更容易出现运动伪影，因此，需要在图像体素大小、采集时间和患者可能出现的运动可能性之间找到一个平衡点[19]。

十、MRI 在颌面成像中的应用

MRI 在口腔颌面区域的应用较为广泛，在诊断和评估颌部良性和恶性肿瘤方面具有重要作用，特别是当肿瘤向邻近的血管和神经扩展时。MRI 可以准确评估唾液腺、咽部、鼻窦和眼眶的解剖和生理情况。对于颌部肿瘤侵犯颅内和眼眶的情况，MRI 也可以进行精确的评估。近年来，

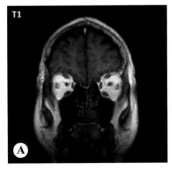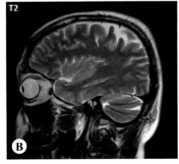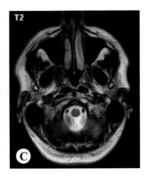

▲ 图 2-11 MRI 成像

A. 冠状 T_1 加权；B. 矢状 T_2 加权；C. 横断 T_2 加权图像的颌面区域，请注意，所有图像中的空气和皮质骨都是信号空白

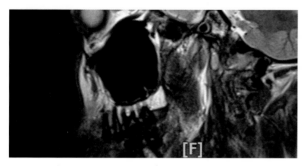

▲ 图 2-12　矢状面 3.0 T T₂ 磁共振成像

注意上颌窦中的空气、皮质骨、牙釉质和牙本质均呈现信号消失。由于存在血管和神经，牙髓和根管系统呈现较高信号

MRI 技术的进步，包括容积成像、流动成像、快速自旋成像和扩散加权成像，为高级诊断提供了新的机遇和潜力。尽管 MRI 在牙科领域中并不常用，但最近的技术表明其可以在特定病例中提高患者的治理效果。超短回波时间 MRI 现在已被用作 CBCT 的替代成像技术，用于口腔种植[18, 20, 21]。此外，MRI 可以准确显示下颌神经，特别是在 CBCT 中，由于皮质边界检测的缺失而造成神经追踪复杂的情况，例如，骨质疏松或肿瘤侵袭神经管的情况（图 2-14）[22]。Probst 等指

出，3T MRI 可以提供与 CT 和 CBCT 相当的虚拟三维下颌骨表面模型，并可被视为计算机辅助颅面手术的替代方法[23]。MRI 可以清晰地显示软组织的轮廓（图 2-15），并且是 3D 打印颌面部解剖结构（如颌骨、鼻、耳和眼眶）的有利工具[18, 24]。在 Visscher 等的研究中[25]，MRI 图像被用于制造硅制鼻翼结构。他们建议在烧伤重建或口腔裂隙修复中可以使用该方法来制作个体化鼻翼。

十一、总结

高级的三维成像技术，如 CBCT 和 MRI，已经彻底革新了口腔颌面治疗。在大多数复杂手术中，CBCT 是颌面部硬组织成像的金标准，而 MRI 则能提供该区域软组织的详细信息。准确评估头部和颈部解剖结构使得外科医生可以进行术前规划，自信地进行手术，并在术后对结果进行评估。患者的成像扫描参数，如 FOV 和分辨率，应根据患者的诊断和手术方案来定制。提供的 DICOM 数据可在第三方软件中使用，用于制作颌面部重建模型和假体。

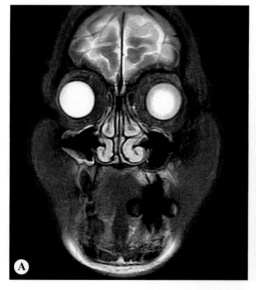
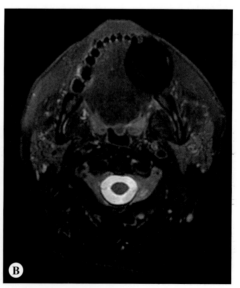

▲ 图 2-13　金属修复牙齿造成的 MRI 图像伪影

A. 冠状面；B. 横断面。请注意，出现了一个圆形信号缺失区域，在修复区域附近造成数据丢失（由图片伊朗德黑兰沙希德·贝赫什蒂医学科学大学的 Yaser Safi 博士提供）

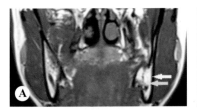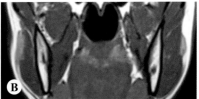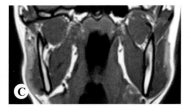

▲ 图 2-14　下颌角及下颌支的冠状 T_1 的 MRI 截面。清晰地显示了横截面形态、皮质骨（白箭）、松质骨（黄箭）和下颌神经的位置（红箭）

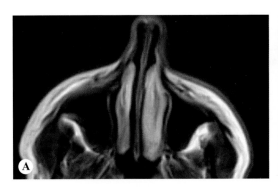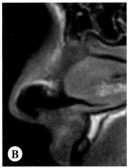

▲ 图 2-15　横断面和矢状位 T_2 加权和 T_1 加权 MRI 显示鼻的形态学。注意鼻背有一隆起，鼻尖稍微偏向左侧

参考文献

[1] Sukegawa S, Kanno T, Furuki Y. Application of computer-assisted navigation systems in oral and maxillofacial surgery. Jpn Dent Sci Rev. 2018;54(3):139-49.

[2] Jayaratne YS, et al. Computer-aided maxillofacial surgery: an update. Surg Innov. 2010;17(3):217-25.

[3] Bushong SC. Radiologic science for technologists E-book: physics, biology, and protection. Amsterdam: Elsevier; 2020.

[4] White SC, Pharoah MJ. White and Pharoah's oral radiology: principles and interpretation. Amsterdam: Elsevier; 2018.

[5] Talwar RM, Chemaly D. Information and computer technology in oral and maxillofacial surgery. Oral Maxillofac Surg Clin North Am. 2008;20(1):79-89.

[6] Gaêta-Araujo H, et al. Cone beam computed tomography in dentomaxillofacial radiology: a two-decade overview. Dentomaxillofac Radiol. 2020;49(8):20200145.

[7] Borohovitz CL, Abraham Z, Redmond WR. The diagnostic advantage of a CBCT-derived segmented STL rendition of the teeth and jaws using an AI algorithm. J Clin Orthod. 2021;55(6):361-9.

[8] Edwards SP. Computer-assisted craniomaxillofacial surgery. Oral Maxillofac Surg Clin North Am. 2010;22(1):117-34.

[9] Winder J, Bibb R. Medical rapid prototyping technologies: state of the art and current limitations for application in oral and maxillofacial surgery. J Oral Maxillofac Surg. 2005;63(7):1006-15.

[10] Cunha HS, et al. Accuracy of three-dimensional virtual simulation of the soft tissues of the face in OrtogOnBlender for correction of class II dentofacial deformities: an uncontrolled experimental case-series study. Oral Maxillofac Surg. 2021;25(3):319-35.

[11] Hohlweg-Majert B, et al. Advanced imaging findings and computer-assisted surgery of suspected synovial chondromatosis in the temporomandibular joint. J Magn Reson Imaging. 2008;28(5):1251-7.

[12] Pohlenz P, et al. Clinical indications and perspectives for intraoperative cone-beam computed tomography in oral and maxillofacial surgery. Oral Surg Oral Med Oral Pathol Oral Radiol Endod. 2007;103(3):412-7.

[13] Safi Y, et al. The occurrence of dental implant malpositioning and related factors: a cross-sectional cone-beam computed tomography survey. Imaging Sci Dent. 2021;51(3):251.

[14] Zinser MJ, et al. Computer-assisted orthognathic surgery: feasibility study using multiple CAD/CAM surgical splints. Oral Surg Oral Med Oral Pathol Oral Radiol. 2012;113(5):673-87.

[15] White SC, Pharoah MJ. White and Pharoah's oral radiology E-book: principles and interpretation. Amsterdam: Elsevier; 2018.

[16] Hilgenfeld T, et al. Use of dental MRI for radiation-free guided dental implant planning: a prospective, in vivo study

of accuracy and reliability. Eur Radiol. 2020;30(12):6392-401.

[17] Choi B, Yi C, Yoo J. MRI examination of the TMJ after surgical treatment of condylar fractures. Int J Oral Maxillofac Surg. 2001;30(4):296-9.

[18] van Eijnatten M, et al. The accuracy of ultrashort echo time MRI sequences for medical additive manufacturing. Dentomaxillofac Radiol. 2016;45(5):20150424.

[19] Ripley B, et al. 3D printing from MRI data: harnessing strengths and minimizing weaknesses. J Magn Reson Imaging. 2017;45(3):635-45.

[20] Probst FA, et al. Magnetic resonance imaging based computer-guided dental implant surgery—a clinical pilot study. Clin Implant Dent Relat Res. 2020;22(5):612-21.

[21] Aguiar MF, et al. Accuracy of magnetic resonance imaging compared with computed tomography for implant planning. Clin Oral Implants Res. 2008;19(4):362-5.

[22] Chau A. Comparison between the use of magnetic resonance imaging and cone beam computed tomography for mandibular nerve identification. Clin Oral Implants Res. 2012;23(2):253-6.

[23] Probst FA, et al. Geometric accuracy of magnetic resonance imaging-derived virtual 3-dimensional bone surface models of the mandible in comparison to computed tomography and cone beam computed tomography: a porcine cadaver study. Clin Implant Dent Relat Res. 2021;23(5):779-88.

[24] Schmutz B, et al. Magnetic resonance imaging: an accurate, radiation-free, alternative to computed tomography for the primary imaging and three-dimensional reconstruction of the bony orbit. J Oral Maxillofac Surg. 2014;72(3):611-8.

[25] Visscher DO, et al. MRI and additive manufacturing of nasal alar constructs for patient-specific reconstruction. Sci Rep. 2017;7(1):1-8.

第3章 计算机辅助口腔颌面治疗中的数据存储与转换

Data Storing and Conversion in Computer-Assisted Oral and Maxillofacial Treatments

Mitra Ghazizadeh Ahsaie　　Hekmat Farajpour　　著

在过去的10年间，3D成像技术和附属软件的进步，已经在医学领域尤其是在诊断和制订治疗计划上取得了巨大进展。无论是锥形束计算机断层扫描（CBCT）、多排螺旋计算机断层扫描（MDCT）还是磁共振成像（MRI）所获得的3D诊断成像数据，都对术前评估颌面解剖结构至关重要。诊断成像能评估疾病存在与否，以及进一步观察疾病随时间的变化，如疾病的进展或复发，并评估治疗效果。颌面部软硬组织缺损重建需要细致的成像评估和全面的手术治疗规划[1]。为了评估骨骼和牙齿的解剖结构，许多应用程序和软件使用从CBCT获得的数据。数据被分割到特定的感兴趣区域（ROI），ROI可能是植体的潜在部位，病变或缺损部位，抑或是在正颌手术中可能的截骨切口。CBCT图像为区分颌面部骨骼提供了出色的对比度，从而便于后续处理。如今，医学成像数据以医学数字成像和通信（DICOM）电子格式存储和传输，DICOM是一种可在众多软件之间轻松导入的通用语言格式。一些商业应用软件利用体积数据进行进一步计算机辅助设计和计算机辅助制造（CAD/CAM）[2]。3D打印或快速成型是一种新颖的技术，在牙科和颌面外科领域的应用日益广泛[3, 4]。整个工作流程从图像采集、DICOM图像分割、后期处理，一直到导出发送至打印机的标准细分曲面语言（standard tessellation language，STL）文件结束（图3-1）。放射科医生、临床医生和材料学家之间的紧密合作是创建合适模型的先决条件。创建3D模型有多种方法，但最佳的工作流程主要取决于基础图像、预期模型的外观和用途，以及用于创建模型的打印机或打印技术。本章提供了从体积成像数据生成3D模型的基本步骤概述。此外，还详细介绍了在计算机辅助口腔颌面治疗和重建中成像数据的存储与转换。

一、图像获取与数字成像和通讯医学

体积成像技术，如CBCT、MDCT和MRI，提供了打印3D模型的基础数据。根据治疗计划，3D成像技术可能被融合并进一步处理以准备模型。然而，在颌面外科手术中，大多数情况下使用的数据是由CT获取的[5]。CBCT拥有足够的对比度和信噪比来提供颌面骨骼的数据，与MDCT相比具有较低的剂量。另外，图像后期处理的相对简易和自动骨阈值的设定也进一步简化了STL文件的构建。

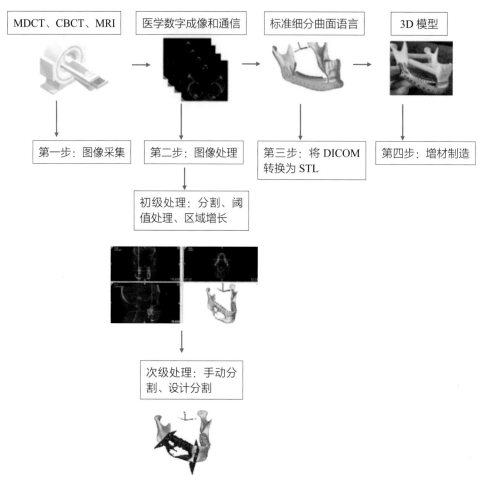

▲ 图 3-1　从图像获取到最终 3D 打印模型的图像处理准备步骤。**DICOM** 数据被处理并进一步转换为 **STL** 格式用于打印 3D 模型

通常使用各向同性的体素（voxel）重构 CT 数据集，其保留了解剖的真实性，没有任何信息的丢失。采用更薄切面的图像重建可以提供更多的细节和更精细的 3D 模型，但同时需要更多的处理时间用于去除伪影、分割和打印。如眶底、框板和上颌窦前壁等解剖结构，需要薄层切片进行成像重建。厚切片图像重建可能会影响图像的准确性，进而影响打印模型的效果。对于大多数应用，重建厚度至少应为 1.25mm 左右[6]。

在口腔颌面放射学中，DICOM 是一个关键的步骤，DICOM 文件格式允许数字图像被存储并通过电子方式传输。最初，DICOM 被用于在诊所间不同系统的图像传输。DICOM 可以导入到影像归档和通信系统或放射信息系统中，并被

存储、编码和检索[7]。目前各种软件均可导入来自 3D 成像的 DICOM 数据，并将其转化为轴向、冠状和矢状图像，根据软件功能管理和分析这些导入的数据。来自 MDCT 的 DICOM 文件通常包含与患者相应组织的衰减系数成比例的灰度值体素，范围为 –1000 HU（空气）～ +3000 HU（致密骨）。在 CBCT 中，X 线衰减的数量由称为体素的灰度值来定义。DICOM 文件的操作可以通过 CAD 软件有效地完成，以便创建患者特定解剖结构的精准虚拟模型[8]。在 Maureen van 等的研究中，使用来自 CBCT、MDCT 和双能 CT（dual-energy CT，DECT）的 DICOM 图像来评估 STL 模型的准确性。结果显示，MDCT 扫描仪提供了最佳的图像质量和 STL 模型[9]。虽然大多数模型

是从 CT 数据创建的，但几乎每个专业，包括神经外科学、整形外科学、泌尿科学和儿科学[10]，都有从 MRI 数据创建模型的案例。DICOM 至 STL 的转换需要使用兼容软件进行图像处理，以分割和重建所需的解剖部位。分割的解剖结构应由放射科医生和临床医生共同确认，以确保模型的精确性。

二、图像处理

重建中的专用软件包括 Mimics®（Materialise，Leuven，3001，Belgium）、CMF ProPlan（Materialise，Leuven，3001，Belgium）、SurgiCase®（Materialise，Leuven，3001，Belgium）、SimPlant®（Dentsply，York，17401，USA）、Nobel GuideTM（Nobel Biocare，Zürich-Flughafen，CH-8058，Switzerland）、iPlan（BrainLab AG，Feldkirchen，85622，Germany）、VoXim®（IVS Technology GmbH，Chemnitz，09125，Germany）和 Analyze（AnalyzeDirect，Inc.，Overland Park，66085，USA）。CT 或 CBCT 图像可以通过 DICOM 和 STL 的格式导入这些软件，供光学扫描器使用。Mimics 软件是目前颌面重建的最常

用工具之一。该软件平台包括 3 个正交的 MPR（多计划重建）部分，提供轴向、冠状和矢状视图（图 3-2）。此外，在分割后还可以展示图像体积的三维表面渲染视图。

导入的数据可以被分割到一个特定的 ROI，例如，要创建上颌骨模型，代表上颌的灰度值应该从图像体积的其余部分中分离出来。分割可以是完全自动、半自动或手动。迄今为止，最流行和最著名的分割方法是自动阈值法[11]。来自颌面骨架的 CT 图像可以主要通过 HU 阈值分割来定义结构；然而，软组织和神经血管解剖需要额外的分割方法。某些软件为不同组织提供了内置的默认阈值范围（图 3-3）。当使用此阈值分割方法时，具有相同灰度值像素强度的组织将同时显示。为了去除无关和不必要的解剖结构，我们还可以使用区域生长工具。区域生长分割将构成 ROI 的像素进行分离。在期望的 ROI 中进行区域生长时，算法将比较相邻像素的灰度值，当它们相似时，将这些像素添加以扩展种子。这个过程是迭代进行的，并且会进展直到不再能添加更多像素。在进行区域生长分割后，通常需要操作员

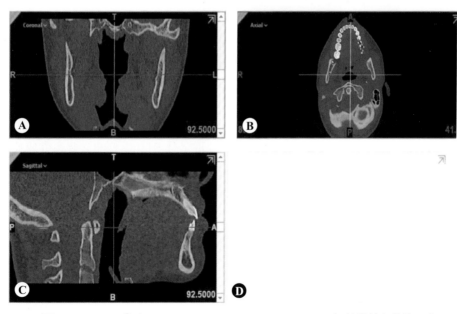

▲ 图 3-2 Mimics®（Materialise，Leuven，3001，Belgium）软件的主操作平台
图中展示了从导入的 DICOM 数据集中得到的冠状面（A）、横断面（B），以及矢状面（C）的 CBCT 图像，D 为三维视图，尚为空白，该视图将在开始分割时显示

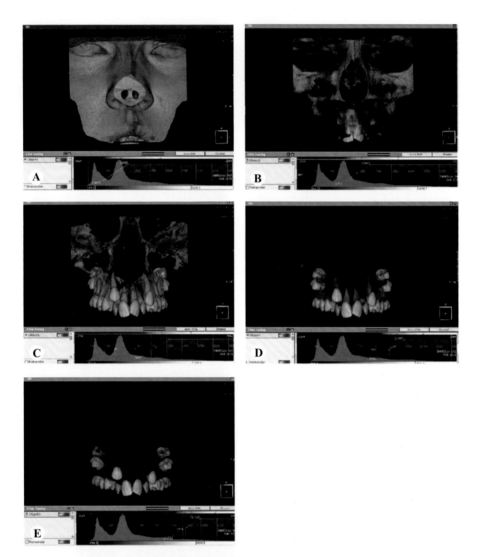

▲ 图 3-3　选择特定的阈值范围可以显示相应的灰度值。通过向右和向左滑动底部的图形，分别显示低像素值和高像素值。阈值选择是一项主观任务

A. 软组织；B. 软组织和骨骼；C. 骨骼和牙齿；D. 牙釉质和牙本质；E. 牙釉质（OnDemand3D, Cybermed, Seoul, Korea）

来确认所选区域的边界。当需要分离相邻解剖结构时，可以进行分割掩模技术。此外，操作员还可以进行结合像素、修改边界或手动擦除区域的操作（图 3-4 和图 3-5）。对于每个体素都被分配一个保留或丢弃的二进制信息，用于来修改边界[12]。分割软件还可以帮助我们更好地了解解剖结构，特别是在骨骼缺损或牙齿外伤的情况下。分割越精确，3D 打印模型就越精准。在单侧颌面部缺损重建的情况下，镜像将提高结果的对称性。因此，在自动阈值化之后，手动阈值选择是

获取最佳 STL 模型的必要条件。分割中的缺损和变形直接表现为 3D 打印模型的不准确（图 3-6）。Eijnatten 等指出，手动分割的 STL 模型形成效果优于默认分割。伪影的存在可能会扭曲分割的结果。最近的研究表明，最终打印的 3D 模型中的大多数错误和瑕疵是由于图像获取和处理阶段引入的错误，而不是在 3D 打印期间。新的分割方法，如多阈值化、自适应阈值化和机器学习算法，可以改善分割的结果。然而，软件目前无法区分 MDCT 和 CBCT，因此没有考虑到它们之间

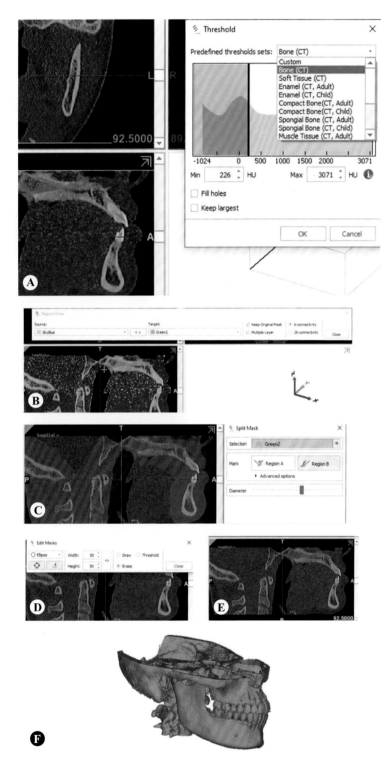

▲ 图 3-4 图像处理需要多个步骤来计算一个 3D 模型

A. 使用 Mimics 中的内置阈值选择预定义的阈值集。请注意成人和儿童患者中牙釉质、致密骨和软组织的默认阈值之间存在差异。对于颌面骨，阈值范围从 226HU 到约 3071HU。阈值化应用于整个数据集，并基于像素的灰度值而不是空间位置来描绘像素。B. 应用区域生长分割来分离构成 ROI 的像素。在所需解剖结构内选择一个或多个种子，并通过包含相同的灰度值自动添加相邻的连接像素。C. 分割掩模技术有助于分离具有相同像素值的相邻解剖结构。在这种情况下，下颌骨可以从其他骨质结构中分离出来。D 和 E. 如果检测到分割错误，可以手动编辑所选的掩模。F. 通过确认分割的解剖结构，自动计算出 3D 模型

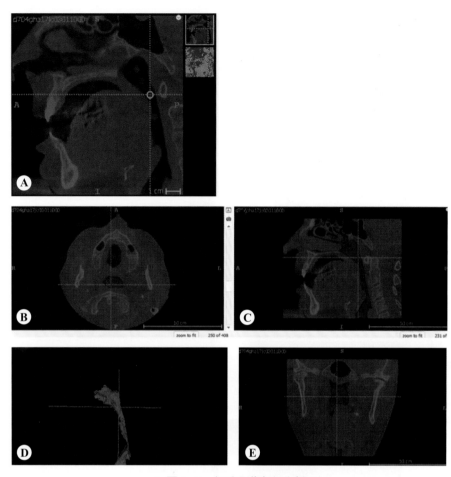

▲ 图 3-5　上呼吸道容积分割

A. 矢状面上人工在气道空间内插入播种点。在轴面（B）、矢状面（C）和冠状面（E）图像上，通过向播种点添加灰度值相似的像素，进行三维迭代区域生长。D. 生成三维体积图像，计算体积 [ITK-SNAP（http://itksnap.org/）]

的固有差异 [11]。

在某些情况下，血管解剖结构的重建是使用 MRI DICOM 数据进行的。序列的选择和造影剂的注射决定了组织对比度 [12]。尽管 MRI 因其不会产生电离辐射的特性可以使患者减少伤害，但其基于阈值的分割会比 CT 更加复杂。MRI 没有像素值，并且会检测到相邻组织之间的重叠 [13]。当需要 3D 打印模型时，MRI 数据将首先被换算为表面体积的数据集，并被分解成覆盖表面的小三角形，以此构建 STL 文件。

三、STL 文件准备

由于 3D 打印机不接受 DICOM 格式图像，因此通常将 DICOM 图像转换为另一种文件格式。3D 打印机只能理解单个对象。目前，3D 打印中使用最广泛的文件格式是标准镶嵌语言，也称为 STL。STL 格式定义了一组三角形表面，称为"面"，它们可以无缝或重叠地组合在一起（图 3-7）。

目前只有特定的软件包能够创建 STL 文件。免费软件如 3D Slicer（Brigham and Women's Hospital，Boston，MA）、OSIRIX（Pixmeo，Geneva, Switzerland）和 ITK-SNAP（http://itksnap.org/）以及其他软件如 Mimics®（Materialise, Leuven, 3001, Belgium）都提供 STL 文件格式。在将 STL 文件导入到 3D 打印机之前，应该验证文件以确保其解剖学的准确性。Visscher 等在 2016 年的研究表明，与 CT 图像的 1.0mm 相比，MRI 数

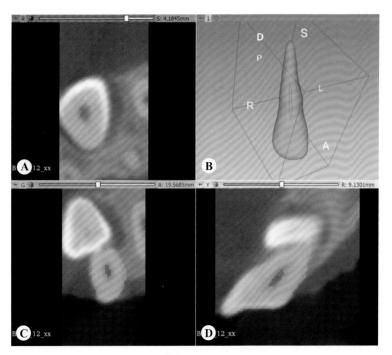

▲ 图 3-6　3D Slicer 软件（Brigham and Women's Hospital, Boston, MA）用于医学图像处理和图像数据 3D 可视化的平台

横断面（A）、冠状面（B）和矢状面（C）CBCT DICOM 数据被输入到软件中，该患者为上颌阻生尖牙，相邻侧牙有牙根吸收。侧切牙的分割过程产生一个单独的牙膜（D），没有显示牙根吸收的迹象

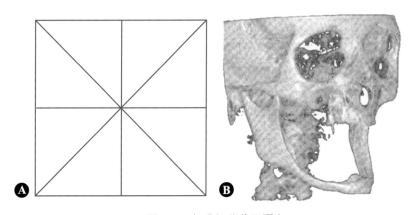

▲ 图 3-7　标准细分曲面语言

A. 匹配在一起的三角形表面示意图；B. 全口无牙患者颌面骨骼的 STL 文件将表面表示为三角形面，没有任何间隙或重叠（图片由伊朗德黑兰 Shahid Beheshti 医学科学大学 Mina Iranparvar Alamdari 博士提供）

据在转换为 STL 文件时引入了高达 1.5mm 的几何偏差 [14]。

四、3D 打印技术

3D 打印，亦称"快速成型""增材制造"

"层制造"或"增材层制造"，是指根据 CAD 提供的 STL 文件来创建三维模型的多种技术 [15]。医学 3D 打印包括五种技术：光固化（vat photopolymerization）、材料喷射（material jetting）、粘接剂喷射（binder jetting）、材料挤出（material extrusion）和粉末床熔化（powder bed fusion）。在这种新兴技术中，层叠的层序——打印形成所需对象，用于创建模型、植入物和设备。

3D打印在医疗领域的首批和最受欢迎的应用之一是重建由头颈部疾病引起的颅颌面缺损（RSNA）。STL文件通常从颌面部的MDCT或CBCT数据获得，并进一步根据手术需求和治疗计划导入特定的3D打印机（图3-8）。更薄的层厚度和各向同性体素确保了这些横截面成像的高质量3D打印模型。基于各材料打印定制的植入物、钻导、手术导板、夹板和假体可以根据患者的具体解剖结构进行使用。此外，3D打印还为生物医学研究和医学教育提供了一种新方法，同时使学生和患者的教育过程得到改善[16]。

在先前的研究中也展示了利用MRI数据进行3D打印的多种应用，如血管、神经系统、心脏、大脑、肾脏和前列腺的模型重建。MRI可以减少电离辐射，尤其是在儿童发育中。最早的尝试是由Markl等进行的，他们使用MRI的DICOM数据3D打印了主动脉血管的模型[17]。当前的材料喷射3D打印技术可以用来打印解剖学精准的模型，这些模型可以同时用CT和MRI成像[10]。Eley等使用一种称为黑骨MRI

数据集的快速梯度回波获取技术，3D打印了下颌骨和整个颅颌面骨骼模型[18]。MRI图像上的眶周和上下颌高度与3D打印模型进行了比较，结果表明平均差异＜0.5mm。然而，在Mitsouras等的研究中，评估了从MRI和CT打印的模型的尺寸精确度，表明MRI导致的模型尺寸误差比CT大得多[10, 19]。活体MRI的分辨率约为1.0mm；因此，如果需要亚毫米级的精确尺寸，可以考虑使用MDCT（分辨率约为0.3mm）或CBCT（分辨率约为0.1mm）作为替代方案[12]。

五、临床案例

（一）创伤性病例中的颅颌面缺损重建

引入3D成像技术，特别是MDCT和CBCT，在头部和面部复杂创伤中至关重要，因为它能提供关于骨折线的位置和方向、错位骨骼以及软组织并发症的准确信息[20]。CAD模型帮助外科医生预见治疗计划，进行模拟手术，并预测在恢复创伤性缺损手术过程中可能遇到的任何潜在问题。3D打印的颌面缺损假体可以有效地适应缺损部位并减少术中时间。如果结构是多孔的，可以使用颗粒状骨移植来进一步促进骨再生[21]（图3-9）。

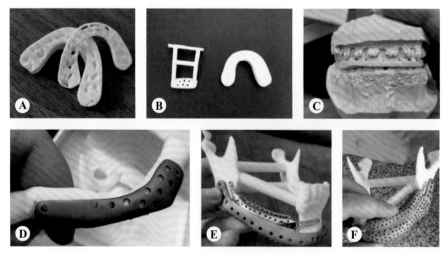

▲ 图3-8 使用不同的增材制造材料和打印机的各种3D打印模型

A 至 C. 正颌手术中的中间和最终夹板；D 至 F. 用于骨缺损重建的下颌钛假体

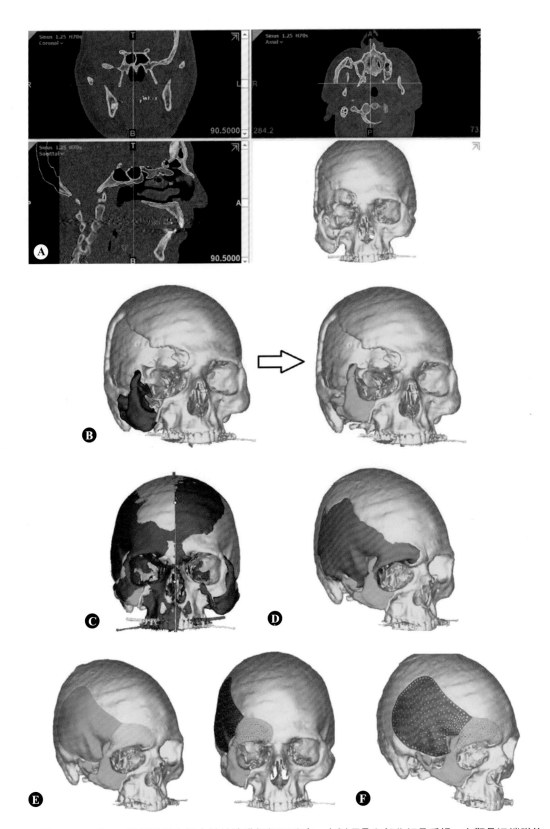

▲ 图 3-9　一名 49 岁男性因车祸史被转诊进行颅面重建。右侧顶骨和部分额骨受损，右颧骨远端脱位
A. 从 CBCT 图像获得的 DICOM 数据导入到 Mimics®（Materialise，Leuven，3001，Belgium）软件中；B. 手动分割右颧骨并重新定位到其正确的解剖位置，为了构建右侧额骨和顶骨的缺陷；C. 通过镜像头骨；D. 以正常的左侧重建，额骨和顶骨缺陷使用多孔假体分别设计，STL 文件进一步发送用于 3D 打印

（二）肿瘤病例中的颌面缺损重建

外科医生经常遇到颌面部肿瘤，需要对其进行全面的临床和影像学评估，特别是体积成像。手术通常需要切除肿瘤，并根据其大小、位置和周边剩余骨壁对缺损部位进行重建。术前虚拟规划有助于临床医生更好地理解手术方案，模拟进行下颌骨切除术或上颌骨切除术，并进一步评估切除缺损部位与设计假体之间的空间关系，以获取标准的咬合，而不影响美观[22-24]（图3-10）。

（三）仔细评估颌面部的重要解剖结构

在进行颌面手术时，临床医生应评估邻近重要解剖结构（即神经血管束）的确切位置，并预测这些结构的术中潜在限制和风险。从CT获得的三维数据可以被敏锐地检查，并且可以提供3D模型来考虑关键标志进行模拟手术（图3-11）。

（四）正颌手术和夹板设计

传统正颌手术规划使用头影测量分析和在石膏牙齿模型上的模拟手术。如今，计算机辅助手术方案可以在上颌骨和下颌骨上进行虚拟截骨，并且可以在任何平面中重新定位这些骨段[25]。该方法特别适用于具有复杂颅面畸形和导致面部不对称的不对称错𬌗的患者。CMF ProPlan（Materialise，Leuven，3001，Belgium）用于夹板

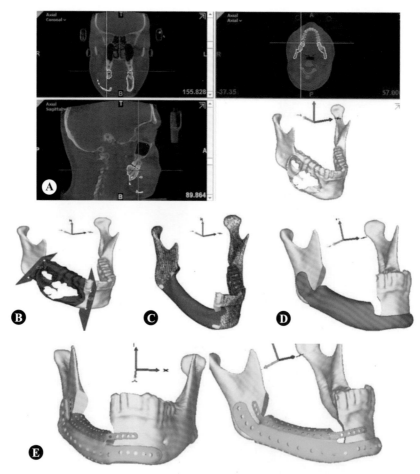

▲ 图3-10　患者右侧下颌骨出现成釉细胞瘤病变

A. Materialise MIMICS 21.0 软件（Materialise NV，Leuven，Belgium）将 CBCT 的 DICOM 数据转换成了轴面、冠状面和矢状面及三维视图；B. 检测出肿瘤区域，在下颌骨体的病变边界前后放置了红色标记的分割线，并制订了虚拟的手术切除指导计划；C. 通过镜像左侧正常的下颌骨体来重建下颌骨缺损；D. 并根据剩余的下颌骨设计假体；E. 最终的假体设计被分为两个多孔部分

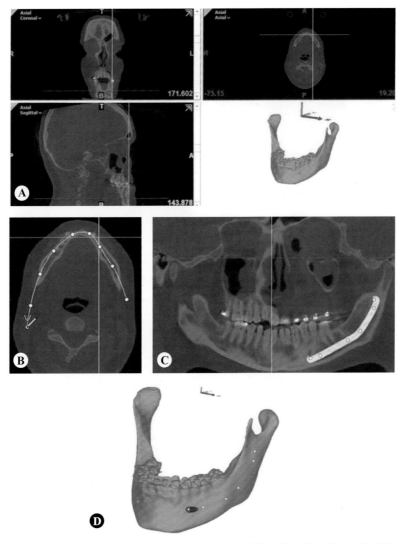

▲ 图 3-11　制作包含下颌骨内精确定位的下牙槽神经轨迹的三维下颌骨模型
A. 下颌骨的 DICOM CBCT 图像导入到 Materialise MIMICS 21.0 软件（Materialise NV，Leuven，Belgium）中；B. 在横断面上追踪出一条曲线弧形；C. 并提供了下颌骨薄层的相应全景图，通过连接相邻的跟随点来追踪下牙槽神经的位置；D. 生成的 STL 模型中，从下颌骨的后舌侧的下颌孔到前颊侧的颏孔，下牙槽神经以红色显示

设计和正颌外科手术评估。该软件可以接受来自 CT 成像的 DICOM 数据和来自口腔内牙科光学扫描或从患者牙科模型获得的 STL 文件，并通过将基准标记或标志物的叠加将 DICOM 融合到 STL 中，进一步整合这些信息。可以在融合的数据上执行自动头影测量分析，并在 3D 模型上执行 Lefort、双侧矢状劈开截骨术（bilateral sagittal split osteotomy，BSSO）和颏成形截骨术，以及虚拟放置固定装置的外科切口。这种计算机辅助手术方案非常精确，提供了一个虚拟计划，促进了治疗团队之间的沟通，并减少了手术时间。这一虚拟计划转化为实际手术主要是通过 CAD/CAM 制造的咬合中间和最终夹板完成的，这将进一步指导了骨段的重新定位 [26, 27]（图 3-12）。

（五）口腔种植的种植导板

患者的 CBCT 数据可以导入到治疗规划软件中，并进一步通过 CAD/CAM 技术设计和制

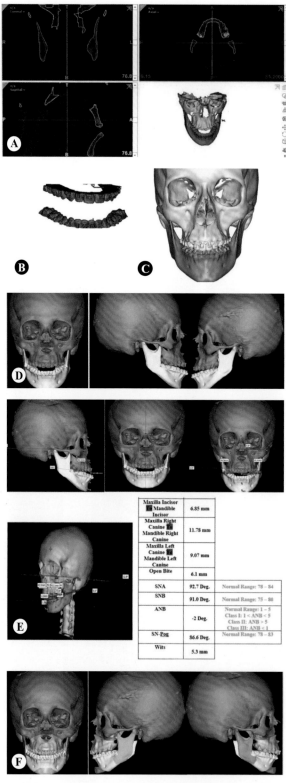

▲ 图 3-12　利用 CMF ProPlan 软件（Materialise，Leuven，3001，Belgium）为一名Ⅲ类错𬌗（安氏分类）患者进行正颌手术的虚拟规划，该患者存在前牙开𬌗问题

A. 导入 CBCT 的 DICOM 数据，并提供了分割好的上颌骨和下颌骨的三维图像；B. 从牙齿光学扫描得到的 STL 文件；C 和 D. CBCT 和牙齿光学扫描的数字数据的集成被展示出来；E. 自动头颅测量分析提供了如何切割截骨片段的信息；F. 计算机辅助的手术规划，以及可以在任何平面上重新定位的上颌骨和下颌骨的截骨片段，进一步设计中间和最终的正畸固定器

造种植导板。临床医生可以虚拟地评估牙槽嵴的高度、宽度、倒凹和倾斜度，并评估是否需要骨增量以及是否可以在术中完成。考虑到牙槽嵴的解剖结构和解剖标志的位置，如上颌窦或鼻底皮质骨的距离以及下颌神经管，可以使用由这些软件提供的虚拟种植体，并将其放置在所需的位置，进行角度调整或重新定位。3D 打印的种植导板可以支撑在黏膜（黏膜支持式）、牙齿（牙支持式）或骨骼（骨支持式）上，使其在实际手术中辅助种植体更准确地植入。尽管种植导板可以帮助预测种植体植入的最佳位置，但外科

医生应做好术中可能出现任何并发症的准备[28]（图 3-13）。

六、结论

来自各种影像的 DICOM 数据可以在第三方诊断软件中使用，并提高临床医生对颌面部解剖的理解。在过程的任何步骤中都可能产生错误，包括图像获取、后期处理及 3D 打印。源图像的准确选择、DICOM 切片厚度以及打印模态的适当选择对于实现最佳精度至关重要。

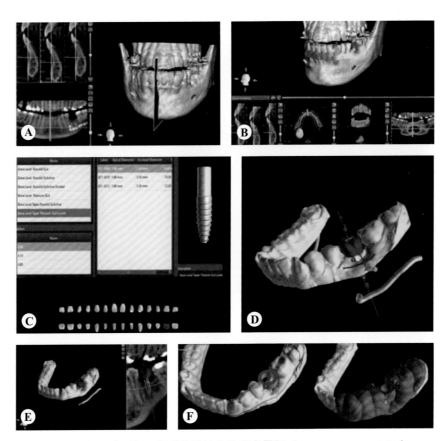

▲ 图 3-13 为后部下颌骨设计植入体手术导板（**Blue Sky Plan，USA**）

A. 导入下颌骨的 DICOM CBCT 图像，并重建横截面、重组的全景及三维表面渲染视图；B. 以 STL 格式的三维光学牙齿扫描进一步从 CBCT 获得的下颌骨三维表面渲染视图融合；C 和 D. 软件包含具有定制覆盖层的植入体库，这些覆盖层与各种植入体类型的形状和大小相对应；E. 临床医生可以选择预定的植入体设置，并考虑患者的解剖和功能因素，虚拟地放置合适的选择，请注意，植入体固定装置周围标记了与下牙槽神经和邻近牙根的安全距离；F. 现在已设计好牙支持的手术导板，并准备导出至 3D 打印机

参考文献

[1] Serrano C, van den Brink H, Pineau J, Prognon P, Martelli N. Benefits of 3D printing applications in jaw reconstruction: a systematic review and meta-analysis. J Cranio-Maxillofac Surg. 2019;47(9):1387-97.

[2] Spin-Neto R, Marcantonio E, Gotfredsen E, Wenzel A. Exploring CBCT-based DICOM files. A systematic review on the properties of images used to evaluate maxillofacial bone grafts. J Digit Imaging. 2011;24(6):959-66.

[3] Haeri Boroojeni HS, Mohaghegh S, Khojasteh A. Application of CAD-CAM Technologies for maxillofacial bone regeneration: a narrative review of the clinical studies. Curr Stem Cell Res Ther. 2022.

[4] Mohaghegh S, Hosseini SF, Rad MR, Khojasteh A. 3D printed composite scaffolds in bone tissue engineering: a systematic review. Curr Stem Cell Res Ther. 2022;17(7):648-709.

[5] Mitsouras D, Liacouras P, Imanzadeh A, Giannopoulos AA, Cai T, Kumamaru KK, et al. Medical 3D printing for the radiologist. Radiographics. 2015;35(7):1965-88.

[6] White SC, Pharoah MJ. White and Pharoah's oral radiology E-book: principles and interpretation. Amsterdam: Elsevier; 2018.

[7] Mildenberger P, Eichelberg M, Martin E. Introduction to the DICOM standard. Eur Radiol. 2002;12(4):920-7.

[8] Taft RM, Kondor S, Grant GT. Accuracy of rapid prototype models for head and neck reconstruction. J Prosthet Dent. 2011;106(6):399-408.

[9] Van Eijnatten M, Berger FH, De Graaf P, Koivisto J, Forouzanfar T, Wolff J. Influence of CT parameters on STL model accuracy. Rapid Prototyp J. 2017;23(4):678-85. https://doi.org/10.1108/RPJ-07-2015-0092.

[10] Mitsouras D, Lee TC, Liacouras P, Ionita CN, Pietilla T, Maier SE, et al. Three-dimensional printing of MRI-visible phantoms and MR image-guided therapy simulation. Magn Reson Med. 2017;77(2):613-22.

[11] van Eijnatten M, Koivisto J, Karhu K, Forouzanfar T, Wolff J. The impact of manual threshold selection in medical additive manufacturing. Int J Comput Assist Radiol Surg. 2017;12(4):607-15.

[12] Ripley B, Levin D, Kelil T, Hermsen JL, Kim S, Maki JH, et al. 3D printing from MRI data: harnessing strengths and minimizing weaknesses. J Magn Reson Imaging. 2017;45(3):635-45.

[13] Eley KA, Watt-Smith SR, Sheerin F, Golding SJ. "Black bone" MRI: a potential alternative to CT with three-dimensional reconstruction of the craniofacial skeleton in the diagnosis of craniosynostosis. Eur Radiol. 2014; 24(10): 2417-26.

[14] Visscher DO, Van Eijnatten M, Liberton NP, Wolff J, Hofman M, Helder MN, et al. MRI and additive manufacturing of nasal alar constructs for patient-specific reconstruction. Sci Rep. 2017;7(1):1-8.

[15] Van Eijnatten M, van Dijk R, Dobbe J, Streekstra G, Koivisto J, Wolff J. CT image segmentation methods for bone used in medical additive manufacturing. Med Eng Phys. 2018;51:6-16.

[16] Rengier F, Mehndiratta A, Von Tengg-Kobligk H, Zechmann CM, Unterhinninghofen R, Kauczor H-U, et al. 3D printing based on imaging data: review of medical applications. Int J Comput Assist Radiol Surg. 2010;5(4):335-41.

[17] Vukicevic M, Mosadegh B, Min JK, Little SH. Cardiac 3D printing and its future directions. JACC Cardiovasc Imaging. 2017;10(2):171-84.

[18] Eley KA, Watt-Smith SR, Golding SJ. "Black bone" MRI: a novel imaging technique for 3D printing. Dentomaxillofac Radiol. 2017;46(3):20160407.

[19] Filippou V, Tsoumpas C. Recent advances on the development of phantoms using 3D printing for imaging with CT, MRI, PET, SPECT, and ultrasound. Med Phys. 2018;45(9):e740-e60.

[20] Kozakiewicz M, Elgalal M, Loba P, Komuński P, Arkuszewski P, Broniarczyk-Loba A, et al. Clinical application of 3D pre-bent titanium implants for orbital floor fractures. J Cranio-Maxillofac Surg. 2009;37(4):229-34.

[21] Farajpour H, Bastami F, Bohlouli M, Khojasteh A. Reconstruction of bilateral ramus-condyle unit defect using custom titanium prosthesis with preservation of both condyles. J Mech Behav Biomed Mater. 2021;124:104765.

[22] Fernandes N, Van den Heever J, Hoogendijk C, Botha S, Booysen G, Els J. Reconstruction of an extensive midfacial defect using additive manufacturing techniques. J Prosthodont. 2016;25(7):589-94.

[23] Oh J-h. Recent advances in the reconstruction of cranio-maxillofacial defects using computer-aided design/computer-aided manufacturing. Maxillofac Plast Reconstr Surg. 2018;40(1):1-7.

[24] Qassemyar Q, Assouly N, Temam S, Kolb F. Use of a three-dimensional custom-made porous titanium prosthesis for mandibular body reconstruction. Int J Oral Maxillofac Surg. 2017;46(10):1248-51.

[25] Borohovitz CL, Abraham Z, Redmond WR. The diagnostic advantage of a CBCT-derived segmented STL rendition of the teeth and jaws using an AI algorithm. J Clin Orthod. 2021;55(6):361-9.

[26] Zinser MJ, Mischkowski RA, Sailer HF, Zöller JE. Computer-assisted orthognathic surgery: feasibility study using multiple CAD/CAM surgical splints. Oral Surg Oral Med Oral Pathol Oral Radiol. 2012;113(5):673-87.

[27] Centenero SA-H, Hernández-Alfaro F. 3D planning in orthognathic surgery: CAD/CAM surgical splints and prediction of the soft and hard tissues results-our experience in 16 cases. J Cranio-Maxillofac Surg. 2012;40(2):162-8.

[28] Unsal G-S, Turkyilmaz I, Lakhia S. Advantages and limitations of implant surgery with CAD/CAM surgical guides: a literature review. J Clin Exp Dent. 2020; 12(4): e409.

Helia Sadat Haeri Boroojeni　Sadra Mohaghegh　Arash Khojasteh　著

增材制造技术，作为先进技术领域的一个分支，可以分为挤出法与熔融法两类。前者是指通过融合逐层挤出的材料来形成目标物的方法，包括熔融沉积成型（fused deposition modeling，FDM）和喷墨技术等。后者是指利用激光、光或热等刺激剂进行颗粒熔融以制造目标物。熔融法包括选择性激光烧结（selective laser sintering，SLS）、选择性激光熔融（selective laser melting，SLM）、直接金属激光烧结（direct metal laser sintering，DMLS）、电子束熔融（electron beam melting，EBM）、立体光固化（stereolithography，SLA）及数字光处理（digital light process，DLP）。挤出法由于更为经济且直接[1, 2]而被广泛采用[3]（图 4–1）。

制造方法不同，所制备支架物理化学及生物特性也有差异，这种差异是由支架几何特征（如孔径、孔隙连通性、孔隙率及机械强度）和材料选择等技术制造细节决定的[4]。例如，当进行多材料构造时，通常采用 FDM 等挤出法，而不会采用 SLA 或 SLS[5]。因此，应当依据每一种增材制造方法的特点，充分考虑所选材料。

颌面修复、重建与康复治疗领域会采用到不同的制造技术[6, 7]。喷墨法和 FDM 常用于制备模具与康复假体[6]，手术导板及颌面重建植入物主要通过 FDM、SLA、SLS 及直接墨水书写（direct ink writing）的方法制备。在再生治疗方面，SLS、FDM 及生物打印法可用于支架的制备[6]。

一、熔融沉积成型

FDM 技术由 Crump 于 1989 年首次开发。该技术通过将材料熔化为液态后从喷嘴腔室中挤出，进行模型构建。FDM 建模的设计基于 CAD 输入的喷嘴与平台的相对空间坐标。喷嘴在 X、Y 平面内沿预定义轨迹移动，同时平台在 Z 平面内进行位移，从而制造出预先设计好的支架结构。在另外一些 FDM 系统中，喷嘴固定不动，平台在三个平面上空间移动[8]。制备打印混合物时，需将喷嘴温度升高至工作热塑性聚合物的熔点。当聚合物熔化后，通过活塞压缩、气体压缩或旋转螺杆的方式将材料挤出喷嘴。制备过程中，需要调整的变量包括喷嘴直径、喷嘴速度、挤出速度、打印温度、打印压力及平台温度。

熔丝制造成型（fused filament fabrication，FFF）使用细丝状材料作为原料，经过喷嘴熔化后在压力作用下挤出。精密挤出沉积法中则采用颗粒或小球状材料[9]。这些材料在腔室内熔化，随后通过旋转螺杆（小型挤出机）进行挤出。多头沉积系统是经过改良的 FDM 设备，具有多个喷嘴用于挤出不同材料。这类系统的开发使得能够制造由不同成分层组成的支架结构。此外，FDM 与生物打印技术相结合，将细胞封装于支

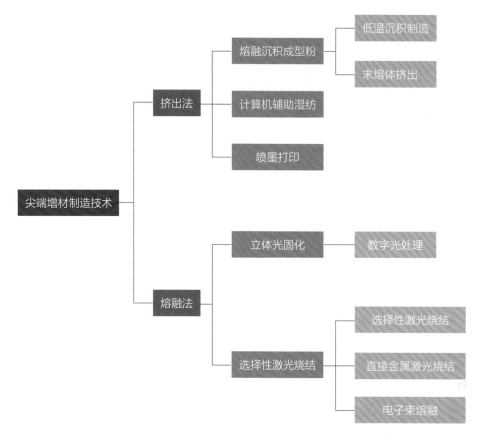

▲ 图 4-1　先进的增材制造技术

架梁内部，制造含有细胞的支架[10]。然而，在生物打印工艺方面，仍需进一步研究（图 4-2）。

（一）突出特征

　　FDM 作为一种成本效益高的增材制造方法而知名。FDM 技术具有高孔隙率和广泛的孔径范围（250～1000μm）的特点。设定这些因素有助于使支架在机械性能与生物性能之间达到平衡。此外，FDM 制造的支架通常具有较好的孔隙连通率。FDM 的孔隙率误差较低，使其成为制备多孔结构的一种相对精确的方法[12]。此外，通过选择合适的材料，可以获得适宜的抗压强度，并且不损害支架的机械性能。考虑到层间适当附着的必要性，模板温度必须保持在工作混合物固化点以下[13, 14]。FDM 适当的机械稳定性使其能够制造更高孔隙率的支架。某些 FDM 设备设计中的多个喷嘴使制造具有层特异度材料组成、孔形状、孔径和孔隙率的梯度支架成为可能。值得注意的是，FDM

无须添加有机溶剂，这有助于提高支架生物相容性。然而，高工作温度是 FDM 的主要缺点，需要补充热敏感生物试剂的特点，限制了该技术的应用[15]。此外，垂直和水平孔径往往不一致。打印大颗粒时，FDM 可能出现表面处理不良、精度降低和耗时长的问题。FDM 不适合制造形状不规则的结构[16]。在特定配置下，可能需要设计临时支撑结构，从而需要使用多喷嘴设置。打印分辨率取决于工作材料的流变学特性，因此只有有限种类的聚合物可用于 FDM[17]。这些材料需要具备较低的黏度，以不妨碍挤出过程，同时具有足够高的黏度，以保持支架结构[18]。在许多情况下，可以在充分考虑到支架生物相容性的前提下，使用流变改性剂[18]，并调整工作混合物的流变学特性和喷嘴直径，获得最佳打印分辨率。在进行这些工艺调整时必须考虑喷嘴堵塞问题。

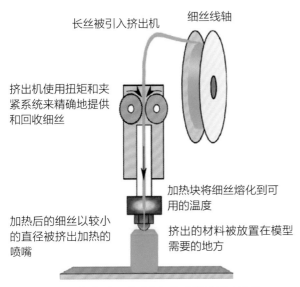

长丝被引入挤出机　细丝线轴

挤出机使用扭矩和夹紧系统来精确地提供和回收细丝

加热块将细丝熔化到可用的温度

加热后的细丝以较小的直径被挤出加热的喷嘴

挤出的材料被放置在模型需要的地方

打印头和（或）打印床移动到正确的 X/Y/Z 位置以放置材料

▲ 图 4-2 熔融沉积成型（FDM）单喷嘴结构示意图 [11]

（二）选用材料

热塑性材料常用于 FDM。聚己内酯（poly caprolactone，PCL）由于其低至 60℃ 的熔点，是最常用的 FDM 基支架聚合物。聚乳酸 - 羟基乙酸共聚物 [poly（lactic-co-glycolic acid），PLGA] 是另一种被广泛应用于 FDM 的材料。然而，其较高的熔点可能会使过程复杂化。聚乳酸 [poly（lactic acid），PLA]、乙烯 - 醋酸乙烯共聚物（ethylene vinyl acetate，EVA）、聚甲基丙烯酸甲酯（PMMA）和丙烯腈 - 丁二烯 - 苯乙烯（acrylonitrile-butadiene-styrene，ABS）也被用于 FDM。高熔点材料，如聚醚醚酮（polyether ether ketone，PEEK）也被用于 FDM。然而，由于挤出过程中温度急剧变化，可能导致收缩、翘曲和分层现象，对结果产生不利影响 [19]。FDM 广泛应用于开发聚合物 - 陶瓷复合结构。值得注意的是，由于随着混合物黏度增加，喷嘴堵塞的可能性增大，FDM 不适合制备高矿物质含量的支架。因此，喷嘴直径与所用颗粒尺寸需要相互匹配。由于复合混合物中陶瓷和聚合物成分的不一致收缩，可能会出现二次孔隙。在这种情况下，了解可能的机械性能变化并根据需要采取补偿措施至关

重要 [19]。

（三）临床应用

FDM 技术已在骨轮廓塑造与骨再生领域得到应用。Goh 等 [20] 采用 FDM 制造的 PCL 支架，旨在保护牙槽窝。Probst 等 [21] 利用 FDM 制造聚己内酯 - 磷酸三钙（PCL-TCP）支架作为患者个性化颅骨可降解植入物。其 6 个月的随访数据显示，骨形成与植入物整合速率均具有可行性。Han 等 [22] 采用 3D 打印 PCL 支架重塑上颌缺损。植入支架在 3 年期间逐渐降解，但骨形成量过低。此外，也有采用 FDM 技术，依据患者特点，开发 PLA 耳郭重建模型 [23]。FDM 技术最常用于制作术前预弯曲钛板、手术训练和缺陷分析的原型模型 [24]。相较于其他制造方法，FDM 技术的精度显著下降，这会影响术前决策，导致其在许多精度敏感病例中仅限于教学相关的应用 [25]。然而，即便在教学应用方面，FDM 制造的模型仍缺乏理想的触感 [25]。

利用 FDM 技术还可制备患者个性化药物释放的口腔护板 [26]。通过熔融挤出打印，可制造由 ABS 和 PLA 等可打印材料构成的骨植入物 [27-30]。随后进行模具铸造工艺，以生产由 PMMA 制成的植入物。尽管这些植入物是通过间接方法制造的，但已报道称其复制过程具有适当的精度 [31]。FDM 制备的 PEEK 假体的应用也已有报道 [32]。

（四）低温沉积制造

低温沉积制造（low-temperature deposition manufacturing，LDM）是另一种挤出法，其原理与 FDM 相似。它最早由清华大学研发。在 LDM 中，支架在低于 0℃ 的腔室内制造，最终产品经过冻干去除冻结溶剂。此外，LDM 中的相分离提高了支架的孔隙率 [33]。由于 LDM 基于低温环境，生物分子受其影响的可能性较小。合成聚合物、天然聚合物和复合材料已成功用于 LDM 技术制造支架 [34]。此外，LDM 也能获得梯度结构特性 [35]。

研究表明，溶剂浓度较高会导致最终孔径减小。一方面，考虑到冷冻在 LDM 腔室中层间黏

附和融合的作用，由于喷嘴温度极低导致挤出的支撑杆已冻结，可能导致层间脱离。另一方面，喷嘴速度过高或挤出速率过低会导致打印支撑杆直径减小，从而增加支撑杆断裂的风险[36]。

（五）粉末熔融挤出法

粉末熔融挤出法（powder melt extrusion，PME）和 FFF 技术在使用新型材料混合物时存在局限性。这是因为这两种技术需要首先将材料制成颗粒或纤维形态，然后将其引入制造系统。相比之下，PME 也被称为一步直接粉末打印，直接采用原始粉末状材料。然而，相较于 FFF，PME 在精度、分辨率、层间一致性及打印质量上有所下降[37]。PME 的主要优点在于省去了 FFF 和粒料打印中为准备供料棒而进行的预处理步骤[31]。在涉及药物递送的应用中，PME 可能是一种合适的选择[38]。已通过 PME 技术成功制造出 PLA、高抗冲聚苯乙烯（high impact polystyrene，HIPS）以及 ABS 等材料的支架。

二、计算机辅助湿纺

为了满足支架制备中的孔隙要求，人们已经研究了包括基于增材制造的混合系统在内的多种方法，如结合孔形成方法、冻干或湿纺（wet-spinning，WS）[39]。

计算机辅助湿纺（computer-aided wet-spinning，CAWS）是一种新兴方法，其工作原理是将聚合物溶液喷射成纤维，沉积在位于凝固浴池内的沉积基底上，并在基底上固化为纤维。这种方法能够制造局部和（或）分散的多孔内部结构[39]。采用了增材制造原理的 WS 既促进了制造自动化，又能更好地在宏观和微观尺度上调整支架架构。进而实现更好的可重复性和更多样化的支架设计。与通过其他基于熔融挤出的增材制造方法制造的聚合物支架相比，CAWS 纤维呈海绵状且具有混合孔隙率。其海绵状形态归因于影响聚合物固化并赋予聚合物纤维基质微孔的相变过程。此外，最终产品既具有整体大孔又具有局部微孔结构混合聚合物。其他基于熔融挤出的增材制造方法，如 FDM，可以生产与 CAWS 制造的构造物不同的，相对致密、无孔的聚合物[40]。CAWS 不仅借鉴了增材制造技术对外部形态、大孔隙率和灵活材料选择的精确可调性，还赋予了 WS 的优点，即赋予聚合物基质以微孔隙率和药物释放能力[40, 41]。

显著特征和采用材料

WS 聚合物结构在生物医学领域的应用（如持续可控药物释放系统、体外血液处理及组织工程）已被广泛研究[40]。WS 最初的生物医学应用源于其能够使用热敏性天然聚合物制造纤维，而这些纤维在采用其他纺丝技术时易发生热降解[42, 43]。多项研究表明，可以使用无定向排列的 WS 纤维制造组织工程支架，这类支架具有高度互联和多孔的结构，有利于细胞黏附、增殖和扩展[44-48]。值得注意的是，WS 纤维具有多种药物装载方法和可调节的释放动力学，因此，WS 纤维能够成为设计具有药物释放功能的组织工程构建时的主要材料[43, 49]。CAWS 在开发功能化良好结构纤维构造方面尤其具有优势。通过向初级聚合物溶液中添加辅助生物活性剂，从而为制造商提供了通过单阶段增材制造制成的药物负载支架，无须进行后制造处理或采用更复杂的技术等[43]。由于多种药物（如抗生素和化疗药物）可以轻易地融入 WS 纤维中，其可能的组成选择也扩展到了合成来源[49]。WS 可生物降解聚合物支架可以作为生物活性剂，如甲壳素（chitin）[50]、壳聚糖（chitosan）[51, 52]、聚丙烯腈（polyacrylonitrile）[53]、聚（L, D- 乳酸）[poly（L, D-lactic acid）][54]、聚（L- 乳酸）[poly（L-lactic acid），PLLA][55, 56]、PLGA[57] 或 PCL[44, 45] 的载体。此外，已有研究者尝试将 WS 纤维组装成可降解的大孔支架[43]。典型的 WS 装置包括粘胶型喷丝头、浆液、凝固浴池，以及用于纤维卷绕、拉伸和干燥的滚筒[58]。在 CAWS 设备中，工作聚合物溶液置于程序控制的注射泵内，该泵以恒定供料速率将材料从针尖以层叠方式挤入凝固浴中[41]。针尖的空间运动由 CAD 信号编程控制，每一层的沉积遵循预设的铺设轨迹在凝固浴中进行，直至获得最终产品[40]。

CAWS 已被证明是一种适合制造具有预定义几何形状和微米尺度孔隙分布以及定制宏观尺寸聚合物的方法。由可生物降解合成聚酯（如 PCL 和 PMMA[41, 59]）、可生物降解天然聚酯 [如聚（R）-3- 羟丁酸 -co-（R）-3- 羟己酸]，以及结合天然和合成来源的聚酯 [如壳聚糖 / 聚（γ- 谷氨酸）、PHBHHx/PCL 共混物[39, 60, 61]] 制成的分层支架原型已通过 CAWS 制造。就 CAWS 制造的药物负载支架而言，Puppi 等开发了加载有左氧氟沙星的 PCL 星形支架。支架的形态学、热力学和机械性能表征结果表明，无论是制造工艺还是构造的最终性质都没有受到药物加载的负面影响。他们的 PCL 支架还能在体外持续释放抗生素长达 5 周[39]。

在调节 CAWS 相关技术参数 [如相分离和（或）沉积阶段] 后，纤维孔隙度可在纳米 / 微米范围内调整。越来越多的证据和非溶剂诱导相分离理论认为，可以通过调整聚合物浓度、溶剂 / 非溶剂体系、溶液进料速率和沉积速度来提供预设孔隙度，进而影响其他支架属性，如生物降解速率、药物释放动力学、细胞 - 支架相互作用和冲洗管理[62, 63]。

鉴于其参数可调性，CAWS 方法在纳米拓扑表面操纵方面展现出巨大潜力。表面修饰能够增强蛋白质介导的细胞黏附和细胞学行为[63, 64]。然而，需要注意的是，随着孔隙度的增加，支架的力学性能容易受损。CAWS 纤维形成的每一层的海绵状结构导致总体力学性能低于由其他基于熔融挤出的增材制造方法制造的具有相同多孔结构但支撑结构密集的支架[40, 65]。Puppi 等使用 CAWS 制造了聚己内酯（PCL）和聚己内酯 / 羟基磷灰石（hydroxyapatite，HA）支架。他们的支架在内部架构上易于复制，高度多孔，且纤维直径为 200～250μm，排列良好。对支架力学性能的研究结果表明，架构和羟基磷灰石含量影响了压缩模量和构建强度。研究结果也表明了良好的细胞学行为和骨矿化[41]。值得注意的是，利用 CAWS 制造的 PCL 支架，对非承重的、兔桡骨的临界尺寸缺损进行骨再生时，显示出良好的结构稳定性[66]。PCL 支架植入后无须进一步固定，并理想地与周围受体床整合。对支架进行为期 3 个月的随访，结果显示有新骨形成[43, 67]。

三、喷墨打印

喷墨打印方法采用非接触的复印方式进行。喷墨打印时，设备利用墨滴根据计算机上传的数据在基质矩阵上生成图像或字符[68-71]。这种构造制造方法采用了与传统"自上而下"相反的"自下而上"方法。由于喷墨打印时，喷嘴喷射出纳米至皮升体积范围内的溶液或悬浮液滴，因此喷墨打印也可称为"滴注式打印"[72, 73]。该方法基于在上游引入小体积变化，从而改变压力并导致待喷墨滴的喷射[74, 75]。喷墨打印机以其高速度、功能精度及对可用生物材料的灵活选择而闻名。其可行的精度和分辨率体现在可调整相关功能性参数，如墨滴大小和沉积速率[75, 76]。喷墨打印能够迅速、低成本地进行。例如，计算机设计可以直接打印，无须制作预制掩模组件。总体而言，减少的打印步骤使得喷墨工艺成为一种低成本且相对简单的技术[77]，并能实现细胞在打印材料中的封装[74, 78]。此外，喷墨打印过程的非接触性质降低了污染风险[77, 79]。

（一）分类

在喷墨技术中存在两种墨滴沉积方式，即墨滴形成机制，它们将这种方法细分为两大主要类别：连续喷墨（continuous inkjet，CIJ）和按需喷墨（drop-on-demand inkjet，DOD）。这两种技术在墨滴尺寸和分布方面也有所不同。按需喷墨的墨滴具有较小的直径且分布更为均匀[77]。

1. 连续喷墨

连续喷墨打印是指快速喷射导电流体墨水，形成连续的材料流[72]。根据 CAD 信号，在墨水上施加电场使其带电并偏转，朝向收集基板[72, 73, 80]。尽管 CIJ 具有快速的沉积速率，但未偏转的喷射流会被回收到打印机的墨水池，可能使其发生污染[77]。根据用于墨滴偏转的方法，CIJ打印机可以分为二元偏转、多元偏转、赫兹（Hertz）和微点（Microdot）喷墨打印机。二元偏转系统：同时在收集基板上打印未带电的墨滴[81, 82]。多元偏转系统：将带电墨滴偏转到基板上，每个喷嘴可实现多个点位的打印[81, 83]。由于实现了多次沉积，多元偏转系统的打印速度比二元偏转系统更高。赫兹CIJ系统，是对二元偏转系统的改进版，具有增强的彩色打印能力，所沉积墨滴的数量由每个像素的体积决定。在喷射不同大小的墨滴时，只有直径低于临界值的墨滴才能在电场作用下喷射。这种选择性喷射过程[81]使得在新型系统中无须缩小喷嘴直径[84]。

2. 按需喷墨

按需喷墨打印机对墨滴喷射过程进行编程[85]。根据CAD参数，DOD喷墨打印机的喷射装置启动并触发墨滴喷射。墨滴沉积轨迹通过基于CAD引导的喷头或基板在X-Y-Z直角坐标系中精确展现[72, 73, 80]。DOD打印主要分为热喷墨和压电喷墨两种类型。

(1) 热喷墨：在热激活过程中，加热元件加热打印头，使生物材料汽化，导致墨滴沉积[75]。接着形成小气泡，产生压力脉冲，从而喷射出直径为10～150pl的墨滴[74, 86-88]。温度梯度、电流脉冲频率和工作墨水黏度决定了墨滴直径[86, 88]。

(2) 压电喷墨："压电喷墨打印"这一术语揭示了系统喷射装置流体腔体内存在压电材料（即在电场作用下会发生机械变形的特定固体材料）[89, 90]。一旦接收到CAD信号，压电材料会依据编码程序收缩，产生电压脉冲，引起压力交替变化，从而触发从喷嘴喷射墨滴[72, 74, 75, 91]。每个喷嘴中放置的多晶压电陶瓷能够产生瞬态压力以喷射墨水[92]。

(3) 静电、电液动力、电磁阀和声波喷墨：除了热喷墨和压电喷墨外，还有其他DOD系统；然而，它们的应用有限[72, 73, 81, 86, 89]。例如，静电和电液动力喷墨打印系统需要使用导电墨水。此外，电磁阀喷墨打印可能会喷射直径高达500μm的墨滴，这可能会影响打印分辨率。此外，声波打印需要将基板倒置[72, 81, 93]。在电驱动喷墨系统中，喷射装置和收集基板之间施加电场。墨滴是在墨水与喷嘴之间的表面张力比与施加电场之间复杂相互作用的结果下形成的。当打印头接收到信号时，力平衡倾向于墨滴喷射[85]。另外，声波驱动喷墨打印机产生与超声波场相关的声辐射压力，从气－液界面生成直径相同的孤立墨滴。通过调整超声参数（即脉冲、持续时间和幅度），可以调整墨滴直径和喷射速度[89, 94]（图4-3）。

（二）应用领域

在应用于医疗之前，喷墨技术已广泛应用于文字处理领域，作为自动化办公工具。此外，它还被广泛用于电子和微工程行业的电子打印[85, 95, 96]。近期的研究显示，喷墨技术成功应用于医学和生物医学工程，其用途已扩展到药物筛选、基因组学和生物传感器等领域[97, 98]。例如，使用喷墨打印机可以将包括DNA在内的本身脆弱且不易降解的生物分子，定向沉积到高密度DNA微阵列上[99]。此外，通过喷墨技术将如辣根过氧化物酶等蛋白质物质沉积到纤维素纸上，从而制备出用于分析的活性酶阵列[100]。

（三）调查和使用的材料

喷墨打印可灵活选择包括聚合物、陶瓷、蛋白质及细胞在内的粉末材料[74, 101]。工作墨水的流变性质须处于理想的范围内。连续材料流动需要的黏度在5～20Pa·s。低于或超出此范围的黏度可能导致喷射压力过高或削弱所需的压力波[74, 77, 101]。

在骨再生方面，喷墨打印生物墨水不仅影响体外成骨细胞分化，也影响体内骨形成。Inzana JA等通过热喷墨打印技术制造了表面涂有胶原蛋白的三维钙磷支架。将支架植入大鼠股骨关键尺寸缺损9周后，证实支架具有骨传导性[102]。通过喷墨打印并经缓冲溶液化学改性的三维微粒三磷酸钙支架也被证实具有生物相容性[103]。Cooper GM等通过在微孔支架内通过喷墨打印骨

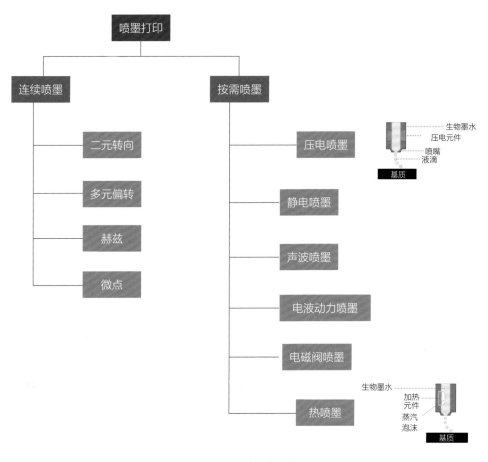

▲ 图 4-3 喷墨打印技术

形态发生蛋白 –2（bone morphogenetic protein-2，BMP-2），用于植入小鼠颅骨缺损。不同模式的 BMP-2 在体外表现出细胞分化，在体内则形成了组织[104]。另一项研究中，通过压电喷墨打印技术间接打印胶原蛋白构建物，这一研究表明工作温度过高及原材料选择受限的问题得到了部分解决。其数据显示，中间尺度（即 > 200μm）的孔隙和通道在流体流动和质量传输中起作用，而构建物的细胞尺度（即 < 200μm）表面纹理对细胞行为，包括表面黏附、增殖和迁移，具有显著影响。由于铁基合金强度高且腐蚀缓慢，有研究者将其用于喷墨打印研究。对机械研磨的 Fe-30Mn（wt.%）粉末进行喷墨 3D 打印，可形成复杂的定制化产品。铁基原料需要经过加工以形成所需结构。这种工艺已实现直接将此类材料加工成多孔支架，据报道其开孔率可达 36.3%。电

化学腐蚀试验显示，3D 打印的铁 – 锰合金相比纯铁构建物腐蚀速度更快。此外，这些支架表现出与天然骨组织相似的拉伸力学性能，从而降低了应力屏蔽的风险。相比于塑料组织培养板，铁 – 锰支架被报道具有更高的体外细胞相容性。此外，还对细胞渗透入开放孔隙的情况进行了调查[105]。

喷墨打印哺乳动物细胞仍面临挑战，一方面，因为在 15～25kHz 声波破碎过程中或压电喷墨打印期间可能会导致细胞膜损伤和裂解[106]。另一方面，虽然在热喷墨打印机中喷嘴尖端温度在微秒级时间内局部升高至 300℃[88]，但记录显示打印的哺乳动物细胞仅暴露于比环境温度高出 4～10℃的温度下 2μs。这与热喷墨打印哺乳动物细胞平均存活率 90% 的研究结构相符[107]。文献指出，热喷墨打印机相较于压电系统在修改、接

入和维护方面提供了更高的便利性。

四、立体光固化

立体光固化技术由 Chuck Hull 于 1984 年开发，是首个应用于牙科领域的增材制造技术。通过将特定波长和强度的紫外线（UV）照射到预处理的光固化材料上，将液体材料固化为三维支架。一旦通过化学聚合形成薄的固体层，打印平台下降以便形成第二层。这一过程以逐层方式继续，直至整个结构成型。SLA 可用于制造聚合物-陶瓷复合结构和载药支架[108, 109]。通过两种照射轨迹可以实施 SLA：基于掩模的方法和直接写入法。前者包括通过带有图案的掩模进行照射，以选择性地将预设计的图案曝光到感光液体聚合物上，并以空间特定的方式触发每层的聚合反应。这种方法需要提供多个掩模，成本较高。为了避免生成多个掩模，可以使用液晶显示器（liquids crystal display，LCD）或数字投影作为灵活的掩模图案。另一种方法是直接写入式 SLA，使用集中的紫外光束将聚合物液体选择性地固化成所需图案。照射可以从容器顶部或底部开始[110]。打印结构的力学性能和分辨率高度依赖于进行该过程的光源。

大多数 SLA 系统采用单光子聚合过程。通过双光子聚合，每个存在的分子与两个新光子相互作用，进入更高单重态[111]。双光子聚合方法允许亚微米尺度的构建物制造，并带来时间上的优势[13]（图 4-4）。

（一）突出特征

SLA 能够提供高分辨率结构，因此在所有增材制造分类中，SLA 具有最高的精度。显微 SLA 也已实现 20μm 的制造精度[113]。

与其他增材制造技术相比，SLA 制备的构建物具有较低的机械强度，制造过程成本较高，且可能需要更多的后制造处理措施[114]。不能从构件上擦除的未固化树脂残余物可能会影响其生物相容性[115]。考虑到 SLA 材料一旦聚合通常不可降解，此类构建物在组织工程方面可能不是最理

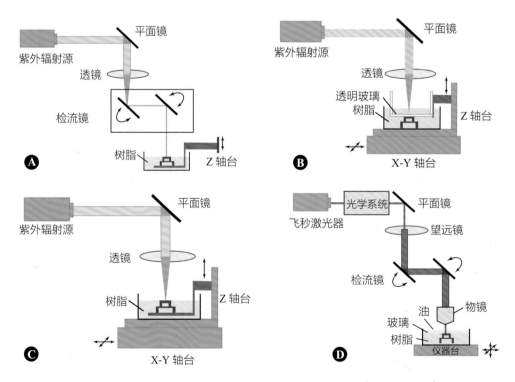

▲ 图 4-4　立体光固化（SLA）工艺

A. 具有动态光束的 SLA 系统；B. 约束表面系统；C. 无约束表面系统；D. 典型双光子聚合（2PP）系统[112]

想的候选者。对于 SLA 制造的三维构建体，设计支撑结构也必须予以考虑。

（二）选择材料

SLA 最初使用的材料基于丙烯酸酯和环氧树脂。此后，制造了基于聚（丙烯酸丁酯）[poly（propylene fumarate），PPF][116]、三甲基环状碳酸酯（trimethylene carbonate，TMC）共聚物[117] 和 PEG[118] 的支架。还使用了由聚（D，L- 乳酸）树脂、聚（D，L- 乳酸 -co-ε- 己内酯）[poly（D，L-lactide-co-ε-caprolactone）] 树脂、明胶（gelatin）或 PCL 甲基丙烯酸酯（PCL methacrylate）组成的可生物降解构建体[119]。基于乙烯酯的树脂具有合适的生物相容性，可用于开发适用于医疗应用的 SLA 制造结构[120]。

与 FDM 不同，SLA 在工作材料具有光聚合能力时，可以使用聚合物、陶瓷和复合材料。复合材料的黏度比聚合物高。这阻碍了它们与 FDM 的常规使用，并使制造过程复杂化。

（三）临床应用

已有多例颏成形术使用 SLA 制造的手术导板。研究人员认为，SLA 制造的导板显著提高了手术精度[121, 122]。使用 SLA 制造颏成形术导板的研究遵循大致相同的路径。在设计阶段，需要对实施精准截骨的位置及即将安装固定螺丝的孔位进行明确后，进而制订导板的设计方案。手术过程中，完成骨骼分割后，将重新定位导板固定在下颌骨上。接着，依据导孔将颏部进行移动并刚性固定。切割导板可以通过咬合力或固定螺丝进行固定。尽管对于预制导板是否能缩短颏成形术手术时间仍存在一定争议，但目前并无报道显示使用预制导板会增加并发症发生率[123]。

SLA 技术已被用于制备颅骨轮廓重塑或功能性骨替换的不可降解型羟基磷灰石植入物[124, 125]。当制作出 HA/ 光敏树脂植入物后，会通过加热消除其聚合物成分，留下纯 HA 进行烧结。据报道，此方法的尺寸精度可达到 0.4mm 以上[125]。

（四）数字光处理

在传统 SLA 技术中，激光束通过逐行移动来形成每一层，而将数字微镜器件（digital micromirror device，DMD）添加到 SLA 系统中，改变了其工作方式，使之转变为 DLP[126, 127]。在数字光处理（DLP）时，每一层的图案都是通过一次投影形成的。多个反射镜面根据预设计的图案将投影光线导向光敏树脂表面。DLP 系统具有更高效率和快速制造能力[128]。

五、选择性激光烧结

选择性激光烧结（SLS）或 SLM 可以通过将特定的材料粉末熔融 / 烧结来制造支架。激光束发射激光，精确熔化 / 烧结粉末并使其融合。材料粉末温度被提高到其玻璃转变点以上[129]。激光发射的路径基于 STL 文件输入[130]。每层熔合后，平台向下推进，以便使用机械滚轮将新的未曝光粉末带至上方。该过程逐层进行，直到获得预定设计的物体。照射的激光不仅在每一单独层内熔合粒子，还在各层之间熔合，以提供整体结构稳定性。未曝光的粉末在整个过程中保持完整，从而为打印产品提供足够的支持和稳定性。CO_2 和掺钕钇铝石榴石（Nd:YAG）是 SLS 轨迹中普遍使用的激光类型[130]（图 4-5）。

SLS 和 SLM 存在四种特征性结合机制，包括固态烧结、液态烧结、部分熔化和熔化[132]。固态烧结和液态烧结主要用于制造陶瓷和陶瓷 - 粘接剂组合构建物。

激光束的速度决定了支架的孔隙率、粉末层厚度、激光功率及传送到材料粉末的能量[133]，间接影响粉末的熔合程度。如果没有发生熔合，则达到最高的孔隙率，而在 SLM 中，相邻粉末完全熔化则导致最低的孔隙率[134]。

（一）突出特征

与 SLA 相比，SLS 的优势在于无须打印支撑结构。这是由于未受照射的粉末为逐渐打印在其内部的结构提供了稳定性。缺少支撑结构意味着跳过了制造后修整阶段，只剩下移除未受影响的粉末作为唯一的制造后操作[135]。尽管与 SLA 相比，SLS 的精度较低，但仍属于精确的增材制造

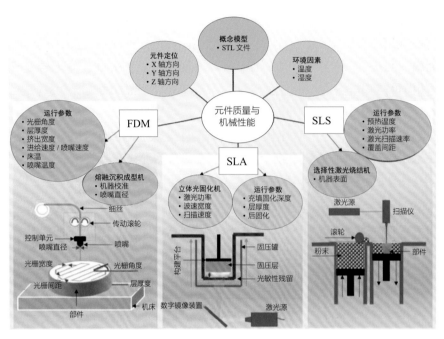

▲ 图 4-5　熔融沉积成型（FDM）、立体光固化（SLA）和选择性激光烧结（SLS）方法的概述 [131]

方法之一，对制造结构的微观特性有相对更多的控制 [17, 114]。与 SLS 相比，SLM 提供了更高的功能精度 [136]。SLS 由于难以移除粉末和制造温度高而使其应用受限。Popov 等 [137] 提出，通过使用包覆有生物相容性碳的聚合物颗粒，可以将熔融现象局限于外层，内部材料保持未处理状态。他们对 SLS 的这种修改被称为表面 SLS，是开发含有生长因子构建物的候选方法。

（二）选用材料

SLS 系统可以使用聚合物、陶瓷、金属和复合材料来制造支架。值得注意的是，聚合物和陶瓷在相同的 SLS 设置中可能会引发不同的反应。这就导致在使用 SLS 打印制造复合支架之前，需要先生产聚合物 - 陶瓷复合颗粒 [135]。对于聚合物支架，打印环境应该被加热到刚好低于聚合物熔点的温度，且储料室应充满氮气和氩气 [13]。PCL、PLA、PHBV 和 PEEK 已被用于 SLS 制造支架 [113]。陶瓷 HA、TCP 和 BG 支架已被研发 [138]。

（三）临床应用

SLS 的适当精度使其成为制造培训和治疗计划用手术模型的理想候选方法 [25]。然而，其耗时的程序和不合适的触觉反馈带来了不便 [25]。考虑

到 SLS 和 SLM 在处理金属材料方面的准确性和兼容性，与其他增材制造方法相比，它们最常见的临床应用是合理的。通过 SLM 制造的钛植入物已用于全上颌切除、鼻切除、上唇和面颊切除患者的重建 [139]。

三维打印的钛植入物已用于眼窝壁 [140, 141]、颅骨 [142] 和下颌骨 [143] 区域的重建手术。术前准备的钛网可用于下颌骨重建。现场和依据患者特点打印的膜有助于减少手术时间和所需的固定螺钉数量 [144]。钛网还用于义齿驱动的骨再生治疗模式。

通过三维打印也可以制造牙科植入物。Tunchel 等 [145] 制造了一种钛植入物，3 年随访成功率高达 94.5%。SLM 制造的牙科植入物可以在所需轴向上具有梯度多孔结构，同时改善骨整合和保持结构一致性。

SLS 已用于开发可生物吸收的植入物。Rasperini 等 [146] 首次制造了由 PCL-HA 制成的患者个性化牙周植入物，用于有大的唇侧软硬组织缺陷的患者，在 2 年的随访中显示出可行的再生效果。

（四）直接金属激光烧结

与 SLM 通过彻底熔化材料粉末实现熔合不

同，直接金属激光烧结（DMLS）旨在将金属粉末加热到粒子熔合的程度。SLM 可处理包括钛在内的单一元素金属。与 SLM 不同，DMLS 允许处理金属合金，从而可能实现更灵活的金属材料选择[147]。DMLS 在过程中能够确保结构支撑。

（五）电子束熔融

在电子束熔融（EBM）中，将金属粉末铺展在一个预热平台上后，集中电子束熔化金属粉末。钨丝最常被选作电子发射区[148]。通过后续冷却固化形成制造的结构。与 SLM 和 DMLS 相比，EBM 提供了更高的打印速度。这是因为电子束提供的能量密度高于激光[147]。EBM 仅使用导电金属。为了避免气体污染，EBM 通常在真空条件下进行[148]。

参考文献

[1] Dolinski ND, Page ZA, Callaway EB, Eisenreich F, Garcia RV, Chavez R, et al. Solution mask liquid lithography (SMaLL) for one-step, multimaterial 3D printing. Adv Mater. 2018;30(31):e1800364.

[2] Yin H, Ding Y, Zhai Y, Tan W, Yin X. Orthogonal programming of heterogeneous micro-mechano-environments and geometries in three-dimensional bio-stereolithography. Nat Commun. 2018;9(1):4096.

[3] Huang Y, Leu MC, Mazumder J, Donmez A. Additive manufacturing: current state, future potential, gaps and needs, and recommendations. J Manuf Sci Eng. 2015;137(1):1-5.

[4] Calore AR, Sinha R, Harings J, Bernaerts KV, Mota C, Moroni L. Additive manufacturing using melt extruded thermoplastics for tissue engineering. Computer-aided tissue engineering. Cham: Springer; 2021. p. 75-99.

[5] Willson K, Ke D, Kengla C, Atala A, Murphy SV. Extrusion-based bioprinting: current standards and relevancy for human-sized tissue fabrication. 3D Bioprinting. Cham: Springer; 2020. p. 65-92.

[6] Nyberg EL, Farris AL, Hung BP, Dias M, Garcia JR, Dorafshar AH, et al. 3D-printing Technologies for Craniofacial Rehabilitation, reconstruction, and regeneration. Ann Biomed Eng. 2017;45(1):45-57.

[7] Haeri Boroojeni HS, Mohaghegh S, Khojasteh A. Application of CAD-CAM Technologies for maxillofacial bone regeneration: a narrative review of the clinical studies. Curr Stem Cell Res Ther. 2022.

[8] Viera Rey DF, St-Pierre J-P. Fabrication techniques of tissue engineering scaffolds. In: Mozafari M, Sefat F, Atala A, editors. Handbook of tissue engineering scaffolds: volume one. Sawston: Woodhead Publishing; 2019. p. 109-25.

[9] Wang F, Shor L, Darling A, Khalil S, Sun W, Güçeri S, et al. Precision extruding deposition and characterization of cellular poly-ε-caprolactone tissue scaffolds. Rapid Prototyp J. 2004;10(1):42-9.

[10] Montero J, Becerro A, Pardal-Peláez B, Quispe-López N, Blanco JF, Gómez-Polo C. Main 3D manufacturing techniques for customized bone substitutes. A systematic review. Materials. 2021;14(10):2524.

[11] Liu F, Wang X. Synthetic polymers for organ 3D printing. Polymers (Basel). 2020;12(8): 1765.

[12] Zhou C, Yang K, Wang K, Pei X, Dong Z, Hong Y, et al. Combination of fused deposition modeling and gas foaming technique to fabricated hierarchical macro/microporous polymer scaffolds. Mater Des. 2016;109:415-24.

[13] Bártolo PJ, Almeida HA, Rezende RA, Laoui T, Bidanda B. Advanced processes to fabricate scaffolds for tissue engineering. In: Bidanda B, Bártolo P, editors. Virtual prototyping & bio Manufacturing in medical applications. Boston, MA: Springer; 2008. p. 149-70.

[14] van Noort R. The future of dental devices is digital. Dent Mat. 2012;28(1):3-12.

[15] Sachlos E, Czernuszka JT. Making tissue engineering scaffolds work review: the application of solid freeform fabrication technology to the production of tissue engineering scaffolds. Eur Cell Mater. 2003;5:29-39,discussion, 40

[16] Hutmacher DW, Schantz T, Zein I, Ng KW, Teoh SH, Tan KC. Mechanical properties and cell cultural response of polycaprolactone scaffolds designed and fabricated via fused deposition modeling. J Biomed Mater Res. 2001;55(2):203-16.

[17] Perez-Puyana V, Jiménez-Rosado M, Romero A, Guerrero A. Polymer-based scaffolds for soft-tissue engineering. Polymers (Basel). 2020;12(7):1566.

[18] Chia HN, Wu BM. Recent advances in 3D printing of biomaterials. J Biol Eng. 2015; 9(1):4.

[19] Yang Y, Wang G, Liang H, Gao C, Peng S, Shen L, et al. Additive manufacturing of bone scaffolds. Int J Bioprinting. 2018;5(1):148.

[20] Goh BT, Teh LY, Tan DB, Zhang Z, Teoh SH. Novel 3D polycaprolactone scaffold for ridge preservation—a pilot randomised controlled clinical trial. Clin Oral Implants Res. 2015;26(3):271-7.

[21] Probst FA, Hutmacher DW, Müller DF, Machens HG, Schantz JT. Calvarial reconstruction by customized bioactive implant. Handchir Mikrochir Plast Chir. 2010;42(6):369-73.

[22] Han HH, Shim J-H, Lee H, Kim BY, Lee J-S, Jung JW, et al. Reconstruction of complex maxillary defects using patient-specific 3D-printed biodegradable scaffolds. Plast Reconstr Surg Glob Open. 2018;6(11):e1975.

[23] Flores RL, Liss H, Raffaelli S, Humayun A, Khouri

KS, Coelho PG, et al. The technique for 3D printing patient-specific models for auricular reconstruction. J Craniomaxillofac Surg. 2017;45(6):937-43.

[24] Lethaus B, Poort L, Böckmann R, Smeets R, Tolba R, Kessler P. Additive manufacturing for microvascular reconstruction of the mandible in 20 patients. J Craniomaxillofac Surg. 2012;40(1):43-6.

[25] Meglioli M, Naveau A, Macaluso GM, Catros S. 3D printed bone models in oral and cranio-maxillofacial surgery: a systematic review. 3D Print Med. 2020;6(1):30.

[26] Liang K, Carmone S, Brambilla D, Leroux J-C. 3D printing of a wearable personalized oral delivery device: a first-in-human study. Sci Adv. 2018;4(5):eaat2544.

[27] Dabadi S, Dhungel RR, Sharma U, Shrestha D, Gurung P, Shrestha R, et al. Customized cost-effective polymethyl-methacrylate cranioplasty implant using three-dimensional printer. Asian J Neurosurg. 2021;16(1):150-4.

[28] Kim B-J, Hong K-S, Park K-J, Park D-H, Chung Y-G, Kang S-H. Customized cranioplasty implants using three-dimensional printers and polymethyl-methacrylate casting. J Korean Neurosurg Soc. 2012;52(6):541-6.

[29] Rotaru H, Stan H, Florian IS, Schumacher R, Park YT, Kim SG, et al. Cranioplasty with custom-made implants: analyzing the cases of 10 patients. J Oral Maxillofac Surg. 2012;70(2):e169-76.

[30] Morales-Gómez JA, Garcia-Estrada E, Leos-Bortoni JE, Delgado-Brito M, Flores-Huerta LE, De La Cruz-Arriaga AA, et al. Cranioplasty with a low-cost customized polymethylmethacrylate implant using a desktop 3D printer. J Neurosurg. 2019;130(5):1721-7.

[31] Chamo D, Msallem B, Sharma N, Aghlmandi S, Kunz C, Thieringer FM. Accuracy assessment of molded, patient-specific polymethylmethacrylate craniofacial implants compared to their 3D printed originals. J Clin Med. 2020;9(3):832.

[32] Kang J, Wang L, Yang C, Wang L, Yi C, He J, et al. Custom design and biomechanical analysis of 3D-printed PEEK rib prostheses. Biomech Model Mechanobiol. 2018;17(4):1083-92.

[33] Xiong Z, Yan Y, Wang S, Zhang R, Zhang C. Fabrication of porous scaffolds for bone tissue engineering via low-temperature deposition. Scr Mater. 2002;46(11):771-6.

[34] Liu W, Wang D, Huang J, Wei Y, Xiong J, Zhu W, et al. Low-temperature deposition manufacturing: a novel and promising rapid prototyping technology for the fabrication of tissue-engineered scaffold. Mater Sci Eng C Mater Biol Appl. 2017;70(Pt 2):976-82.

[35] Liu L, Xiong Z, Zhang R, Jin L, Yan Y. A novel osteochondral scaffold fabricated via multi-nozzle low-temperature deposition manufacturing. J Bioact Compat Polym. 2009;24(1_suppl):18-30.

[36] Wang X, Rijff BL, Khang G. A building-block approach to 3D printing a multichannel, organ-regenerative scaffold. J Tissue Eng Regen Med. 2017;11(5):1403-11.

[37] Boyle BM, Xiong PT, Mensch TE, Werder TJ, Miyake GM. 3D printing using powder melt extrusion. Addit Manuf. 2019;29:100811.

[38] Goyanes A, Allahham N, Trenfield SJ, Stoyanov E, Gaisford S, Basit AW. Direct powder extrusion 3D printing:

fabrication of drug products using a novel single-step process. Int J Pharm. 2019;567:118471.

[39] Puppi D, Piras AM, Pirosa A, Sandreschi S, Chiellini F. Levofloxacin-loaded star poly (ε-caprolactone) scaffolds by additive manufacturing. J Mater Sci Mater Med. 2016;27(3):44.

[40] Puppi D, Chiellini F. Wet-spinning of biomedical polymers: from single-fibre production to additive manufacturing of three-dimensional scaffolds. Polym Int. 2017;66(12):1690-6.

[41] Puppi D, Mota C, Gazzarri M, Dinucci D, Gloria A, Myrzabekova M, et al. Additive manufacturing of wet-spun polymeric scaffolds for bone tissue engineering. Biomed Microdevices. 2012;14(6):1115-27.

[42] Tuzlakoglu K, Reis R. Chitosan-based scaffolds in orthopedic applications. In: Natural-based polymers for biomedical applications. Amsterdam: Elsevier; 2008. p. 357-73.

[43] Puppi D, Zhang X, Yang L, Chiellini F, Sun X, Chiellini E. Nano/microfibrous polymeric constructs loaded with bioactive agents and designed for tissue engineering applications: a review. J Biomed Mater Res B Appl Biomater. 2014;102(7):1562-79.

[44] Puppi D, Dinucci D, Bartoli C, Mota C, Migone C, Dini F, et al. Development of 3D wet-spun polymeric scaffolds loaded with antimicrobial agents for bone engineering. J Bioact Compat Polym. 2011;26(5):478-92.

[45] Puppi D, Piras AM, Chiellini F, Chiellini E, Martins A, Leonor IB, et al. Optimized electro-and wet-spinning techniques for the production of polymeric fibrous scaffolds loaded with bisphosphonate and hydroxyapatite. J Tissue Eng Regen Med. 2011;5(4):253-63.

[46] Tuzlakoglu K, Alves CM, Mano JF, Reis RL. Production and characterization of chitosan fibers and 3-D fiber mesh scaffolds for tissue engineering applications. Macromol Biosci. 2004;4(8):811-9.

[47] Tuzlakoglu K, Pashkuleva I, Rodrigues MT, Gomes ME, van Lenthe GH, Müller R, et al. A new route to produce starch-based fiber mesh scaffolds by wet spinning and subsequent surface modification as a way to improve cell attachment and proliferation. J Biomed Mater Res. 2010;92(1):369-77.

[48] Pashkuleva I, López-Pérez PM, Azevedo HS, Reis RL. Highly porous and interconnected starch-based scaffolds: production, characterization and surface modification. Mater Sci Eng C. 2010;30(7):981-9.

[49] Mathiowitz E, Lavin DM, Hopkins RA. Wet spun microfibers: potential in the design of controlled-release scaffolds? Ther Deliv. 2013;4(9):1075-7.

[50] Hirano S, Zhang M, Nakagawa M. Release of glycosaminoglycans in physiological saline and water by wet-spun chitin-acid glycosaminoglycan fibers. J Biomed Mater Res. 2001;56(4):556-61.

[51] Denkbaş E, Seyyal M, Pişkin E. Implantable 5-fluorouracil loaded chitosan scaffolds prepared by wet spinning. J Membr Sci. 2000;172(1-2):33-8.

[52] Ucar S, Yilgor P, Hasirci V, Hasirci N. Chitosan-based wet-spun scaffolds for bioactive agent delivery. J Appl Polym Sci. 2013;130(5):3759-69.

[53] Nie H-L, Ma Z-H, Fan Z-X, Branford-White CJ, Ning

X, Zhu L-M, et al. Polyacrylonitrile fibers efficiently loaded with tamoxifen citrate using wet-spinning from co-dissolving solution.Int J Pharm. 2009;373(1-2):4-9.

[54] Rissanen M, Puolakka A, Ahola N, Tonry A, Rochev Y, Kellomäki M, et al. Effect of protein-loading on properties of wet-spun poly (l, d-lactide) multifilament fibers. J Appl Polym Sci. 2010;116(4):2174-80.

[55] Jung M-R, Shim I-K, Kim E-S, Park Y-J, Yang Y-I, Lee S-K, et al. Controlled release of cell-permeable gene complex from poly (L-lactide) scaffold for enhanced stem cell tissue engineering. J Control Release. 2011;152(2):294-302.

[56] Lavin DM, Stefani RM, Zhang L, Furtado S, Hopkins RA, Mathiowitz E. Multifunctional polymeric microfibers with prolonged drug delivery and structural support capabilities. Acta Biomater. 2012;8(5):1891-900.

[57] Lavin DM, Zhang L, Furtado S, Hopkins RA, Mathiowitz E. Effects of protein molecular weight on the intrinsic material properties and release kinetics of wet spun polymeric microfiber delivery systems. Acta Biomater. 2013;9(1):4569-78.

[58] Hirano S. Wet-spinning and applications of functional fibers based on chitin and chitosan. In: Macromolecular symposia. Hoboken, NJ: Wiley; 2001.

[59] Puppi D, Pirosa A, Lupi G, Erba PA, Giachi G, Chiellini F. Design and fabrication of novel polymeric biodegradable stents for small caliber blood vessels by computer-aided wet-spinning. Biomed Mater. 2017;12(3):035011.

[60] Puppi D, Morelli A, Bello F, Valentini S, Chiellini F. Additive manufacturing of poly (methyl methacrylate) biomedical implants with dual-scale porosity. Macromol Mater Eng. 2018;303(9):1800247.

[61] Puppi D, Morelli A, Chiellini F. Additive manufacturing of poly (3-hydroxybutyrate-co-3-hydroxyhexanoate)/poly (ε-caprolactone) blend scaffolds for tissue engineering. Bioengineering. 2017;4(2):49.

[62] Mota C, Puppi D, Dinucci D, Gazzarri M, Chiellini F. Additive manufacturing of star poly (ε-caprolactone) wet-spun scaffolds for bone tissue engineering applications. J Bioact Compat Polym. 2013;28(4):320-40.

[63] Neves SC, Mota C, Longoni A, Barrias CC, Granja PL, Moroni L. Additive manufactured polymeric 3D scaffolds with tailored surface topography influence mesenchymal stromal cells activity. Biofabrication. 2016;8(2):025012.

[64] Holzapfel BM, Reichert JC, Schantz J-T, Gbureck U, Rackwitz L, Nöth U, et al. How smart do biomaterials need to be? A translational science and clinical point of view. Adv Drug Deliv Rev. 2013;65(4):581-603.

[65] Kyriakidou K, Lucarini G, Zizzi A, Salvolini E, Mattioli Belmonte M, Mollica F, et al. Dynamic co-seeding of osteoblast and endothelial cells on 3D polycaprolactone scaffolds for enhanced bone tissue engineering. J Bioact Compat Polym. 2008;23(3): 227-43.

[66] Dini F, Barsotti G, Puppi D, Coli A, Briganti A, Giannessi E, et al. Tailored star poly (ε-caprolactone) wet-spun scaffolds for in vivo regeneration of long bone critical size defects. J Bioact Compat Polym. 2016;31(1):15-30.

[67] Mota C, Puppi D, Chiellini F, Chiellini E. Additive manufacturing techniques for the production of tissue engineering constructs. J Tissue Eng Regen Med.

2015;9(3):174-90.

[68] Boland T, Xu T, Damon B, Cui X. Application of inkjet printing to tissue engineering. Biotechnol J. 2006;1(9): 910-7.

[69] Mohebi MM, Evans JR. A drop-on-demand ink-jet printer for combinatorial libraries and functionally graded ceramics. J Comb Chem. 2002;4(4):267-74.

[70] Zohora FT, Azim AYMA. Inkjet printing: an emerging technology for 3d tissue or organ printing. Eur Sci J. 2014;10(30):1857.

[71] Mohaghegh S, Hosseini S, Rezai Rad M, Khojasteh A. 3D printed composite scaffolds in bone tissue engineering: a systematic review. Curr Stem Cell Res Ther. 2021;16:648.

[72] Kumar P, Ebbens S, Zhao X. Inkjet printing of mammalian cells-theory and applications. Bioprinting. 2021;23:e00157.

[73] Alamán J, Alicante R, Peña JI, Sánchez-Somolinos C. Inkjet printing of functional materials for optical and photonic applications. Materials. 2016;9(11):910.

[74] Tao O, Kort-Mascort J, Lin Y, Pham HM, Charbonneau AM, ElKashty OA, et al. The applications of 3D printing for craniofacial tissue engineering. Micromachines. 2019;10(7):480.

[75] Jammalamadaka U, Tappa K. Recent advances in biomaterials for 3D printing and tissue engineering. J Funct Biomater. 2018;9(1):22.

[76] Tappa K, Jammalamadaka U. Novel biomaterials used in medical 3D printing techniques. J Funct Biomater. 2018;9(1):17.

[77] Zhang Y, Tse C, Rouholamin D, Smith PJ. Scaffolds for tissue engineering produced by inkjet printing. Cent Eur J Eng. 2012;2(3):325-35.

[78] Shirazi SFS, Gharehkhani S, Mehrali M, Yarmand H, Metselaar HSC, Kadri NA, et al. A review on powder-based additive manufacturing for tissue engineering: selective laser sintering and inkjet 3D printing. Sci Technol Adv Mater. 2015;16:033502.

[79] Delaney JT, Smith PJ, Schubert US. Inkjet printing of proteins. Soft Matter. 2009;5(24):4866-77.

[80] Saunders RE, Derby B. Inkjet printing biomaterials for tissue engineering: bioprinting. Int Mater Rev. 2014;59(8):430-48.

[81] Li J, Rossignol F, Macdonald J. Inkjet printing for biosensor fabrication: combining chemistry and technology for advanced manufacturing. Lab Chip. 2015;15(12):2538-58.

[82] Kenyon R. Ink jet printing. In: Chemistry and technology of printing and imaging systems. Cham: Springer; 1996. p. 113-38.

[83] Gregory P. Presented in part at the International Textile Machinery Association. Textile ink jet printing a review of ink jet printing of textiles, including ITMA 2003. 2003.

[84] Matsuda Y, Sakata M, Yamada T, Yoshino M. Microdot ink jet recorder. Assignee: Hitachi Koki, Co Ltd. US4746928 A. 1988.

[85] Sridhar A, Blaudeck T, Baumann RR. Inkjet printing as a key enabling technology for printed electronics. Mater Matt. 2011;6(1):12-5.

[86] Cui X, Boland T, DD'Lima D, Lotz KM. Thermal inkjet printing in tissue engineering and regenerative medicine. Recent Pat Drug Deliv Formul. 2012;6(2):149-55.

[87] Hock SW, Johnson DA, Van Veen MA. Print quality

optimization for a color ink-jet printer by using a larger nozzle for the black ink only. Google Patents. 1996.

[88] Hudson KR, Cowan PB, Gondek JS. Ink drop volume variance compensation for inkjet printing. Google Patents. 2000.

[89] Murphy SV, Atala A. 3D bioprinting of tissues and organs. Nat Biotechnol. 2014;32(8):773-85.

[90] Calvert P. Printing cells. Science. 2007;318(5848):208-9.

[91] Mandrycky C, Wang Z, Kim K, Kim D-H. 3D bioprinting for engineering complex tissues. Biotechnol Adv. 2016;34(4):422-34.

[92] de Jong J, de Bruin G, Reinten H, van den Berg M, Wijshoff H, Versluis M, et al. Air entrapment in piezo-driven inkjet printheads. J Acoust Soc Am. 2006;120(3):1257-65.

[93] Henares TG, Yamada K, Suzuki K, Citterio D. Inkjet printing of biomolecules for biorecognition. Design of polymeric platforms for selective biorecognition. Cham: Springer; 2015. p. 197-235.

[94] Fang Y, Frampton JP, Raghavan S, Sabahi-Kaviani R, Luker G, Deng CX, et al. Rapid generation of multiplexed cell cocultures using acoustic droplet ejection followed by aqueous two-phase exclusion patterning. Tissue Eng Part C Methods. 2012;18(9):647-57.

[95] Sirringhaus H, Kawase T, Friend R, Shimoda T, Inbasekaran M, Wu W, et al. High-resolution inkjet printing of all-polymer transistor circuits. Science. 2000;290(5499):2123-6.

[96] Wang J, Zheng Z, Li H, Huck W, Sirringhaus H. Dewetting of conducting polymer inkjet droplets on patterned surfaces. Nat Mater. 2004;3(3):171-6.

[97] Hughes TR, Mao M, Jones AR, Burchard J, Marton MJ, Shannon KW, et al. Expression profiling using microarrays fabricated by an ink-jet oligonucleotide synthesizer. Nat Biotechnol. 2001;19(4):342-7.

[98] Lemmo AV, Rose DJ, Tisone TC. Inkjet dispensing technology: applications in drug discovery. Curr Opin Biotechnol. 1998;9(6):615-7.

[99] Okamoto T, Suzuki T, Yamamoto N. Microarray fabrication with covalent attachment of DNA using bubble jet technology. Nat Biotechnol. 2000;18(4):438-41.

[100] Roda A, Guardigli M, Russo C, Pasini P, Baraldini M. Protein microdeposition using a conventional ink-jet printer. BioTechniques. 2000;28(3):492-6.

[101] Tekin E, Smith PJ, Schubert US. Inkjet printing as a deposition and patterning tool for polymers and inorganic particles. Soft Matter. 2008;4(4):703-13.

[102] Inzana JA, Olvera D, Fuller SM, Kelly JP, Graeve OA, Schwarz EM, et al. 3D printing of composite calcium phosphate and collagen scaffolds for bone regeneration. Biomaterials. 2014;35(13):4026-34.

[103] Barinov S, Vakhrushev I, Komlev V, Mironov A, Popov V, Teterina AY, et al. 3D printing of ceramic scaffolds for engineering of bone tissue. Inorg Mater Appl Res. 2015;6(4):316-22.

[104] Cooper GM, Miller ED, DeCesare GE, Usas A, Lensie EL, Bykowski MR, et al. Inkjet-based biopatterning of bone morphogenetic protein-2 to spatially control calvarial bone formation. Tissue Eng Part A. 2010;16(5):1749-59.

[105] Chou D-T, Wells D, Hong D, Lee B, Kuhn H, Kumta PN. Novel processing of iron-manganese alloy-based biomaterials by inkjet 3-D printing. Acta Biomater. 2013;9(10):8593-603.

[106] Seetharam R, Sharma SK. Purification and analysis of recombinant proteins. Boca Raton, FL: CRC; 1991.

[107] Cui X, Dean D, Ruggeri ZM, Boland T. Cell damage evaluation of thermal inkjet printed Chinese hamster ovary cells. Biotechnol Bioeng. 2010;106(6):963-9.

[108] Ronca A, Ambrosio L, Grijpma DW. Design of porous three-dimensional PDLLA/nano-hap composite scaffolds using stereolithography. J Appl Biomater Funct Mater. 2012;10(3):249-58.

[109] Lee JW, Kang KS, Lee SH, Kim JY, Lee BK, Cho DW. Bone regeneration using a microstereolithography-produced customized poly(propylene fumarate)/diethyl fumarate photopolymer 3D scaffold incorporating BMP-2 loaded PLGA microspheres. Biomaterials. 2011;32(3):744-52.

[110] Stein F, Trikalitis V, Rouwkema J, Salehi-Nik N. Vascularization in oral and maxillofacial tissue engineering. In: Seppänen-Kaijansinkko R, editor. Tissue engineering in oral and maxillofacial surgery. Cham: Springer; 2019. p. 97-122.

[111] Lemercier G, Mulatier J, Martineau C, Anémian R, Andraud C, Wang I, et al. Two-photon absorption: from optical power limiting to 3D microfabrication. C R Chim. 2005;8:1308-16.

[112] Huang J, Qin Q, Wang JJP. A review of stereolithography: processes and systems. Processes. 2020;8(9):1138.

[113] Ji K, Wang Y, Wei Q, Zhang K, Jiang A, Rao Y, et al. Application of 3D printing technology in bone tissue engineering. Bio-Des Manuf. 2018;1(3):203-10.

[114] Wen Y, Xun S, Haoye M, Baichuan S, Peng C, Xuejian L, et al. 3D printed porous ceramic scaffolds for bone tissue engineering: a review. Biomater Sci. 2017;5(9):1690-8.

[115] Du X, Fu S, Zhu Y. 3D printing of ceramic-based scaffolds for bone tissue engineering: an overview. J Mater Chem B. 2018;6(27):4397-412.

[116] Lee JW, Lan PX, Kim B, Lim G, Cho D-W. 3D scaffold fabrication with PPF/DEF using micro-stereolithography. Microelectron Eng. 2007;84(5-8):1702-5.

[117] Lee SJ, Kang HW, Park JK, Rhie JW, Hahn SK, Cho DW. Application of microstereolithography in the development of three-dimensional cartilage regeneration scaffolds. Biomed Microdevices. 2008;10(2):233-41.

[118] Mapili G, Lu Y, Chen S, Roy K. Laser-layered microfabrication of spatially patterned functionalized tissue-engineering scaffolds. J Biomed Mater Res B Appl Biomater. 2005;75(2):414-24.

[119] Melchels FP, Bertoldi K, Gabbrielli R, Velders AH, Feijen J, Grijpma DW. Mathematically defined tissue engineering scaffold architectures prepared by stereolithography. Biomaterials. 2010;31(27):6909-16.

[120] Lee JW, Lan PX, Kim B, Lim G, Cho DW. Fabrication and characteristic analysis of a poly(propylene fumarate) scaffold using micro-stereolithography technology. J Biomed Mater Res B Appl Biomater. 2008;87(1):1-9.

[121] Li B, Wei H, Zeng F, Li J, Xia JJ, Wang X. Application of a novel three-dimensional printing genioplasty template

system and its clinical validation: a control study. Sci Rep. 2017;7(1):5431.

[122] Wang L-D, Ma W, Fu S, Zhang C-B, Cui Q-Y, Peng C-B, et al. Design and manufacture of dental-supported surgical guide for genioplasty. J Dent Sci. 2021;16(1):417-23.

[123] Oth O, Durieux V, Orellana M-F, Glineur R. Genioplasty with surgical guide using 3D-printing technology: a systematic review. J Clin Exp Dent. 2020;12(1):e85-92.

[124] Staffa G, Barbanera A, Faiola A, Fricia M, Limoni P, Mottaran R, et al. Custom made bioceramic implants in complex and large cranial reconstruction: a two-year follow-up. J Craniomaxillofac Surg. 2012;40(3):e65-70.

[125] Brie J, Chartier T, Chaput C, Delage C, Pradeau B, Caire F, et al. A new custom made bioceramic implant for the repair of large and complex craniofacial bone defects. J Craniomaxillofac Surg. 2013;41(5):403-7.

[126] Arcaute K, Mann B, Wicker R. Stereolithography of spatially controlled multi-material bioactivepoly(ethylene glycol) scaffolds. Acta Biomater. 2010;6(3):1047-54.

[127] Lu Y, Mapili G, Suhali G, Chen S, Roy K. A digital micro-mirror device-based system for the microfabrication of complex, spatially patterned tissue engineering scaffolds. J Biomed Mater Res A. 2006;77A(2):396-405.

[128] Kadry H, Wadnap S, Xu C, Ahsan F. Digital light processing (DLP) 3D-printing technology and photoreactive polymers in fabrication of modified-release tablets. Eur J Pharm Sci. 2019;135:60-7.

[129] Raeisdasteh Hokmabad V, Davaran S, Ramazani A, Salehi R. Design and fabrication of porous biodegradable scaffolds: a strategy for tissue engineering. J Biomater Sci Polym Ed. 2017;28(16):1797-825.

[130] Shirazi SFS, Gharehkhani S, Mehrali M, Yarmand H, Metselaar HSC, Adib Kadri N, et al. A review on powder-based additive manufacturing for tissue engineering: selective laser sinteringand inkjet 3D printing. Sci Technol Adv Mater. 2015;16(3):033502.

[131] Kafle A, Luis E, Silwal R, Pan HM, Shrestha PL, Bastola AK. 3D/4D printing of polymers: fused deposition modelling (FDM), selective laser sintering (SLS), and stereolithography (SLA). Polymers (Basel). 2021;13(18):3101.

[132] Kamboj N, Ressler A, Hussainova I. Bioactive ceramic scaffolds for bone tissue engineering by powder bed selective laser processing: a review. Materials. 2021;14(18):5338.

[133] Liu F-H, Lee R-T, Lin W-H, Liao Y-S. Selective laser sintering of bio-metal scaffold. Proc CIRP. 2013;5:83-7.

[134] Shuai C, Mao Z, Lu H, Nie Y, Hu H, Peng S. Fabrication of porous polyvinyl alcohol scaffold for bone tissue engineering via selective laser sintering. Biofabrication. 2013;5(1):015014.

[135] Deng Y, Kuiper J. Functional 3D tissue engineering scaffolds: materials, technologies, and applications. Sawston: Woodhead Publishing; 2017.

[136] Garot C, Bettega G, Picart C. Additive manufacturing of material scaffolds for bone regeneration: toward application in the clinics. Adv Funct Mater. 2020;31(5):2006967.

[137] Popov V, Antonov E, Bagratashvili B, Konovalov A, Howdle S. Selective laser sintering of 3-D biodegradable scaffolds for tissue engineering. In: Materials research society symposium proceedings; 2004.

[138] Bose S, Vahabzadeh S, Bandyopadhyay A. Bone tissue engineering using 3D printing. Mater Today. 2013;16(12):496-504.

[139] Fernandes N, van den Heever J, Hoogendijk C, Botha S, Booysen G, Els J. Reconstruction of an extensive midfacial defect using additive manufacturing techniques. J Prosthodont. 2016;25(7):589-94.

[140] Salmi M, Tuomi J, Paloheimo KS, Björkstrand R, Paloheimo M, Salo J, et al. Patient-specific reconstruction with 3D modeling and DMLS additive manufacturing. Rapid Prototyp J. 2012;18:209.

[141] Bachelet J-T, Cordier G, Porcheray M, Bourlet J, Gleizal A, Foletti J-M. Orbital reconstruction by patient-specific implant printed in porous titanium: a retrospective case series of 12 patients. J Oral Maxillofac Surg. 2018;76(10):2161-7.

[142] Jardini AL, Larosa MA, de Carvalho Zavaglia CA, Bernardes LF, Lambert CS, Kharmandayan P, et al. Customised titanium implant fabricated in additive manufacturing for craniomaxillofacial surgery. Virtual Phys Prototyp. 2014;9(2):115-25.

[143] Ma J, Ma L, Wang Z, Zhu X, Wang W. The use of 3D-printed titanium mesh tray in treating complex comminuted mandibular fractures: a case report. Medicine. 2017;96(27):e7250.

[144] Sumida T, Otawa N, Kamata YU, Kamakura S, Mtsushita T, Kitagaki H, et al. Custom-made titanium devices as membranes for bone augmentation in implant treatment: clinical application and the comparison with conventional titanium mesh. J Craniomaxillofac Surg. 2015;43(10):2183-8.

[145] Tunchel S, Blay A, Kolerman R, Mijiritsky E, Shibli JA. 3D printing/additive manufacturing single titanium dental implants: a prospective multicenter study with 3 years of follow-up. Int J Dent. 2016;2016:8590971.

[146] Rasperini G, Pilipchuk SP, Flanagan CL, Park CH, Pagni G, Hollister SJ, et al. 3D-printed Bioresorbable scaffold for periodontal repair. J Dent Res. 2015;94(9_suppl):153S-7S.

[147] Redwood B, Schöffer F, Garret B. The 3D printing handbook: technologies, design and applications. Amsterdam: 3D Hubs; 2017.

[148] Popov V, Katz-Demyanetz A, Bamberger M. Heat transfer and phase formation through EBM 3D-printing of Ti-6Al-4V cylindrical parts. In: Defect and diffusion forum. Bach, SZ: Trans Tech Publications; 2018.

第5章 口腔颌面外科的快速成型模型：历史、定义和适应证

Rapid Prototyping Models in Oral and Maxillofacial Surgery: History, Definition, and Indications

Sadra Mohaghegh　Sahar Baniameri　Arash Khojasteh　著

在虚拟成像时代，由于近年来技术进步和数字解决方案的出现，颌面外科领域的诊断和治疗规划已经发生了根本性变化，从传统的二维（two-dimensional，2D）技术转向了先进的三维（3D）方法，这一方法被称为"快速成型技术"[1, 2]。快速成型技术（rapid prototyping，RP）是现代外科手术的最新进展之一，它根据3D计算机辅助设计（CAD）数据通过层层叠加的过程来创建三维模型。该技术也被称为"分层制造""无实体支撑生产"或"3D打印"[3, 4]。这一概念最初在20世纪80年代在工程领域被引入，用于构建计算机模型和日常文件的实体模型[5]。自那时以来，该技术已应用于颌面外科的多个方面，如正畸、修复、口腔外科和种植学，出现了令人振奋的机遇[6]。在颌面外科手术中，RP模型可用于治疗规划和模拟。

医疗模型或生物模型代表了三维医学影像，如计算机断层扫描（CT）、锥形束计算机断层扫描（CBCT）或磁共振成像（MRI）扫描[7]。可以通过这些方法获得所需解剖结构的高质量三维图像数据。使用CAD软件可创建医学数字成像和通信（DICOM）格式文件，并能将其转换为标准细分曲面语言（STL）格式文件。这些文件随后上传至3D打印机，根据模型的质量和尺寸精度创建RP模型[8, 9]。

这一过程涵盖了多种材料挤出技术，如熔融沉积成型（FDM）、液槽聚合（即立体光固化）、粉末床熔融（如选择性激光烧结和选择性激光熔融）以及粘接剂或材料喷射（图5-1）[10-12]。每种手术适应证的预期特征决定了所用材料的类型和制造方法。我们基于不同方法在口腔颌面外科可能的应用，比较了它们的优缺点（图5-2）[13]。

RP模型能够增强手术操作的精确性，减轻医生的压力，并对存在的缺陷进行全面可视化。此外，将这些模型应用于教育可以提升医学生的实际知识水平，从而提供更高质量的医疗服务[14, 15]。抛开使用RP模型的优点不谈，如今，虚拟手术设计（VSP）能够实现对手术部位的精确分析及治疗方案的设计。然而，必须考虑到在某些情况下使用VSP比RP模型更复杂。因此，虚拟技术并不能完全取代RP模型[16]。

一、治疗计划

治疗计划是RP模型最常见的应用场景。事实上，颌面外科治疗中准确性和结果可预测性至

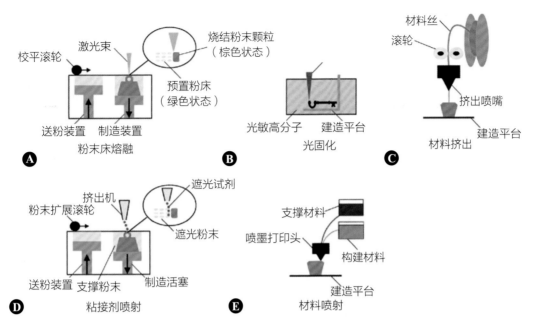

▲ 图 5-1 可用于制造快速成型技术模型的增材制造方法原理图 [13]
A. 粉末床熔融；B. 还原光聚合；C. 材料挤出；D. 粘接剂喷射；E. 材料喷射

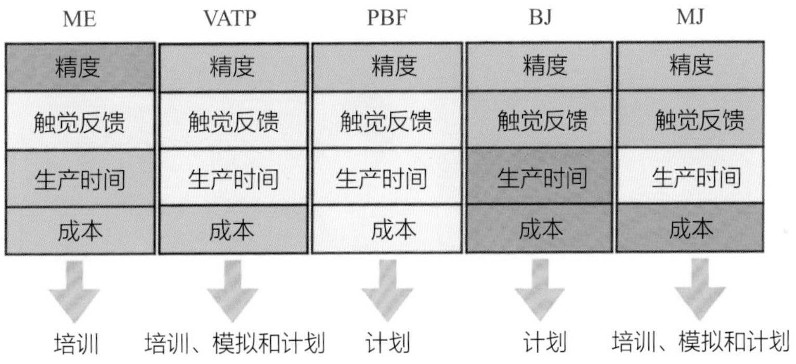

▲ 图 5-2 简要描述使用每种方法为不同的口腔颌面外科手术程序制作快速成型技术模型的优缺点
红色表示不合适的情况，绿色表示最合适的情况。黄色表示中间状态
ME. 材料挤出；VATP. 还原聚合；PBF. 粉床熔融；BJ. 粘接剂喷射；MJ. 材料喷射 [13]

关重要，这使得外科医生通过打印模型来分析每一步并评估结果。使用 RP 模型可以缩短干预时间，减少治疗后并发症，如过度出血和感染 [17, 18]。

RP 模型的应用范围广泛，涵盖了牙科手术，例如，种植牙科或上颌窦提升术，以及颌面部范围的手术，如上下颌骨缺损的管理 [19]、颞下颌关节(TMJ)紊乱 [20]、眼眶壁重建 [21] 和正颌手术 [13]。更具体地说，RP 模型对颌面重建的四个方面都有益处。图 5-3 和图 5-4 展示了该模型在功能性

骨再生过程中的应用，旨在重建眼眶壁和下颌骨后部。此外，这些模型也可用于骨轮廓整形及原位骨再生过程。

在种植牙治疗计划中，一种方式是通过获取的 STL 数据制作主模型，并在 3D 打印的模型上分析手术过程。采用增材制造技术可以减少与传统方法相关的潜在变形，大大简化实验室操作程序，并同时降低费用 [22]。

在不同的口外手术中，RP 模型最常用于恶

性肿瘤患者[16,23]。具体来说，RP 模型可同时应用于重建（图 5-3）和切除阶段。对于修复具有较大缺陷的下颌骨，自体移植是一种治疗手段。借助患者特异度的 RP 模型，可以在体外精准地修整移植骨，此类 RP 模型被称为"3D 打印固定托盘"[24]。鉴于该程序中精确度的重要性，推荐使用基于烧结的方法来制作模型。

在使用重建钢板的情况下，可以根据制作好的 RP 进行术前弯曲（图 5-5）。在切除阶段，可以在模型上对肿瘤边界进行着色，使外科医生能够分析肿瘤的大小和位置。然而，更精确的方法是制作混合原型模型。在这种类型的 RP 模型中，肿瘤部分可以用不同材料制成，而肿瘤周围的重要结构则可以通过不同颜色或材料来突出显示。因此，混合模型能更好地展示肿瘤、完整骨骼及

周围组织之间的关系[25]。

可用于制作治疗规划模型的材料包括光敏树脂、聚酰胺、聚乳酸（poly lactic acid，PLA）、丙烯腈 – 丁二烯 – 苯乙烯（acrylonitrile butadiene styrene，ABS）及复合粉末[26]。尽管没有关于最佳材料和制作方法的证据，但针对上述每种材料需考虑以下几点：①光敏树脂模型是通过烧结法和喷墨打印法制作的[27]。然而，后一种方法可以制作出更精确的模型。② ABS 和 PLA 模型则是利用挤出式打印方法制作，其精度低于上述技术。③粘接剂也可用于制作由不可固化粉末（如复合材料）构成的模型。然而，此方法的精度低于基于烧结和低温挤出的方法。④制造成本是另一个必须考虑的重要因素。正如 Meglioli 等[13]所述，喷墨打印成本较高，而基于挤出和烧结方

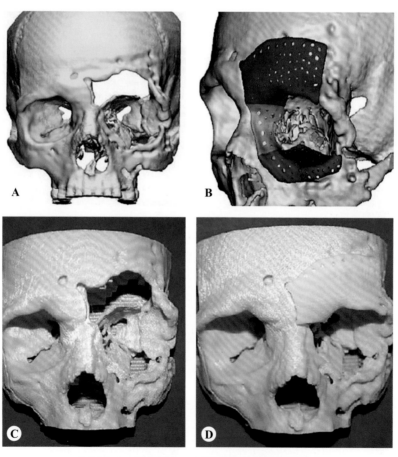

▲ 图 5-3　显示了 RP 在轨道区域重建中的应用
A. CT 扫描提取数据；B. 设计适合患者的植入物；C. 制作患者颅骨缺损解剖的 RP 模型；D. 与缺损区域匹配的患者个性化种植体

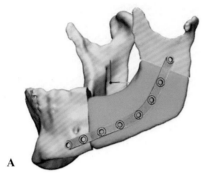
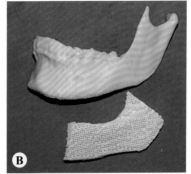
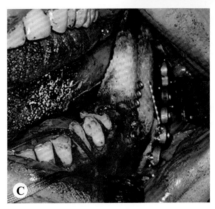

▲ 图 5-4 展示了设计和制造患者下颌骨特定植入物的过程

A. 利用 CT 扫描数据设计患者个性化植入物；B. 患者下颌骨打印模型及可降解植入物模型；C. 手术时将植入物放置在缺损部位（图片由 Arash Khojasteh 博士提供）

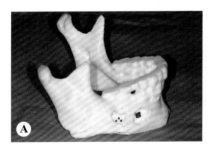
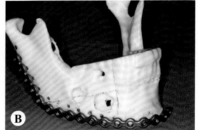

▲ 图 5-5 RP 在手术前钢板弯曲中的应用

A. FDM 制作的下颌快速成型技术模型；B. 在所制作的 RP 模型上的重建板的术前弯曲（图片由 Arash Khojasteh 博士提供）

式的成本更可接受。

不同研究表明，RP 模型的应用可以提高治疗程序的结果 [28]。然而，目前在这个领域中对比性的证据有限。

二、训练和模拟

模拟手术过程是 RP 模型的另一个应用方向。鉴于手术时间对术后并发症的重要影响，在实际治疗前进行手术模拟可以提升术后效果。此外，由于 RP 模型比遗体和动物模型更易获取，它们可以被用来培训外科医生进行特定手术操作。因此，RP 模型已被用于训练颧骨手术、牙种植体植入手术及上颌窦提升术 [16, 29, 30]。CBCT 在手术评估中有所帮助，结合 3D 打印模型，医生可以在术前观察解剖结构并进行手术模拟。

此外，3D 打印模型还有助于皮瓣设计 [31-33]。

在口腔种植领域，由于美观要求和骨质不佳，上颌前部一直是口腔种植的一大挑战。虽然该手术可以借助引导骨再生（guided bone regeneration，GBR）进行，但其过程通常较为复杂。但如今借助 3D 模型，外科医生可以在手术前更加熟悉患者的解剖结构，从而减少手术时间和组织操作的难度[34-36]。恰当的触觉反馈是模拟操作时必须考虑的主要因素。具体来说，模型的构成必须提供与自然组织具有相似的弹性模量、刚度和其他机械性能[13]。在常用的技术中，喷墨打印（通常使用光敏树脂进行）能提供具有适当反馈的模型。利用粘接剂成型粉末也能达到同样的效果。然而，通过其他技术（如挤出成型和烧结成型）制备的模型可能不具备合适的触觉反馈。这些技术中会用到 ADS、PLA 和光敏树脂等材料[13]。

参考文献

[1] Nayar S, Bhuminathan S, Bhat WM. Rapid prototyping and stereolithography in dentistry. J Pharm Bioallied Sci. 2015;7(Suppl 1):S216-S9.

[2] Shubhaani S, Pankaj D, Mansi N. Application of rapid prototyping in prosthodontics. Front Biomed Technol. 2022;9(3):234-45.

[3] Witkowski S, Lange R. Stereolithography as an additive technique in dentistry. Schweiz Monatsschr Zahnmed. 2003;113(8):868-84.

[4] Touri M, Kabirian F, Saadati M, Ramakrishna S, Mozafari M. Additive manufacturing of biomaterials—the evolution of rapid prototyping. Adv Eng Mater. 2019;21(2):1800511.

[5] Peng Q, Tang Z, Liu O, Peng Z. Rapid prototyping-assisted maxillofacial reconstruction. Ann Med. 2015;47(3):186-208.

[6] Das L, Sarkar A, Pal H, Adak A, Subrata S, et al. Rapid prototyping : a future of modern dentistry. IOSR J Dent Med Sci. 2019;18:8-14.

[7] Venkatesh E, Elluru SV. Cone beam computed tomography: basics and applications in dentistry. J Istanbul Univ Fac Dent. 2017;51(3 Suppl 1):S102-S21.

[8] Noureldin MG, Dessoky NY. 3D Printing: towards the future of oral and maxillofacial surgery. Acta Sci Dent Sci. 2020;4:107-12.

[9] Haeri Boroojeni HS, Mohaghegh S, Khojasteh A. Application of CAD-CAM Technologies for maxillofacial bone regeneration: a narrative review of the clinical studies. Curr Stem Cell Res Ther. 2022.

[10] Giovacchini F, Gilli M, Mitro V, Monarchi G, Bensi C, Tullio A. Rapid prototyping: applications in oral and maxillofacial surgery. J Oral Med Oral Surg. 2021;27(1):11.

[11] Solomon IJ, Sevvel P, Gunasekaran J. A review on the various processing parameters in FDM. Mater Today. 2021;37:509-14.

[12] Oh J-H. Recent advances in the reconstruction of cranio-maxillofacial defects using computer-aided design/computer-aided manufacturing. Maxillofac Plastic Reconstr Surg. 2018; 40(1):2.

[13] Meglioli M, Naveau A, Macaluso GM, Catros S. 3D printed bone models in oral and cranio-maxillofacial surgery: a systematic review. Print Med. 2020;6(1):30.

[14] Lin J, Zhou Z, Guan J, Zhu Y, Liu Y, Yang Z, et al. Using three-dimensional printing to create individualized cranial nerve models for Skull Base tumor surgery. World Neurosurg. 2018;120:e142-e52.

[15] Popescu D, Laptoiu D. Rapid prototyping for patient-specific surgical orthopaedics guides: a systematic literature review. Proc Inst Mech Eng H. 2016;230(6):495-515.

[16] Suomalainen A, Stoor P, Mesimäki K, Kontio RK. Rapid prototyping modelling in oral and maxillofacial surgery: a two year retrospective study. J Clin Exp Dent. 2015; 7(5):e605-12.

[17] Jacek B, Maciej P, Tomasz P, Agata B, Wiesław K, Radosław W, et al. 3D printed models in mandibular reconstruction with bony free flaps. J Mater Sci Mater Med. 2018; 29(3):23.

[18] Jacobo OM, Giachero VE, Hartwig DK, Mantrana GA. Three-dimensional printing modeling: application in maxillofacial and hand fractures and resident training. Eur J Plast Surg. 2018;41(2):137-46.

[19] Roy Chowdhury SK, Shadamarshan Rengasayee A, Krishnaprabhu R. The application of pre-operative three-dimensional models in the Management of Mandibular Pathology: is it really useful? An institutional study. J Maxillofac Oral Surg. 2021;20(1):121-31.

[20] Zhang S, Liu X, Xu Y, Yang C, Undt G, Chen M, et al. Application of rapid prototyping for temporomandibular joint reconstruction. J Oral Maxillofac Surg. 2011; 69(2):432-8.

[21] Shtin V, Novikov V, Chekalkin T, Gunther V, Marchenko E, Choynzonov E, et al. Repair of orbital post-traumatic wall defects by custom-made TiNi mesh endografts. J Funct Biomat. 2019;10(3):27.

[22] Lanis A, Alvarez Del Canto O, Barriga P, Polido WD, Morton D. Computer-guided implant surgery and full-arch immediate loading with prefabricated-metal framework-provisional prosthesis created from a 3D printed model. J Esthet Restor Dent. 2019;31(3):199-208.

[23] Dahake SW, Kuthe AM, Mawale MB, Bagde AD. Applications of medical rapid prototyping assisted customized surgical guides in complex surgeries. Rapid Prototyp J.

2016;22(6):934-46.

[24] Arce K, Waris S, Alexander AE, Ettinger KS. Novel patient-specific 3-dimensional printed fixation tray for mandibular reconstruction with fibular free flaps. J Oral Maxillofac Surg. 2018;76(10):2211-9.

[25] Yusa K, Yamanochi H, Takagi A, Iino M. Three-dimensional printing model as a tool to assist in surgery for large mandibular tumour: a case report. J Oral Maxillofac Res. 2017;8(2):e4.

[26] Dizon JRC, Gache CCL, Cascolan HMS, Cancino LT, Advincula RC. Post-processing of 3D-printed polymers. Technologies. 2021;9(3):61.

[27] Quan H, Zhang T, Xu H, Luo S, Nie J, Zhu X. Photo-curing 3D printing technique and its challenges. Bioact Mater. 2020;5(1):110-5.

[28] Torabi K, Farjood E, Hamedani S. Rapid prototyping technologies and their applications in prosthodontics, a review of literature. J Dent (Shiraz). 2015;16(1):1-9.

[29] Mangano F, Zecca P, Pozzi-Taubert S, Macchi A, Ricci M, Luongo G, et al. Maxillary sinus augmentation using computer-aided design/computer-aided manufacturing (CAD/CAM) technology. Int J Med Robot. 2013;9(3):331-8.

[30] Suzuki M, Ogawa Y, Kawano A, Hagiwara A, Yamaguchi H, Ono H. Rapid prototyping of temporal bone for surgical training and medical education. Acta Otolaryngol. 2004;124(4):400-2.

[31] Somji SH, Valladares A, Ho Kim S, Cheng Paul YY, Froum SJ. The use of 3D models to improve sinus augmentation outcomes—a case report. Singapore. Dent J. 2017;38:63-70.

[32] Takahashi K, Morita Y, Ohshima S, Izumi S, Kubota Y, Yamamoto Y, et al. Creating an optimal 3D printed model for temporal bone dissection training. Ann Otol Rhinol Laryngol. 2017;126(7):530-6.

[33] Probst R, Stump R, Mokosch M, Röösli C. Evaluation of an infant temporal-bone model as training tool. Otol Neurotol. 2018;39(6):e448-e52.

[34] Cohen A, Laviv A, Berman P, Nashef R, Abu-Tair J. Mandibular reconstruction using stereolithographic 3-dimensional printing modeling technology. Oral Surg Oral Med Oral Pathol Oral Radiol Endod. 2009;108(5):661-6.

[35] Mok S-W, Nizak R, Fu S-C, Ho K-WK, Qin L, Saris DBF, et al. He printer: potential of three-dimensional printing for orthopaedic applications. J Orthop Translat. 2016;6:42-9.

[36] Kröger E, Dekiff M, Dirksen D. 3D printed simulation models based on real patient situations for hands-on practice. Eur J Dent Educ. 2017;21(4):e119-e25.

第6章 口腔颌面外科中的骨塑形：定义、适应证和制造考虑

Bone Contouring in Oral and Maxillofacial Surgery: Definition, Indications, and Manufacturing Considerations

Zeinab Bakhtiari   Arash Khojasteh   著

20 世纪 80 年代中期增材制造技术出现后，患者的计算机断层扫描数据可用于设计或制作精确的颅面骨骼解剖模型和精确的植入物[1]。患者个性化植入物（PSI）在个性化重建和美容手术方法中常用。颌面部组织缺损的三维轮廓复杂，修复难度大。计算机设计的 PSI 具有更强的稳定性，更可预测的结果，更高的准确性和缺陷适应性，以及更好的面部轮廓细节。对于复查的缺损情况预制植入物通常需要在术中进行调整。在现有文献报道中，与其他材料相关的常见并发症（如感染、异物反应和移位）相比，很少有与定制 PSI 相关的报道。现在可以使用术前成像数据作为计算机辅助设计（CAD）软件的输入来设计颌面 PSI。然后使用计算机辅助制造（CAM）技术（如 3D 打印）来制作设计的植入物。CAD/CAM 技术的应用还可以准确地模拟手术过程，缩短实际手术时间[2-4]。

理想的植入物应该是患者个性化的，并且具有安全、惰性、无毒、非致癌性、经济和抗感染的特点。它应该很容易适应并与邻近组织自然融合。如果植入材料可以折叠和压缩，它可以通过一个小切口植入，但同时必须能够抵抗应力并永久保持其形状。理想的植入物可以稳定放置和固定，从而减少了移动性。如果有必要，它还应该易于更换[5]。

骨骼具有重要的功能，如运动、支持和保护软组织、储存钙和磷酸盐及储存骨髓。尽管骨的外观是惰性的，但它是一个代谢活跃的器官，不断被破骨细胞吸收并被成骨细胞重建[6]。针对患者的骨替代假体可分为三类。此分类标准是这些假体可以承担骨骼的不同作用或仅像骨组织一样发挥作用。

骨塑形 PSI 仅能恢复骨的标准形式。实际上，制造的骨替代品植入在相应区域后，在咀嚼、下颌运动和颅面器官的其他功能中没有任何特定作用。另外，功能性骨替代 PSI，例如颞下颌关节（TMJ）假体，可以恢复特定的功能，但它们仍然不能像骨骼一样起作用，也不具有活力。只有最后一类的假体，功能性骨再生 PSI，可以通过引导骨再生在某种程度上起到骨组织的作用。在本章中，我们将讨论第一组，骨轮廓 PSI。

一、面部骨骼塑形的适应证

（一）颅骨

颅骨成形术是一种从外观和功能两方面修复颅骨缺损的外科手术，以充分保护大脑结构和维持其功能[7]。颅骨成形术常在头部外伤后进行。

肿瘤切除或减压性颅骨切除术是造成颅骨缺损的主要原因。先天性缺陷、感染或既往手术并发症也可导致这些缺陷[8]。研究中提到的颅骨成形术可能带来的益处包括改善外观、增加脑血流量、改变脑脊液流体动力学和减少癫痫发作[9-11]。纵观颅骨成形术的历史，已经使用了多种类型的材料。1668年，Meekeren记录了第一次骨移植手术，他使用犬骨修复颅骨缺损。在20世纪早期，自体骨移植在颅骨成形术中的应用变得很普遍[12]。目前不同种类的方法被用来修复颅骨缺损。残留颅骨或中厚皮片颅骨成形术具有生物相容性好，易于取出，感染和反应风险较低的优点。因此，对于感染风险较大的病例和儿科患者，这是一个很好的选择，因为它与颅骨的生长和重塑相适应[13, 14]。由于移植并发症的严重性、技术困难和难以获得合适的轮廓，目前已很少使用胫骨、肋骨、胸骨和肩胛骨重建颅骨。虽然髂骨具有更合适的外形，是首选使用的，但由于供骨区手术并发症及其松质骨较多，导致其吸收更快，所以目前应用不多[7]。

20世纪战争的破坏性促使人们寻找可覆盖大面积颅骨缺损的改性金属和塑料[12]。与自体骨移植物相比，同种异体骨移植物的感染、吸收和再手术的风险降低，因此，开始使用同种异体骨移植物。此外，由于计算机定制和3D打印技术的进步，同种异体骨移植的使用减少了手术时间，获得了更好的美学效果。随着手术时间的缩短，术后出现严重疼痛、感染、伤口裂开等并发症的风险显著降低[15, 16]。

2021年，Mohammadi等报道了一例使用定制钛假体进行颅骨成形术的病例。患者为一名13岁女孩，患有先天性枕骨和双侧顶骨缺陷。4岁时，使用钛网板对缺损进行了桥接，术后出现持续性癫痫小发作，3个月后钛网外露，随后发生感染。5岁时，由于并发症，患者行多次清创并取出钛网。13岁时，她接受手术放置了一个个性化的假体。在之后四五年的随访中，患者没有出现不良反应，颅骨上覆盖着健康的皮肤[15]。

在Hannibal等2018年的一项随机临床试验研究中，他们比较了在去骨瓣减压开颅术后接受初级钛颅骨成形术或自体骨移植的患者的远期预后。每组32例，各有1例死亡。在术后随访的第1年，16%的骨移植患者需要进一步重建以解决骨吸收。1年后，这种情况下降到10%。此外，7%的骨移植患者发生癫痫。在两组中，都有9%的患者出现头痛[17]。当随访延长至至少24个月时，使用钛代替自体骨进行初次颅骨成形术导致需要颅骨抢救手术的患者数量显著减少（0% vs. 25%，$P=0.001$）。医疗费用也较低。应该注意的是，影响骨吸收的因素在选择重建类型时是有效的。这项研究表明，对于年轻人来说钛是更好的选择。成本效益计算可能因地点和环境条件而异[17]。

在Hamböck等2020年的一项研究中，对156例去骨瓣减压术后行二次颅骨成形术的患者进行回顾性分析。结果显示，植入聚甲基丙烯酸甲酯（PMMA）植入物的患者的翻修率低于植入自体颅骨植入物的患者。儿童（<18岁）和老年（>65岁）患者发生需要手术干预的并发症的风险更高。翻修率不受性别、二次颅骨成形术时间和创伤严重程度的影响[18]。

（二）眼眶

眼眶骨折的治疗是具有挑战性的，因为功能和美学的临床疗效可能并不总是立竿见影的。这些损伤可能导致畸形和视力障碍，而手术可以预防和治疗这些损伤，但不当的手术也可能引起损伤。因此，在急性期，观察可能是合理的。然而，不当的处理可能导致视力下降、持续眼球内陷、眼动受损、复视和感觉障碍等后果。有些损伤需要立即进行手术治疗以修复缺损，如儿童患者的眼眶眶底板骨折伴卡压，或者眼球反射强烈且可能出现血流动力学不稳定的情况。择期（最理想的是在创伤后2周内）手术治疗的适应证，包括眼球内陷（>2mm）、眼动障碍、持续复视、计算机断层扫描（CT）发现的眼外肌嵌顿、进行性眶下神经（infraorbital nerve, ION）感觉减退和强迫感觉试验异常[19, 20]。

Kotecha 等在 2022 年对 11 项研究中的 628 名患者进行了系统回顾和 Meta 分析，以阐明在创伤后眼眶重建患者中，患者个性化植入物（PSI）与传统的植入物是否存在差异。在 Meta 分析中显示 PSI 在统计学上没有明显优势。然而，也有研究报道了 PSI 在缩短手术时间、改善眼眶容积和提供术后眼球内陷方面具有潜在的优势。不可避免的是，由于研究的回顾性性质，两组之间在骨折复杂性、术者经验和技术，以及基于患者的人口统计学方面存在差异，这可能限制了可辨别结局差异的程度[19]。

定制 3D 打印植入物的主要优势是缩短手术时间，从而缩短麻醉时间并降低其风险。此外，

植入物与骨缺损匹配的准确性改善了眼眶容积的重建，并且在实践中为眼球运动和双眼视力带来更好的效果[21, 22]。图 6-1 和图 6-2 显示了使用 PSI 重建眼眶缺损。

（三）颧骨

颧骨位于面部中份 1/3，它的体积和突出程度极大地影响着面部和谐；其复杂的三维解剖结构和独特的几何形状也增加了重建的难度[23, 24]。颧骨重建的方法多种多样，包括自体骨移植、游离组织瓣、预制钛板和钛网、患者个性化植入物（PSI），或者以上几种方法的结合[25-27]。Tessier 于 1971[28] 年首次描述了颧部重建。自 20 世纪 80 年代以来，颧骨重建标准的选择是游离血管组织瓣移植结合骨移植[27, 29]。该方法较少考虑颧上颌

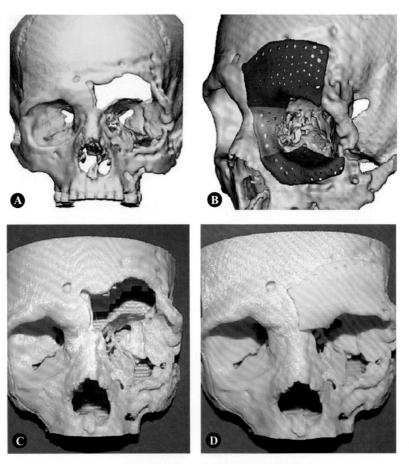

▲ 图 6-1　在眼眶区域设计和制造患者专用假体的过程

A. 处理来自 CT 扫描的患者数据；B. 设计 PSI；C. 患者颅骨结构的打印模型；D. 制造假体模型以精确匹配患者缺损

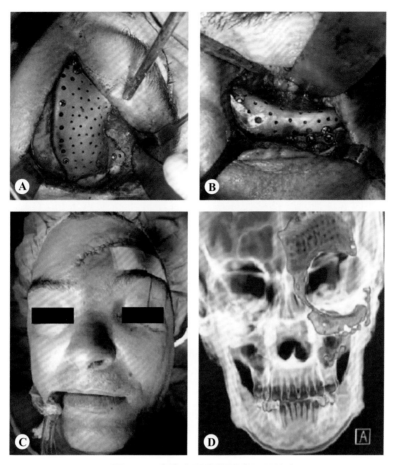

▲ 图 6-2　患者专用假体重建眶区轮廓

A. 假体上部重建眶上和眶内缘的轮廓；B. 假体下部，修复眶缘下部轮廓；C. 假体放置后，立即注意对称，冰冻缝线用于维持下眼睑的位置；D. 患者术后 X 线片（图片由 Nemati 博士提供）

复合体的原始结构，仅采用块状移植物进行上颌支撑稳定 [30]。然而，重建颧骨复合体和眶壁的原始三维结构仍然是一个具有挑战性的问题。对该方法的进一步改进旨在用髂骨或颅骨移植物的凸面代替颧骨体的凸面，由于需要使移植物的形状适应复杂的缺损构型，这种方法既不准确又耗时 [31, 32]。Ahn 等在 2018 年的一篇病例中，报道了在纤维性发育不良根治性切除后使用自体颅骨移植物进行三维重建以重建骨缺损。作者使用了一个快速制作原型模型来模拟手术确保手术的根治性切除，并且根据缺损的形状、轮廓和大小从顶骨中选择供体位置。术后 12 个月随访，良好地保持了充分的骨厚度和对称的软组织轮廓 [31]。

CAD/CAM 的使用降低了正确塑形供体骨的难度，并缩短了手术时间。它还恢复了眼眶颧骨解剖标志和眼眶容积。传统骨重建塑形需要花费大量时间，而使用 CAD/CAM，这些骨塑形工作只需几分钟 [33]。在 Chepurnyi 等 2021 年的一项研究中，11 例颧骨缺损患者接受了 PSI 重建。在本研究中，在分割和掩模编辑过程中，根据镜像完整侧的轮廓，确定了 PSI 用于微小颧骨缺损的理想解剖形状。在严重或复杂的缺损病例中使用"虚拟供体"（镜像完整对侧颧骨虚拟模型的一部分，可通过轻微修改将其添加至受损的颧骨的虚拟模型）来消除。在所有病例中，对固位点和带有螺钉固定孔的附加元件进行建模并制作。术后无严重并发症发生。从美学角度看，PSI 表现出高性能。重建颧骨与镜像完整侧的平均偏差为（1.45±0.7）mm。长期随访未发现开口受限、植入物显露、上颌窦炎或其他与 PSI 相关的炎症并发症[27]。

在颧骨重建中使用 PSI 的优点是它可以保留精确的 3D 轮廓，而无须任何植骨。因此，手术时间更短，操作更容易，供体部位的并发症更少。PSI 可以在一次或多次手术中重建患者的全部或部分面部轮廓。如图 6-3 所示，这些假体被设计用来重建多块骨骼的轮廓。

二、不同的材料及其性能

（一）聚醚醚酮

易加工、耐化学性好、重量轻的聚合物在骨替代材料中很有吸引力。生物可降解聚合物，如聚乳酸、聚乙醇酸及其共聚物，通常用于组织工程支架的制造，但其机械强度较差。不可降解的聚合物，如聚乙烯和聚醚醚酮（PEEK），需要长期的稳定性。高密度聚乙烯（high-density polyethylene，HDPE）通常用于修复肌腱和导管，而超高分子量聚乙烯（ultrahigh-molecular-weight polyethylene，UHMWPE）则作为关节假体的载体[34-36]。

PEEK 是一种半结晶的聚芳族直链聚合物。一方面，它具有生物相容性好、机械强度强、无致敏性、无磁性等特点，而且由于其优异的耐消毒性、高熔点（340℃）、优异的抗辐射和杀菌性能、高弹性模量（3.7~4.0GPa）和拉伸强度（103MPa），被认为是一种高性能聚合物。PEEK 的弹性与皮质骨相当。它具有射线半透明性，在射线成像中不会产生伪影。另一方面，钛不是半透明的，可能会导致诊断困难。PEEK 也不像甲基丙烯酸甲酯那样产生放热反应。它已被用作颅面重建的同种异体生物材料。PEEK 植入物可提供永久性的长期稳定效果，并且在术中很容易修剪[37-40]。尽管有这些优点，但生物惰

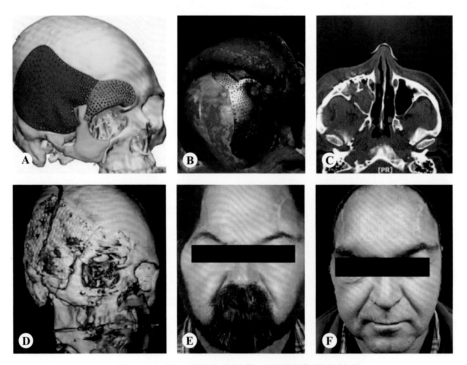

▲ 图 6-3　显示假体取代颅骨、眼眶和颧骨的轮廓

A. 假体设计；B. PSI 的放置和固定；C. 术后轴位 CT 扫描显示假体颧骨部分；D. 术后 CT 扫描三维重建图；E. 患者术前摄影，右侧面部缺损明显；F. 患者术后摄影（图片由 Nemati 博士提供）

性 PEEK 不利于成骨细胞的黏附，且无生物活性潜力[37, 41]。

（二）钛

钛是增材制造中最常用的金属材料之一，由于其具有良好的化学性能，如高耐腐蚀性，这是制造植入物和外科假体的关键特征。钛具有与人体骨骼相似的弹性模量，由于其高临床价值而被称为骨重建材料。钛具有感染率低、生物相容性好、生物惰性强、耐腐蚀性强、良好的操作性等特点。不过，它的导热性和导电性都不好，且价格昂贵[42-44]。钛比人类的头骨更轻更结实。此外，当由 PSI 和网状材料制成时，它与颅骨缺损的边缘完美贴合，缩短了手术时间。另外，手术期间修剪的钛植入物有时会由于网状物形状的拉伸应力增加而腐蚀皮肤，从而导致不适当的轮廓[45]。

（三）PMMA

PMMA 是最常用的生物材料，由 Zander 于 1940 年首次用于人体。PMMA 的拉伸强度为 47～79MPa。为了承受压力，基底结构应该具有类似的抗拉强度。据报道，人类颅骨的抗拉强度为（53±4.9）MPa。因此，在任何正常应力或冲击下，PMMA 具有与人类颅骨相当的抗冲击能力[46]。PMMA 是一种柔韧的丙烯酸树脂，具有与天然骨组织相似的强度和保护性。丙烯酸树脂性质稳定，具有化学惰性，不受温度影响，不导电，廉价，组织耐受性好，易于应用和改性。然而，多孔性的缺乏会抑制新形成的骨组织向 PMMA PSI 的生长。PMMA 会干扰骨传导和血管化，不与周围组织相互作用，可能比其他替代品更容易感染[47, 48]。

三、临床工作流程

PSI 可以通过制造工艺制作，也可以通过 3D 打印头骨模型直接制作。颅颌面缺损重建的设计方法如下。

镜像成像技术通过将颅骨健康一侧的精确形态镜像映射到受损侧，并在此基础上对植入物设计进行逻辑优化调整。这种方法尤其适用于那些颅骨形态较为对称、损伤局限于一侧，以及缺陷未跨越颅骨中线的复杂病例[49, 50]。接下来，我们将详细介绍采用这种方法进行的患者个性化植入物的设计。模板基技术依赖于一个标准或参考颅骨模型，这个模型可以是基于大量人群数据构建的平均颅骨形态，也可以是针对特定患者特征精心设计的个性化颅骨模板。然后，将患者颅骨损伤区域与参考模型中相应的碎片进行空间匹配，设计植入物的几何形状。这种方法适用于非常不对称的颅骨和大而复杂的缺损，甚至适用于跨中线处的缺陷[50]。

解剖重建或自由形态建模是一种利用支持性几何设计植入物的方法，例如，患者骨骼的残余几何形状，以及 CAD 软件提供的线、板、曲线等自由形态建模工具。这种方法的一个例子是"基于曲率的填充"函数。这个函数使用表面切线和缺陷来重建表面。结果与原始曲率相似[26, 51]。

薄板样条（thin plate spline，TPS）或径向基函数的插值特性包括插值函数，该插值函数可以通过基于参考模型和目标上定义的两组同源点对目标进行翘曲和变形来模拟缺陷中的颅骨表面。这种方法使用一个普通的颅骨可以适用于面中缺损。由于 TPS 是一种表面插值，不适合处理较大缺陷区域[50, 52]。还有其他基于统计分析和各种软件的方法。同时，我们可以结合上述方法得到更好的结果。在 2020 年 Mandolini 等的一项研究中，他们使用基于模板的方法结合自由形态建模方法，治疗 Apert 综合征伴有额骨缺损的患者。对于该患者来说，为了处理颅骨高度不对称和较大的缺损尺寸，需要采用参考几何图形。添加自由形状的工具可确保在植入物与骨界面处平稳过渡[50]。

下面是对病例的逐步描述。患者为一名 49 岁男性，因外伤失去部分额骨和左眶底及眶顶。插入 DICOM 图像并分割后，恢复患者骨骼的原始状态（图 6-4）。在下一步中，使用剪切命令删除模型中多余的不需要的部分，剩下的模型结构如图 6-5A 所示。然后，将健全侧镜像在缺陷侧

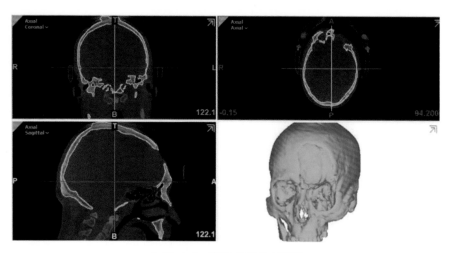

▲ 图 6-4　患者术前 CT 扫描

图片由 Hekmat Farajpour 博士和 Shahabaldin Azizi 博士提供

上，以进行假体的初始设计（图 6-5B）。使用剪切命令，选择放置在缺陷上的镜像模型部分，并删除其余部分（图 6-5C）。最后，假体设计成多孔的。设计一个直径为 2.7mm 或 2.1mm 的圆柱体样螺钉，并将其放置在所需的位置（使用重新定位命令）。圆柱体从假体中移除（使用布尔命令），并设计最终假体，如图 6-6 所示。并采用 3D 打印技术制作，如图 6-7 所示。

四、并发症

（一）感染

Gerstl 等于 2022 年进行的一项系统综述和 Meta 分析中发现，自体骨和联合异体移植体之间的感染率没有差异[53]。在 2018 年 Vijfeijken 等的一项系统综述中，比较了自体颅骨成形术和异体颅骨成形术，根据颅骨成形术中使用的材料，感染的风险如下：PMMA（7.8%）、自体颅骨成形术（6.9%）、PEEK（5.9%）、钛（5.4%）和羟基磷灰石颅骨成形术（3.3%）。葡萄球菌是最常见的致病菌，在感染的病例中检出葡萄球菌占 90.7%。更具体地说，71.1% 为金黄色葡萄球菌[耐甲氧西林金黄色葡萄球菌（MRSA；28.9%）和甲氧西林敏感金黄色葡萄球菌（MSSA；4.1%）]，4.1% 为痤疮丙酸杆菌，2.1% 为表皮葡萄球菌，不同菌株为 24.7%[54]。已有报道颅骨缺损的大小、颅骨成形术的类型及血糖水平对术后感染的

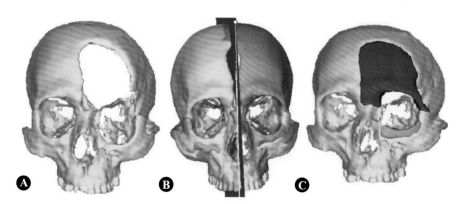

▲ 图 6-5　A. 去除缺陷区域后的模型剩余结构；B. 棕色区域表示镜像图像的区域；C. 删除不需要的部分后的模型图像

由 Hekmat Farajpour 博士和 Shahabaldin Azizi 博士提供

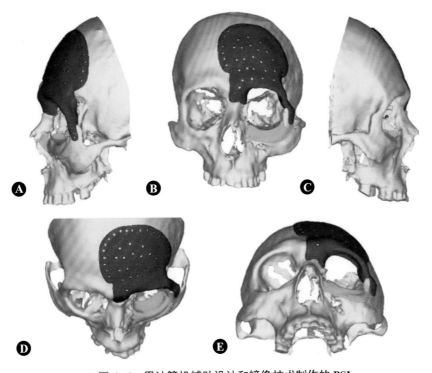

▲ 图 6-6　用计算机辅助设计和镜像技术制作的 PSI
A. 左侧视图；B. 正面视图；C. 右侧视图；D. 俯视图；E. 底部视图（图片由 Hekmat Farajpour 博士和 Shahabaldin Azizi 博士提供）

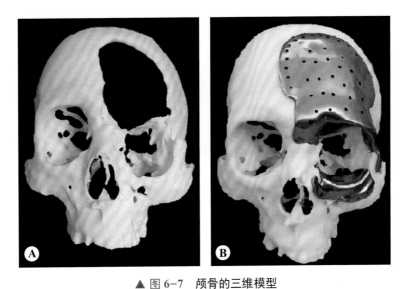

▲ 图 6-7　颅骨的三维模型
A. CT 扫描重建患者三维模型；B. 设计用于重建额骨、眶缘和眶壁的患者专用假体（图片由 Hekmat Farajpour 博士和 Shahabaldin Azizi 博士提供）

发生有影响[55]。Rosentha 等的一项研究建议对计划进行颅骨成形术的选定患者（如长期住院或曾接受抗生素治疗的严重感染患者）进行术前细菌培养。对于已被 MRSA 或其他耐药菌定植的患者，术前预防可考虑推迟颅骨成形术或为耐药菌开适当的抗生素（如万古霉素治疗 MRSA）[56]。在 Jarvinen 等的一项研究中，他们使用 PEEK PSI 治疗颌面部畸形。他们得出结论，术中使用抗生素联合 PSI 对感染率没有明显影响。术中植入物改良对感染率也没有明显影响。他们建议，如果可以避免口内和口外同时入路，可能对患者更安全[38]。

（二）伤口开裂

尽管人们在加强 PSI 修复周围骨和软组织愈合方面做出了很多努力，但软组织开裂和复发性感染仍是一个令人担忧的问题。这些并发症难以处理且易复发，在某些情况下，可能需要移除整个移植物[57]。对于不同解剖位置的移植物体积和形状，应始终进行精确预先评估，不仅要达到良好的美观和功能效果，还要确保周围软组织能够适应。在伤口开裂的情况下，如果存在感染，可以再次缝合和使用抗生素治疗。然而，如果种植体的体积和形状大于软组织的承受能力，则需要进行重新塑形处理[38]。

（三）其他并发症

在 Vijfeijken 等的系统综述中，颅骨成形术最常见的并发症是感染（5.6%）、骨吸收（5.2%）、血肿（1.9%）、脑脊液漏（1.4%）和伤口开裂（1.1%）[54]。Rosenthal 等报道了一例患者在 PEEK 颅骨成形术后 3 个月出现脑脊液鼻漏。使用荧光素进行内镜检查，但无法确定泄漏部位。最后的治疗方法是腰椎引流 1 周。随访 2 年无脑脊液漏复发。Jarvinen 等报道了一例颧骨和眶外侧缘的 PSI，术后 2 周面神经颧支出现短暂性面瘫。他们认为可能是术后肿胀引起的[38]。有报道称，颧骨 PSI 患者术后第 1 个月出现暂时性复视。另外，PSI 可以被设计成完美适合眼眶的形状，以恢复丢失的眼眶体积，并允许眼眶底部不变形。据报道，这种"锁和钥匙"型配合可改善眼球内陷和复视[27, 58]。

参考文献

[1] Thayaparan GK, Lewis PM, Thompson RG, D'Urso PS. Patient-specific implants for craniomaxillofacial surgery: a manufacturer's experience. Ann Med Surg (Lond). 2021;66:102420.

[2] Chu HW, Shi FP, Chen GF. Application of CAD/CAM technique in three-dimensional reconstruction of zygomatic complex defect. Zhejiang Da Xue Xue Bao Yi Xue Ban = J Zhejiang Univ Med Sci. 2012;41(3):245-9.

[3] Owusu JA, Boahene K. Update of patient-specific maxillofacial implant. Curr Opin Otolaryngol Head Neck Surg. 2015;23(4):261-4.

[4] Alasseri N, Alasraj A. Patient-specific implants for maxillofacial defects: challenges and solutions. Maxillofac Plast Reconstr Surg. 2020;42(1):15.

[5] Hsieh TY, Dhir K, Binder WJ, Hilger PA. Alloplastic facial implants. Facial Plast Surg. 2021;37(6):741-50.

[6] Florencio-Silva R, Sasso GR, Sasso-Cerri E, Simões MJ, Cerri PS. Biology of bone tissue: structure, function, and factors that influence bone cells. Biomed Res Int. 2015;2015:421746, 1

[7] Aydin S, Kucukyuruk B, Abuzayed B, Aydin S, Sanus GZ. Cranioplasty: review of materials and techniques. J Neurosci Rural Pract. 2011;2(2):162-7.

[8] Goiato MC, Anchieta RB, Pita MS, dos Santos DM. Reconstruction of skull defects: currently available materials. J Craniofac Surg. 2009;20(5):1512-8.

[9] Coelho F, Oliveira AM, Paiva WS, Freire FR, Calado VT, Amorim RL, et al. Comprehensive cognitive and cerebral hemodynamic evaluation after cranioplasty. Neuropsychiatr Dis Treat. 2014;10:695-701.

[10] Mah JK, Kass RA. The impact of cranioplasty on cerebral blood flow and its correlation with clinical outcome in patients underwent decompressive craniectomy. Asian J Neurosurg. 2016;11(1):15-21.

[11] Nalbach SV, Ropper AE, Dunn IF, Gormley WB. Craniectomy-associated progressive extra-axial collections with treated hydrocephalus (CAPECTH): redefining a common complication of decompressive craniectomy. J Clin Neurosci. 2012;19(9):1222-7.

[12] Sanan A, Haines SJ. Repairing holes in the head: a history of cranioplasty. Neurosurgery. 1997;40(3):588-603.

[13] Abuzayed B, Tuzgen S, Canbaz B, Yuksel O, Tutunculer B, Sanus GZ. Reconstruction of growing skull fracture with in situ galeal graft duraplasty and porous polyethylene sheet. J Craniofac Surg. 2009;20(4):1245-9.

[14] Black SP. Reconstruction of the supraorbital ridge using aluminum. Surg Neurol. 1978;9(2):121-8.

[15] Mohammadi F, Azari A, Nikparto N, Ziaei H. Reconstruction of the occipital and parietal congenital defect with 3D custom-made titanium prosthesis: a case report with four and a half years of follow-up and a brief review of literature. Case Rep Dent. 2021;2021:7027701.

[16] Alkhaibary A, Alharbi A, Alnefaie N, Oqalaa Almubarak A, Aloraidi A, Khairy S. Cranioplasty: a comprehensive review of the history, materials, surgical aspects, and complications. World Neurosurg. 2020;139:445-52.

[17] Honeybul S, Morrison DA, Ho KM, Lind CRP, Geelhoed E. A randomised controlled trial comparing autologous cranioplasty with custom-made titanium cranioplasty: long-term follow-up. Acta Neurochir. 2018;160(5):885-91.

[18] Hamböck M, Hosmann A, Seemann R, Wolf H, Schachinger F, Hajdu S, et al. The impact of implant material and patient age on the long-term outcome of secondary cranioplasty following decompressive craniectomy for severe traumatic brain injury. Acta Neurochir. 2020;162(4):745-53.

[19] Kotecha S, Ferro A, Harrison P, Fan K. Orbital reconstruction: a systematic review and meta-analysis evaluating the role of patient-specific implants. Oral Maxillofac Surg. 2022; https://doi.org/10.1007/s10006-022-01074-x.

[20] Boyette JR, Pemberton JD, Bonilla-Velez J. Management of orbital fractures: challenges and solutions. Clin Ophthalmol. 2015;9:2127-37.

[21] Vasile VA, Istrate S, Iancu RC, Piticescu RM, Cursaru LM, Schmetterer L, et al. Biocompatible materials for orbital wall reconstruction-an overview. Materials (Basel). 2022;15(6):2183.

[22] Zimmerer RM, Ellis E 3rd, Aniceto GS, Schramm A, Wagner ME, Grant MP, et al. A prospective multicenter study to compare the precision of posttraumatic internal orbital reconstruction with standard preformed and individualized orbital implants. J Craniomaxillofac Surg. 2016;44(9):1485-97.

[23] Shi H, Yin X, Hu Y. Solitary neurofibroma of the zygoma: three-dimensional virtual resection and patient-specific polyetheretherketone implant reconstruction. J Craniofac Surg. 2022;33:e781.

[24] Jo H, Lee UL. Zygoma augmentation with 3D printed bioactive glass-ceramic implant. J Craniofac Surg. 2022;33:e521.

[25] Heredia-Alcalde I, Trapero A, Andresen-Lorca B, Pérez-García A. Simultaneous mandible and zygomatic arch reconstruction with a single free fibula flap. Microsurgery. 2021;41(8):818-9.

[26] French KEM, Gormley M, Kana A, Deacon S, Revington PJ. Outcomes and complications associated with malar onlays: literature review and case series of 119 implants. Br J Oral Maxillofac Surg. 2020;58(9):1110-5.

[27] Chepurnyi Y, Kustro T, Chernogorskyi D, Zhukovtseva O, Kanura O, Kopchak A. Application of patient-specific implants as alternative approach to Zygoma defect management - a retrospective study. Ann Maxillofac Surg. 2021;11(1):91-6.

[28] Tessier P. The definitive plastic surgical treatment of the severe facial deformities of craniofacial dysostosis: crouzon's and apert's diseases. Plast Reconstr Surg. 1971;48(5):419-42.

[29] Rohner D, Tan BK, Song C, Yeow V, Hammer B. Repair of composite zygomatico-maxillary defects with free bone grafts and free vascularized tissue transfer. J Craniomaxillofac Surg. 2001;29(6):337-43.

[30] Yang SJ, Choi JW, Chung YS, Ahn KM, Hong JP, Lee TJ, et al. Midfacial degloving approach for resectioning and reconstruction of extensive maxillary fibrous dysplasia. J Craniofac Surg. 2012;23(6):1658-61.

[31] Ahn SJ, Hong JW, Kim YO, Lew DH, Lee WJ. Treatment of fibrous dysplasia of the zygomaticomaxillary complex with radical resection and three-dimensional reconstruction with autologous calvarial bone graft. Arch Craniofac Surg. 2018;19(3):200-4.

[32] Modabber A, Gerressen M, Ayoub N, Elvers D, Stromps JP, Riediger D, et al. Computer-assisted zygoma reconstruction with vascularized iliac crest bone graft. Int J Med Robot. 2013;9(4):497-502.

[33] Nicot R, Schlund M, Sentucq C, Raoul G. A new orbito-zygomatic complex reconstruction technique using computer-aided design and manufacturing-assisted harvest of autologous calvarial bone in cases of orbito-zygomatic benign tumor. J Oral Maxillofac Surg. 2019;77(5):1082-91.

[34] Ulery BD, Nair LS, Laurencin CT. Biomedical applications of biodegradable polymers. J Polym Sci B. 2011;49(12):832-64.

[35] Shi C, Yuan Z, Han F, Zhu C, Li B. Polymeric biomaterials for bone regeneration. Ann Jt. 2016;1:27.

[36] Bracco P, Bellare A, Bistolfi A, Affatato S. Ultra-high molecular weight polyethylene: influence of the chemical, physical and mechanical properties on the wear behavior. A review. Materials (Basel). 2017;10(7):791.

[37] Liao C, Li Y, Tjong SC. Polyetheretherketone and its composites for bone replacement and regeneration. Polymers (Basel). 2020;12(12):2858.

[38] Järvinen S, Suojanen J, Kormi E, Wilkman T, Kiukkonen A, Leikola J, et al. The use of patient specific polyetheretherketone implants for reconstruction of maxillofacial deformities. J Craniomaxillofac Surg. 2019;47(7):1072-6.

[39] Kurtz SM, Devine JN. PEEK biomaterials in trauma, orthopedic, and spinal implants. Biomaterials. 2007;28(32):4845-69.

[40] Alonso-Rodriguez E, Cebrián JL, Nieto MJ, Del Castillo JL, Hernández-Godoy J, Burgueño M. Polyetheretherketone custom-made implants for craniofacial defects: report of 14 cases and review of the literature. J Craniomaxillofac Surg. 2015;43(7):1232-8.

[41] Lethaus B, Safi Y, ter Laak-Poort M, Kloss-Brandstätter A, Banki F, Robbenmenke C, et al. Cranioplasty with customized titanium and PEEK implants in a mechanical stress model. J Neurotrauma. 2012;29(6):1077-83.

[42] Lim H-K, Choi Y-J, Choi W-C, Song I-S, Lee U-L. Reconstruction of maxillofacial bone defects using patient-specific long-lasting titanium implants. Sci Rep. 2022;12(1):7538.

[43] Smith PM. The history and use of our Earth's chemical elements: a reference guide, (Robert E. Krebs). Washington, DC: ACS Publications; 2007.

[44] Wiggins A, Austerberry R, Morrison D, Ho KM, Honeybul S. Cranioplasty with custom-made titanium plates—14 years experience. Neurosurgery. 2013;72(2):248-56.

[45] Roh H, Kim J, Kim JH, Chong K, Yoon WK, Kwon TH, et al. Analysis of complications after cranioplasty with a customized three-dimensional titanium mesh plate. World Neurosurg. 2019;123:e39-44.

[46] Ghosh S, Pramanick D, Ray A, Burman R, Saha A. Fronto-orbital reconstruction using polymethyl methacrylate implant. Natl J Maxillofac Surg. 2017;8(2):153-6.

[47] Zanotti B, Zingaretti N, Verlicchi A, Robiony M, Alfieri A, Parodi PC. Cranioplasty: review of materials. J Craniofac Surg. 2016;27:2061-72.

[48] Ridwan-Pramana A, Idema S, Te Slaa S, Verver F, Wolff J, Forouzanfar T, et al. Polymethyl methacrylate in patient-specific implants: description of a new three-dimension technique. J Craniofac Surg. 2019;30(2):408-11.

[49] Blumer M, Pejicic R, Gander T, Johner JP, Held U, Wagner ME. Customized titanium reconstruction of orbital fractures using a mirroring technique for virtual reconstruction and 3D model printing. J Oral Maxillofac Surg. 2021;79(1):200. e1-9.

[50] Mandolini M, Caragiuli M, Brunzini A, Mazzoli A, Pagnoni M. A procedure for designing custom-made implants for forehead augmentation in people suffering from apert syndrome. J Med Syst. 2020;44(9):146.

[51] van der Meer WJ, Bos RR, Vissink A, Visser A. Digital planning of cranial implants. Br J Oral Maxillofac Surg. 2013;51(5):450-2.

[52] Marreiros FM, Heuzé Y, Verius M, Unterhofer C, Freysinger W, Recheis W. Custom implant design for large cranial defects. Int J Comput Assist Radiol Surg. 2016;11(12):2217-30.

[53] Gerstl JVE, Rendon LF, Burke SM, Doucette J, Mekary RA, Smith TR. Complications and cosmetic outcomes of materials used in cranioplasty following decompressive craniectomy—a systematic review, pairwise meta-analysis, and network meta-analysis. Acta Neurochir. 2022;164:3075.

[54] van de Vijfeijken S, Münker T, Spijker R, Karssemakers LHE, Vandertop WP, Becking AG, et al. Autologous bone is inferior to alloplastic cranioplasties: safety of autograft and allograft materials for cranioplasties, a systematic review. World Neurosurg. 2018;117:443-52.e8.

[55] Alkhaibary A, Alharbi A, Abbas M, Algarni A, Abdullah JM, Almadani WH, et al. Predictors of surgical site infection in autologous cranioplasty: a retrospective analysis of subcutaneously preserved bone flaps in abdominal pockets. World Neurosurg. 2020;133:e627-e32.

[56] Rosenthal G, Ng I, Moscovici S, Lee KK, Lay T, Martin C, et al. Polyetheretherketone implants for the repair of large cranial defects: a 3-center experience. Neurosurgery. 2014;75(5):523-9; discussion 8-9

[57] Abbas SEM, MA EL. Soft tissue dehiscence associated with a titanium patient-specific implant: a prosthetic solution as an alternative to soft tissue grafting. Case Rep Dent. 2021;2021:5125375.

[58] Habib LA, Yoon MK. Patient specific implants in orbital reconstruction: a pilot study. Am J Ophthalmol Case Rep. 2021;24:101222.

第7章　口腔颌面外科中的功能性骨替代品：定义、适应证和制造考虑

Functional Bone Replacement in Oral and Maxillofacial Surgery: Definition, Indications, and Manufacturing Considerations

Farshid Bastami　Arash Khojasteh　著

对口腔颌面外科医生来说，重建大范围的下颌骨缺损是一个具有挑战性的课题。目前，重建下颌骨大范围缺损的方法有四种：①游离血管化或非血管化骨瓣移植术[1, 2]；②使用计算机辅助设计和计算机辅助制造（CAD/CAM）的个性化假体的功能性骨替代技术；③功能性骨再生[3]；④原位骨再生技术[4]。后两种方法将在后面章节详细讨论。在本章中，我们将详细介绍功能性骨替代技术。

血管化的骨移植术可以较好地恢复颌骨功能和外形，近几十年来血管化的骨移植因为可以植入种植体并进行相应的牙列修复，在功能和美观方面都有良好的效果，从而得到了最广泛的应用，但它也存在一些局限性，比如，手术技术复杂、可用性有限、供体部位并发症高等，因此大家开始探索使用新的方法[5]。

利用虚拟手术设计和个性化植入物，如钢板、假体等，可以获得最佳的功能和解剖外形[6]。个性化假体用于下颌骨缺损的重建具有显著的优势，可以精确地恢复下颌骨的解剖外形和大小，大大缩短手术时间，无须开辟第二术区，减少了术后并发症的发生[7]。CAD/CAM 技术除准确的术前规划、虚拟切除或截骨，以及设计患者的个性化植入物以外，还可以根据虚拟模型来设计制作患者个性化假体[8]。

颌面外科医生应对生物材料和三维（3D）制造技术有一个良好的认识，以便能够为生物工程团队对不同的口腔颌面重建类型选择合适的生物材料给出建议。在本章中，我们将讨论重建下颌骨缺损的理想生物材料和技术，以及两类具有挑战性的缺损病例，包括下颌支 / 髁突单元（ramus/condyle unit，RCU）和全下颌骨缺损的重建。此外，还阐述了因肿瘤切除下颌骨后的二期修复的功能替代物植入。最后，介绍应用新型设计的个性化假体重建双侧下颌支缺损并保留髁突的病例。

一、个性化假体

对于有颌骨病变的患者，尤其是恶性肿瘤伴严重并发症的患者，在肿瘤切除后可以使用定制的下颌骨假体来获得理想的修复效果[9]。使用为患者量身定制的假体可以在功能上替代缺损的下颌骨，且没有其他重建技术（如自体骨移植术）的缺点。为了实现功能性下颌骨重建，临床医生需要一种假体，它可以替代缺损骨承重，并兼备正常功能。对于下颌骨缺损，植入的假体需要在

咀嚼力作用下行使其功能；假体还应达到重建面部轮廓和美观性的要求。传统的方法是在下颌骨节段切除后使用重建板固定下颌骨的剩余部分，以保持下颌骨的连续性。然而，这种技术也存在一些缺陷，比如无法完全正确重建下颌骨轮廓和外观。在这种方法中，剩余的骨缺损范围需要在 1 年后使用从髂骨或肋骨部位切取的自体骨进行二次重建。目前，通过 CAD/CAM 技术制作的个性化假体可以通过适配正常的骨轮廓重建正常的颌面美学外形。

用于制作假体的生物材料应符合下颌骨的生物力学。疏松多孔的植入体还应具有较高的生物整合性和生物相容性[10]。多孔植入体与周围受区骨高度融合时，可同时满足强度和承重要求的稳定性以及与原生骨的稳定性[11]。

用于增材制造（AM）的金属生物材料已被证实可应用于临床，包括钛及其合金、不锈钢和钴铬等[12, 13]。镁（Mg）、铁（Fe）和锌（Zn）作为可生物降解的金属，目前仍在研究中。在高能熔化过程中因蒸发造成的元素损失和气孔是 AM 生物可降解金属的常见加工问题[14]。另外，不锈钢因其不耐腐蚀、螺钉易松动和与巨噬细胞相关的炎症反应等缺点目前已不再使用。

钛及其合金具有生物相容性好、重量轻、耐腐蚀、与周围组织结合良好、比强度高，以及具有骨结合特性等优点，故常作为骨的替代物植入。钛合金的三大类是 α、β 和 α+β 合金。其中 α+β 钛合金的标准组合，生物可塑性和机械性能良好，并且耐腐蚀。单独的 β 钛合金具有耐腐蚀、低的应力遮挡和弹性模量等理想特性[12, 15]。

患者的个性化钛植入体可通过 CAD/CAM 或 3D 打印技术制造。这些植入物在口腔颌面部的临床应用已得到证实[16-18]。患者个性化钛假体可成功固定移植骨和骨残端，有利于颌面骨缺损的重建[19-21]。多孔钛植入体具有与原生骨相似的生物力学特性和较高的骨结合能力，是功能性骨替代植入体的首选生物材料。

虚拟手术设计（VSP）可帮助临床医生根据患者的病情和肿瘤周围安全边缘应切除的区域，有针对性地设计手术方案。还可以设计手术导板，以确定肿瘤切除的边缘位置。这些导板可通过熔融沉积成型（fused deposition modeling, FDM）工艺用聚合物制成[22]。实际操作中，手术导板可帮助外科医生将截骨线准确定位在需要放置假体的位置以避免截骨后的尺寸不匹配。这种方法还能缩短手术和肿瘤切除的时间。生物力学是确定患者个性化假体耐用性的最重要评估要点之一。为了确定假体的生物力学，可以在制造前进行有限元分析。这可以评估假体在下颌骨行使功能和承受咀嚼力作用下的耐受性，可以在患者付出惨重代价之前纠正可能出现的误差[13]。

目前，包括选择性激光熔融（SLM）和 3D 打印在内的制造技术的进步，提高了人们对使用钛植入物进行功能性骨替代的研究兴趣。退火和选择性激光熔融技术为定制钛植入体提供了最佳的物理化学特性。退火温度为 625～725℃，在 SLM 之后，塑性可提高 16%。与锻造钛（GOST R ISO 5832-2，4 级）相比，在 675℃ 下退火 1h，钛植入体可达到所需的物理化学特性。只进行 SLM 而未进行退火处理的多孔结构会因机械强度低和局部热应力而改变其原始立方体形态[23]。

二、下颌支 / 髁突单元重建术

对颌面外科医生而言，下颌支 / 髁突单元（RCU）的重建仍是一个具有挑战性的课题。下颌骨的正常形态、长度、正常的下颌运动以及咬合的协调性都应在 RCU 重建中加以考虑，才能获得良好的预后[24]。重建 RCU 缺损的传统方法是肋软骨移植（costochondral graft, CCG）加或不加髂骨的移植修复[24, 25]。然而，除了自体骨移植存在供骨部位发病率高、需要二次手术、手术时间长等缺陷外，CCG 的生长也难以预测，在经历多次手术或因终末期病变导致解剖结构不清可能会导致手术失败[26, 27]。除此以外，CCG 的主要缺点还有需要颌间固定 7～10 天，同时需要尽快进行张口训练以防止颞下颌关节强直的发生[26]。

使用异体假体是 RCU 缺损重建的另一种选择，但髁突和颞颌关节窝之间的关系是我们需要考虑的，人工颞颌关节可以解决这一问题，它可以防止颅中窝受到创伤或关节窝骨的吸收[28]。至于异体下颌髁突和关节窝假体，Biomet Microfixation 颞下颌关节置换系统（Biomet Microfixation，Jacksonville，FL，USA）已经以定制或成品的形式问世[29]。定制假体可以克服 CCG 或成品假体的局限性，如假体髁突难以适应和稳定固定在颞颌关节窝内[27, 29-31]。使用颞下颌关节假体具有生物相容性好和可用性强等优点，但这些假体价格昂贵且技术敏感，尤其是定制假体[32]，且需要在 10～20 年的使用年限内更换[33]。

CAD/CAM 技术和个性化钛植入体已经被确认为是 RCU 缺损重建的几种方法之一。Ow 等报道了一例完全无牙患者在切除下颌骨病变后，仅通过定制的髁突植入物而不植入关节窝假体即可立即重建单侧 RCU 缺损[34]。为了减少关节窝的损伤或穿孔的风险，假体的髁突段进行了镜面抛光，适当降低假体的垂直高度。虽然术后影像上有一定程度的髁突高度不足，但这并没有不良的临床后果，术后 2 年复查，下颌功能依旧良好。在另一报道中，U 等分别采用钛和高分子聚乙烯重建了 RCU 和关节窝，并报道了手术后 6 个月的理想结果[35]。Touré 等保留了同侧髁突以重建单侧 RCU 缺损，并在手术后 18 个月的随访中有良好的效果且无并发症[36]。这些病例报告中 3 种方法的单侧 RCU 重建均有良好预后，不论是否使用关节窝假体和保留同侧自体髁突结构。在进行一定改进后，如保留自体髁突，或者采用一些技术，如镜面抛光假体的髁突段，可以减少关节窝中钛假体对关节窝的影响。但是，这些报告并没有确定手术前患者个性化植入物的生物力学特征。Khojasteh 等报道了另一种使用患者个性化钛

假体重建双侧 RCU 缺损的方法，保留了两侧自体髁突段[13]。在制造假体之前，使用了有限元分析证实了新假体的生物力学特性。

三、下颌骨全段的重建

下颌骨全段缺损的重建是一个更具挑战性的课题，相关的文献比较有限，仅有个别临床病例的报道[37, 38]。从解剖学、外观形态和技术角度来看，全下颌缺损的功能性重建非常困难。由于现有可查的患者数量较少，为全下颌骨重建制定明确的指导原则非常困难。

2009 年，Xilloc 公司与 Layer Wise 公司共同提出了一种新的下颌骨全缺损治疗理念，即采用其原创设计的成型钛假体制造技术[7]。Poukens 利用该技术成功地重建了一名因双膦酸盐相关性下颌骨骨坏死（bisphosphonate-related osteonecrosis of the jaw，BRONJ）而被切除下颌骨的患者。随后，Jules Poukens 教授和 Xilloc 首席执行官 Maikel Beerens 于 2011 年报道了一名 83 岁患者因慢性颌骨骨髓炎而被切除下颌骨后，成功进行了完整的下颌骨重建的病例[7]。在这类复杂病例中，这种方法可替代自体游离骨移植，并最大限度地恢复下颌骨的解剖形状和大小。不过文献中还没有关于该技术长期随访的有效性和相关并发症的数据。

在最近的一份病例报道中，Chernohorskyi 等证实了在因长期弥漫性感染导致的颌骨骨坏死而进行全下颌骨切除术后，立即使用个性化植入体对全下颌骨进行了功能性重建[7]。术后早期仅有异物感和张口受限，无其他并发症，获得了良好的美学效果。他们指出减轻植入体的重量并同时保持修复体的强度和软组织整合是相当重要的。

四、延迟功能性骨重建

对于肿瘤性颌骨病变，尤其是高复发率或恶性肿瘤，在原发肿瘤切除后同时进行重建手术可能并不合理。多数时候是需要进行第二次手术

的，这也降低了同期重建手术的效果 [39, 40]。一些临床研究、病例报告和实验研究支持在下颌骨肿瘤切除术后使用多孔钛植入物进行一期重建 [41]。事实上，手术时可能无法可靠地检测肿瘤切除的安全边缘，可能必须进行第二次手术切除 [42]；因此，使用永久性假体是有潜在风险的，可能给第二次手术带来困难。

在这种情况下，治疗方案之一是在切除肿瘤后使用临时假体。然后在确认手术边缘无肿瘤后，可使用永久性个性化钛假体替代临时假体。一些临床和实验研究证明了二次植入物生物整合的可能性。研究证实，表面处理对钛植入体周围的骨结合有显著影响 [43]。此外，实验研究证实，即使在人工种植体周围炎的情况下，钛种植体也能与自体骨重新整合 [44, 45]。2020 年，Dolgolev 等在母羊模型中使用肿瘤切除后定制的塑料假体，随后在第二次手术中用个性化的多孔钛假体取代 [46]。他们发现钛假体有明显的骨结合，并建议使用这种技术推迟使用永久性假体，以获得更好的治疗效果，并同时处理肿瘤切除可能带来的并发症。但是，目前在第二次手术中使用钛假体在临床上仍是一个有争议的问题 [47]。

五、病例介绍

一名 49 岁的患者，主诉为双侧下颌骨病变，切取活检的病理报告诊断为中央性巨细胞肉芽肿（central giant cell granuloma，CGCG），这是一种具有侵袭性的良性肿瘤。否认其他特殊病史。曲面断层显示，双侧髁突完好无破坏，但双侧下颌骨从第二磨牙远端区域和升支到髁突及喙突区域均被累及（图 7-1）。

（一）个性化假体的设计与制造

提取患者头颈部 CT 影像资料（642 幅图像，厚 0.625mm，切片增量 =0.300mm），并将 DIOCM 数据转换为轴面、冠状面和矢状面（图 7-2）。为了精准地手术切除肿瘤，术前设计了指导方案，设计方案保持了双侧髁突的完整性。由于病变改变了下颌骨的正常形态，假体设计应考

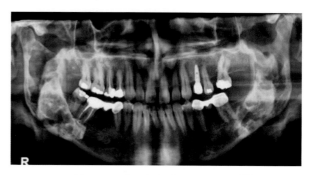

▲ 图 7-1 患者颌骨曲面断层成像 [13]

虑两个重要因素：①恢复下颌骨的正常形态；②为双侧髁突和剩余的下颌骨提供足够的耐久性和稳定性（图 7-3）。为了更好地将假体固定在下颌骨剩余的部分，设计了几个孔，上部直径为 2mm，下部直径为 2.7mm。使用带有 3 个孔（直径为 2mm）的微型板将假体固定在剩余的髁突上。我们使用与下颌骨天然下缘相同的实心钛来加固假体的下半部分。为了减轻假体的重量，在其他部分设计了较大的孔（孔径为 3mm）。

有限元研究验证假体设计，检查假体的稳定性和假体邻近骨骼的应力屏蔽（图 7-4）。髁突、剩余下颌骨和个性化假体均未出现应力屏蔽（图 7-5）。左侧髁突皮质骨和松质骨的最大应力分别为 19.46MPa 和 1.13 MPa，右侧髁突皮质骨和松质骨的最大应力分别为 17.07MPa 和 1.29MPa。保存的髁突承受的疲劳应力低于原生下颌骨（皮质骨和松质骨的疲劳应力分别为 108MPa 和 3MPa）。剩余下颌骨皮质骨和松质骨的最高应力分别为 51.00MPa 和 2.81 MPa，低于原生下颌骨。此外，左侧和右侧假体的最大应力分别为 65.80MPa 和 45.67MPa，低于钛的疲劳应力（790MPa）。根据应力分布模型，孔隙不会影响假体的强度。

通过波长为 1070nm 的 SLM 技术制造 Ti6Al4V 假体。在氧气浓度低于 50ppm 的惰性环境中，对 SLM Solution Group（AG, Lubeck, Germany）公司生产的粒度为 20～63μm（23 级）的 Ti6Al4V-ELI 粉末进行 SLM 加工，扫描速度为 650mm/s，激光厚度为 30μm。植入物在氩气保护下的熔炉

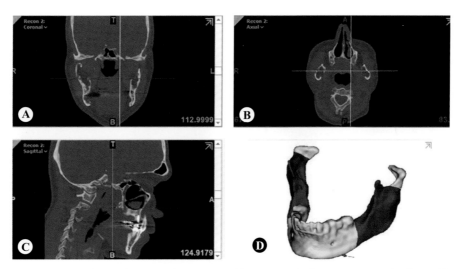

▲ 图 7-2　**A.** 患者下颌骨的冠状切面；**B.** 轴切面；**C.** 矢状切面；**D. CT** 扫描的三维重建图，其中 **CGCG** 受累部位显示为红色部分 [13]

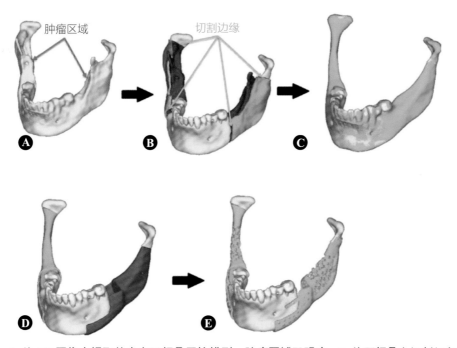

▲ 图 7-3　**A.** 从 CT 图像中提取的患者下颌骨原始模型，肿瘤区域已明确；**B.** 从下颌骨上切割红色标记的肿瘤区域的切割导板（绿色为左导板，蓝色为右导板），箭头显示切割边缘；**C.** 假体的主要设计包括将正常下颌骨模型注册到患者有缺陷的下颌骨上；**D.** 假体的二次设计包括剩余下颌骨下缘的偏移和去除一次设计中多余的部分；**E.** 在最终设计中，下颌骨体附近的假体被制作成多孔结构，以减轻重量，并在这部分使用骨移植 [13]

中以 810℃（10℃/min）的温度热处理 4h，然后逐渐冷却至室温。然后，对植入体进行喷砂处理，使其最终平均粗糙度达到 Ra=2.2μm。最后，使用 121℃和 15psi 的高压灭菌锅至少灭菌 30min。此外，还采用聚乳酸（PLA）熔融沉积成型（FDM）技术制作了手术导板。

（二）治疗过程

患者全身麻醉后（图 7-6），经过皮肤和颈

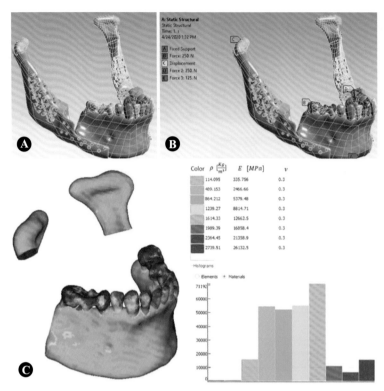

▲ 图 7-4　**A.** 在剩余下颌骨、髁突和牙齿上组装的假体三维模型；**B.** 不同颜色骨模型的力学性能；**C.** 边界条件和负载 [13]

阔肌层切开双侧 5cm 的颌下切口。解剖平面在颈阔肌深面，保证颌下腺包膜的完整性、保护面神经血管和面神经下颌缘支。切断咬肌附着并完全骨膜下剥离下颌骨体部和升支，使肿瘤完全暴露。截骨导板辅助肿瘤切除。从髁突颈截骨保留了双侧髁突，关节盘及其上间隙完好无损。然后，将髁突和剩余的下颌骨体固定到假体上。

从采集的双侧颊脂垫（buccal fat pad，BFP）中分离出颊脂垫来源干细胞（buccal fat pad-derived stem cell，BFSC）[48]，将其种植在天然牛骨矿物质（Cerabone，Botiss，Germany）[49] 上，然后转移到假体的孔隙中 [50]。使用 Hemovac 引流管，分 3 层缝合创口。术后 8 周内，患者进食软食，夜间在下颌前部使用训练弹力带。患者在术后 5～7 天开始接受主动理疗，术后 4 周开始接受被动理疗。

术后第 1 个月每周随访 1 次，之后的 2 个月每月随访 2 次，术后 6 个月每月随访 1 次。CT 扫描显示 6 个月后假体植入效果良好（图 7-7A）。患者表示，与术后早期相比，6 个月后咀嚼和言语能力明显改善，疼痛也有所缓解。从保留的髁突的放射影像显示，18 个月后没有骨吸收、脱位或其他并发症的迹象（图 7-7B）。此外，假体的多孔部分也出现了一些不透明现象，这可能表明有新骨形成。经过 30 个月的随访，患者的功能和美观需求都达到了理想的效果，最大张口度超过了 30mm，在张口和闭口时没有出现偏颌等现象，也没有出现螺钉松动或颞下颌关节脱位的情况。

六、总结

利用 CAD/CAM 技术根据虚拟建模制作的患者个性化假体可以在功能上替代下颌骨进行骨重建。外科医生应将这一方法与之前介绍的具有成功效果的技术结合起来考虑，并为每位

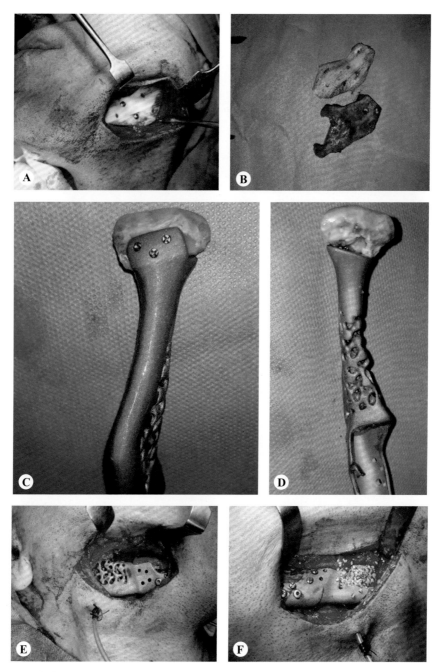

▲ 图 7-5 　A. 整个模型的 Von Mises 应力等值线；B. 两个髁突的 Von Mises 应力等值线；C. 其余下颌骨的 Von Mises 应力轮廓；D. 假体上的 Von Mises 应力；E 和 F. 假体植入后手术部位的临床视图 [13]

患者选择合理的治疗方案。同时，外科医生不应忘记患者自身的再生潜力。临床上，应该首先考虑再生潜力，如果无法实现再生，才考虑替代。

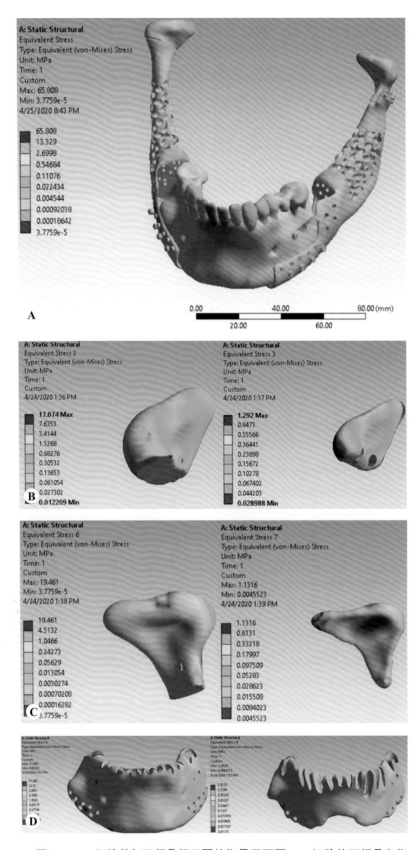

▲ 图 7-6　**A.** 切除前与下颌骨相匹配的指导平面图；**B.** 切除的下颌骨和指导平面图；**C** 和 **D.** 与假体固定的髁突后方和前方视图

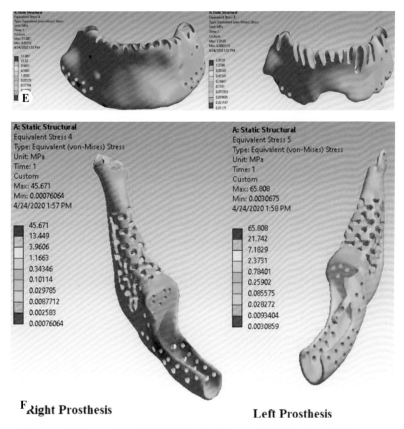

▲ 图 7-6（续） **E.** 与下颌骨体固定的假体；**F.** 用天然牛骨矿物质和 **BFSC** 填充的假体空间 [13]

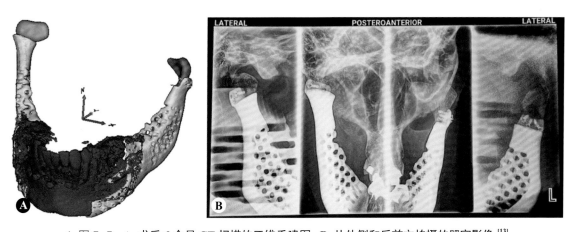

▲ 图 7-7 **A.** 术后 **6** 个月 CT 扫描的三维重建图；**B.** 从外侧和后前方拍摄的髁突影像 [13]

参考文献

[1] Puricelli E. Thirty-eight-year follow-up of the first patient of mandibular reconstruction with free vascularized fibula flap. Head Face Med. 2021;1(17):1-9.

[2] Ahmed W, Asim MA, Ehsan A, Abbas Q. Non-vascularized autogenous bone grafts for reconstruction of maxillofacial osseous defects. J Coll Physicians Surg Pak. 2018;28:17-21.

[3] Subbiah R, Ruehle MA, Klosterhoff BS, Lin AS, Hettiaratchi MH, Willett NJ, et al. Triple growth factor delivery

promotes functional bone regeneration following composite musculoskeletal trauma. Acta Biomater. 2021;127:180-92.

[4] Omar O, Engstrand T, Kihlström Burenstam Linder L, Åberg J, Shah FA, Palmquist A, et al. In situ bone regeneration of large cranial defects using synthetic ceramic implants with a tailored composition and design. Proc Natl Acad Sci U S A. 2020;43(117):26660-71.

[5] Sakuraba M, Miyamoto S, Fujiki M, Higashino T, Oshima A, Hayashi R. Analysis of functional outcomes in patients with mandible reconstruction using vascularized fibular grafts. Microsurgery. 2017;2(37):101-4.

[6] Duda T, Raghavan LV. 3D metal printing technology. IFAC-PapersOnLine. 2016;29(49): 103-10.

[7] Chernohorskyi DM, Chepurnyi YV, Kanyura OA, Kopchak AV. Total mandibular defect reconstruction by total titanium patient-specific implant: clinical efficacy and long term follow up. Clinical case. Wiad Lek. 2021;4(74):1037-41.

[8] Mascha F, Winter K, Pietzka S, Heufelder M, Schramm A, Wilde F. Accuracy of computer-assisted mandibular reconstructions using patient-specific implants in combination with CAD/CAM fabricated transfer keys. J Craniomaxillofac Surg. 2017;11(45):1884-97.

[9] Tideman H, Samman N, Cheung L. Functional reconstruction of the mandible: a modified titanium mesh system. Int J Oral Maxillofac Surg. 1998;5(27):339-45.

[10] Paganias CG, Tsakotos GA, Koutsostathis SD, Macheras GA. Osseous integration in porous tantalum implants. Indian J Orthop. 2012;5(46):505-13.

[11] Cachinho SC, Correia RN. Titanium scaffolds for osteointegration: mechanical, in vitro and corrosion behaviour. J Mater Sci Mater Med. 2008;1(19):451-7.

[12] Pellizzari M, Jam A, Tschon M, Fini M, Lora C, Benedetti M. A 3D-printed ultra-low young's modulus β-Ti alloy for biomedical applications. Materials. 2020;12(13):2792.

[13] Farajpour H, Bastami F, Bohlouli M, Khojasteh A. Reconstruction of bilateral ramus-condyle unit defect using custom titanium prosthesis with preservation of both condyles. J Mech Behav Biomed Mater. 2021;124:104765.

[14] Qin Y, Wen P, Guo H, Xia D, Zheng Y, Jauer L, et al. Additive manufacturing of biodegradable metals: current research status and future perspectives. Acta Biomater. 2019;98:3-22.

[15] Riviş M, Roi C, Roi A, Nica D, Văleanu A, Rusu L-C. The implications of titanium alloys applied in maxillofacial osteosynthesis. Appl Sci. 2020;9(10):3203.

[16] Gaviria L, Pearson JJ, Montelongo SA, Guda T, Ong JL. Three-dimensional printing for craniomaxillofacial regeneration. J Korean Assoc Oral Maxillofac Surg. 2017;5(43):288-98.

[17] Oh J-h. Recent advances in the reconstruction of cranio-maxillofacial defects using computer-aided design/computer-aided manufacturing. Plast Reconstr Surg. 2018;1(40):2.

[18] Rotaru H, Schumacher R, Kim S-G, Dinu C. Selective laser melted titanium implants: a new technique for the reconstruction of extensive zygomatic complex defects. Maxillofac Plast Reconstr Surg. 2015;1(37):1.

[19] Ma J, Ma L, Wang Z, Zhu X, Wang W. The use of 3D-printed titanium mesh tray in treating complex comminuted mandibular fractures: a case report. Medicine. 2017;96(27):e7250.

[20] Shan X-F, Chen H-M, Liang J, Huang J-W, Cai ZG. Surgical reconstruction of maxillary and mandibular defects using a printed titanium mesh. J Oral Maxillofac Surg. 2015;73(7):1437.e1-9.

[21] Grecchi F, Zecca PA, Macchi A, Mangano A, Riva F, Grecchi E, et al. Full-digital workflow for fabricating a custom-made direct metal laser sintering (DMLS) mandibular implant: a case report. Int J Environ Res Public Health. 2020; 8(17):2693.

[22] Popescu D, Zapciu A, Amza C, Baciu F, Marinescu R. FDM process parameters influence over the mechanical properties of polymer specimens: a review. Polym Test. 2018;69:157-66.

[23] Dub V, Medvedev P, Kudrin K, Delov A, Stepanov S, Sviatoslavov D et al. The effect of thermal treatment on the properties of SLM samples with a bionic design. International Conference "Energy Efficiency and Energy Saving in Technical Systems" (EEESTS-2019). 2019; 104: 01010.

[24] Perrott DH, Umeda H, Kaban LB. Costochondral graft construction/reconstruction of the ramus/condyle unit: long-term follow-up. Int J Oral Maxillofac Surg. 1994;6(23): 321-8.

[25] Cole P, Crawford MH, Hollier LH, Taylor TJ. The composite costochondral-iliac crest bone graft: a novel technique for temporomandibular joint reconstruction. J Oral Maxillofac Surg. 2008;6(66):1299-301.

[26] Kaur K, Roychoudhury A, Bhutia O, Bhalla AS, Yadav R, Pandey RMJ, et al. Evaluation of success of transport disc distraction osteogenesis and costochondral graft for ramus condyle unit reconstruction in pediatric temporomandibular joint ankylosis. J Oral Maxillofac Surg. 2020;78(6):1018.e1-1018.e16.

[27] Mercuri LG. The role of custom-made prosthesis for temporomandibular joint replacement. Rev Esp Cir Oral Maxilofac. 2013;1(35):1-10.

[28] Machoň V, Levorová J, Hirjak D, Drahoš M, Brizman E, Beňo M, et al. Evaluation of complications following stock replacement of the temporomandibular joint performed between the years 2006 and 2015: a retrospective study. Oral Maxillofac Surg. 2020;24(3):373.

[29] Aagaard E, Thygesen TJ. A prospective, single-centre study on patient outcomes following temporomandibular joint replacement using a custom-made Biomet TMJ prosthesis. Int J Oral Maxillofac Surg. 2014;10(43):1229-35.

[30] Öhman D, Schaefer C, Nannmark U, Kjeller G, Malmström J. Mandible reconstruction with patient-specific implants: case report of five consecutive patients. Int J Oral Maxillofac Implants. 2019;1(34):e7.

[31] Park J-H, Jo E, Cho H, Kim HJ. Temporomandibular joint reconstruction with alloplastic prosthesis: the outcomes of four cases. Maxillofac Plast Reconstr Surg. 2017;39(1):6.

[32] de Souza NT, Cavalcante RCL, de Albuquerque Cavalcante MA, Hespanhol W, de Oliveira MR, de Carvalho FD, et al. An unusual osteoma in the mandibular condyle and the successful replacement of the temporomandibular joint with a custom-made prosthesis: a case report. BMC Res Notes. 2017;1(10):727.

第7章 口腔颌面外科中的功能性骨替代品：定义、适应证和制造考虑

Functional Bone Replacement in Oral and Maxillofacial Surgery: Definition, Indications, and Manufacturing Considerations

[33] Mercuri LG. Costochondral graft versus total alloplastic joint for temporomandibular joint reconstruction. Oral Maxillofac Surg Clin North Am. 2018;3(30):335-42.

[34] Ow A, Tan W, Pienkowski L. Mandibular reconstruction using a custom-made titanium prosthesis: a case report on the use of virtual surgical planning and computer-aided design/computer-aided manufacturing. Craniomaxillofac Trauma Reconstr. 2016;03(9):246-50.

[35] Vignesh U, Mehrotra D, Howlader D, Singh PK, Gupta S. Patient specific three-dimensional implant for reconstruction of complex mandibular defect. J Craniofac Surg. 2019;4(30):e308-e11.

[36] Touré G, Gouet E. Use of a 3-dimensional custom-made porous titanium prosthesis for mandibular body reconstruction with prosthetic dental rehabilitation and Lipofilling. J Oral Maxillofac Surg. 2019;6(77):1305-13.

[37] Jeremic JV, Nikolic ZS, Boricic IV, Tacevic ZD, Tomanovic NR, Drcic LJ, et al. Total mandibular reconstruction after resection of rare "honeycomb-like" ameloblastic carcinoma-a case report. J Craniomaxillofac Surg. 2010;6(38):465-8.

[38] Sato J, Yamazaki Y, Satoh A, Onodera-Kyan M, Abe T, Satoh T, et al. Pain may predict poor prognosis in patients with oral squamous cell carcinoma. Oral Surg Oral Med Oral Pathol Oral Radiol Endod. 2011;5(111):587-92.

[39] Van Cann EM, Dom M, Koole R, Merkx MA, Stoelinga PJ. Health related quality of life after mandibular resection for oral and oropharyngeal squamous cell carcinoma. Oral Oncol. 2005;7(41):687-93.

[40] Sannomiya EK, Silva JVL, Brito AA, Saez DM, Angelieri F, da Silva DG. Surgical planning for resection of an ameloblastoma and reconstruction of the mandible using a selective laser sintering 3D biomodel. Oral Surg Oral Med Oral Pathol Oral Radiol Endod. 2008;1(106):e36-40.

[41] Smith A, Petersen D, Samant S, Ver Halen JP. Pediatric mandibular reconstruction following resection of oral squamous cell carcinoma: a case report. Am J Otolaryngol. 2014;6(35):826-8.

[42] Ash CS, Nason RW, Abdoh AA, Cohen MA. Prognostic implications of mandibular invasion in oral cancer. Head Neck. 2000;8(22):794-8.

[43] Lai HC, Zhuang LF, Zhang ZY, Wieland M, Liu X. Bone apposition around two different sandblasted, large-grit and acid-etched implant surfaces at sites with coronal circumferential defects: an experimental study in dogs. Clin Oral Implants Res. 2009;3(20):247.

[44] Persson LG, Berglundh T, Lindhe J, Sennerby L. Re-osseointegration after treatment of peri-implantitis at different implant surfaces: an experimental study in the dog. Clin Oral Implants Res. 2001;6(12):595-603.

[45] Namgoong H, Kim M, Ku Y, Rhyu IC, Lee YM, Seol YJ, et al. Bone reconstruction after surgical treatment of experimental peri-implantitis defects at a sandblasted/acid-etched hydroxyapatite-coated implant: an experimental study in the dog. J Clin Periodontol. 2015;42(10):960-6.

[46] Dolgolev A, Reshetov I, Svyatoslavov D, Sinelnikov M, Kudrin K, Dub V, et al. Experimental biointegration of a titanium implant in delayed mandibular reconstruction. J Pers Med. 2020;1(10):6.

[47] Wei FC, Celik N, Yang WG, Chen IH, Chang YM, Chen HC. Complications after reconstruction by plate and soft-tissue free flap in composite mandibular defects and secondary salvage reconstruction with osteocutaneous flap. Plast Reconstr Surg. 2003;112(1):37.

[48] Akhlaghi F, Hesami N, Rad MR, Nazeman P, Fahimipour F, Khojasteh A. Improved bone regeneration through amniotic membrane loaded with buccal fat pad-derived MSCs as an adjuvant in maxillomandibular reconstruction. J Craniomaxillofac Surg. 2019;8(47):1266-73.

[49] Khojasteh A, Hosseinpour S, Rezai Rad M, Alikhasi M, HHJ Z. Buccal fat pad-derived stem cells with anorganic bovine bone mineral scaffold for augmentation of atrophic posteriormandible: an exploratory prospective clinical study. Clin Implant Dent Relat Res. 2019;2(21):292-300.

[50] Bohlouli M, Bastami F, Nokhbatolfoghahei H, Khojasteh A. Tissue buccal fat pad- stromal vascular fraction as a safe source in maxillofacial bone regeneration: a clinical pilot study. J Plast Reconstr Aesthet Surg. 2023;79:111.

第8章 口腔颌面外科中的功能性骨再生：历史、定义和适应证

Functional Bone Regeneration in Oral and Maxillofacial Surgery: History, Definition, and Indications

Parham Hazrati　　Arash Khojasteh　著

选择最佳技术和材料来重建颌面部缺损仍具有一定的挑战性[1]。应用自体骨被认为是成功率较高的金标准治疗方法。然而，骨移植治疗的广泛应用受制于诸多因素，包括患者不适、供区并发症、免疫排斥、疾病传播、不可预测的吸收率、有限的可用性，以及需要复杂的手术方法和较长的住院时间[2]。为避免上述弊端，包括细胞和生物材料应用在内的组织工程技术已受到广泛关注[3-5]。这也促使人们对替代治疗选择的持续探索[6-8]。

为此，人们提出了各种生物材料。同种异体移植物是最常用的生物材料之一，但不符合骨诱导信号和血管生成的要求[9]。随着重建策略需求的增长，这些移植物的有限可用性正成为一个日益重要的问题，此外还有其他一些令人担忧的问题，如免疫反应和感染传播[10-12]。

计算机辅助设计和计算机辅助制造（CAD/CAM）技术与颌面部整形领域的结合，使得骨组织工程植入物（即功能性骨再生）的个性化和患者特异度应用成为可能。这使得支架能够完全根据缺损形貌、患者状况和植入条件进行开发[13-15]。因此，借助CAD/CAM技术进行基于组织工程的骨缺损修复被认为是一种更优选的方案，因为再生过程可以利用患者自身的组织，并且克服了传统方法的一些局限性[16, 17]。至关重要的是，骨再生工程设计应使材料能够承受最初阶段的愈合和植入，从而产生替代物。这通常意味着必须克服特定部位的常规细胞、生物化学和生物力学障碍，而且骨必须快速形成[18, 19]。

本章讨论了骨组织工程的基本生物学和功能背景、设计和制造支架的要点以及功能性骨再生的临床步骤。此外，还介绍了颌面部骨再生的临床案例。

一、定义

利用组织工程技术进行骨修复和再生的研究中，研究人员正试图通过应用生长因子和细胞的协同混合物，以及生物材料支架来刺激新骨形成[20]。功能性骨再生反映了这种再生思维，即在缺损区域植入生物工程化的患者个性化植入物（PSI），使其逐渐退化并被新骨取代，以恢复功能和美观。与功能性骨替代或骨塑形不同的是，这种方法不会在体内留下合成基质，并且随着新骨的沉积，移植的支架也会退化。

二、功能和生物学考虑

为了实现骨再生，在设计治疗程序时必须全面考虑并准确运用功能和生物学方面的因素。细胞的长期存活和有序增殖是在新生成的骨中建立组织平衡的必要条件[21]。细胞增殖应保持平衡；增殖不足会影响支架的存活率，而过度增殖则可能导致组织增生和凋亡。支架的结构应合理，具有适当的孔隙率和孔隙间的相互连接性、机械性能和降解动力学[22]。

（一）孔隙率

在骨再生过程的早期，骨形成发生在支架的边缘，而支架内部的骨矿化呈负梯度。对于骨组织的持续生长而言，相互连接的孔隙率非常重要，因为它允许营养物质和生物活性分子转移到支架内部区域，以帮助细胞增殖、血管形成和废物处理[23, 24]。为了引导间充质干细胞迁移、增殖和分化，提供氧气和营养物质，促进生物试剂的扩散，从而诱导内层骨形成，支架的孔径应为 $100 \sim 500\mu m$[25-30]。孔径 $< 100\mu m$ 会促进软骨生成并最终骨化，而孔径 $> 100\mu m$ 可直接诱导骨化，但孔径只有达到一定大小（约 $500\mu m$）才不会影响支架的耐久性[31]。一般来说，孔隙率越高，生物降解越快[32]。极小的孔径会阻碍骨的生长并引起异物反应[28]。研究表明，孔径大于 $300\mu m$ 的支架可促进骨生长和血管化[31, 33]。

（二）机械性能

支架材料的机械特性应与天然骨相似。在考虑恢复承重或临界大小的缺损时，机械强度尤为重要[34-36]。支架的机械强度由其化学成分、大小、形状、表面修饰和孔隙率决定[37]。遗憾的是，大多数支架材料都无法正确模仿原生骨的物理特性，如：弹性模量。髁突和下颌骨的弹性模量分别为 $120 \sim 450MPa$ 和 $112 \sim 910MPa$[38]。相比之下，大多数通过三维（3D）打印制造的支架的弹性模量为 $10 \sim 100MPa$，远低于天然骨[37]。这可能是在承重区域应用功能性骨再生的主要障碍。3D打印支架的弹性模量会随着陶瓷数量的增加及孔隙率的降低而增加[39]。支架的外表面形貌应足够粗糙，以促进细胞黏附和增殖，同时与邻近的天然骨紧密结合[25, 26, 40-43]。此外，由于纤维组织侵袭是支架失效的主要原因，支架的外表面应具有屏障作用[28, 44, 45]。用薄膜覆盖支架是防止纤维组织侵入的另一种方法[26, 46, 47]。生物材料的膨胀和收缩可能会损害支架的成功，导致缺损边界的污染和炎症以及免疫系统的反应。

（三）降解

支架的降解必须遵循可预测、可控制的速率。理想的支架降解速率应与相应细胞吸收生物材料并用自身产生的细胞外基质（ECM）替换的能力相一致。使用降解速度与新骨形成速度类似的生物相容性支架，可以达到最佳的再生效果[48]。在此过程中，细胞释放蛋白酶，并最终产生形成新组织的ECM蛋白[21]。无论是通过细胞介导的过程还是化学溶解，生物降解对于确保稳定愈合和支架与新骨的置换（不残留合成材料）都至关重要[23]。用于骨再生的材料必须逐渐被吸收，让新生成的组织取而代之。事实上，支架的延迟降解可能会导致开裂及微生物造成的环境污染[37]。不过，有报道称，即使过了很长时间，在功能性再生骨的组织切片中仍可追踪到支架残留物（图8-1）[49]。

降解动力学与材料的机械特性密不可分。机械强度越低，降解速度越快[50, 51]。高降解率会促进骨的快速更新，防止炎症，以及纤维龈附着开裂和入侵[51]。如前所述，孔隙率较高的支架降解速度更快[32]。有人认为，未完全降解的支架可能会被误认为是新骨[13]。

控制降解副产物尤其困难；整个过程应该是无害的，降解产物应该快速代谢，而不会对细胞的存活和功能造成危害[37]。

三、适应证

决定患者是否适合接受骨再生治疗是一个相当具有挑战性的初步步骤。外科医生应根据患者

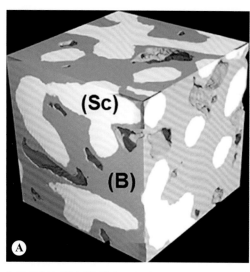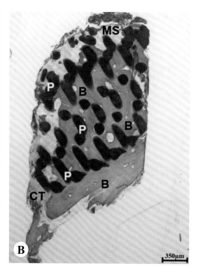

▲ 图 8-1　上颌骨颊板的活检样本，其中 **23%** 为由羟基磷灰石（**HA**）和 **β-** 磷酸三钙（**β-TCP**）组成的双相磷酸钙（**BCP**），**57%** 为 7 年后的再生骨

A. 再生骨的显微 CT 图像，粉色相为 B 骨，白色相为 Sc 支架；B. 标本的光学显微镜地层剖面图。B. 骨；MS. 骨髓间隙；P. 生物材料颗粒；CT. 结缔组织 [49]

和缺损部位的风险因素做出临床判断（图 8-2）。需要注意的是，接受过放射治疗或有连续性骨缺损的患者并不适合接受骨再生治疗，因此需要进行更多的研究以确定对此类患者的治疗是否成功。

四、风险因素

（一）受体部位特征

受体部位的形态和特征对再生手术的结果有显著影响 [52]。受体部位形成新骨的潜力会影响再生疗法的成功与否，例如，在血管或细胞减少的缺损部位，愈合和再生会延迟且稀少 [53]。此外，缺损的尺寸不应超过细胞和血管的穿透能力 [54]。过大的移植物无法完成血管化，从而危及再生和愈合过程 [55]。大多数在人体上进行的试验报告显示，高度超过 12mm、宽度超过 10mm 的缺损被认为对这种方法反应不佳，因此没有应用此种方法进行治疗 [15, 56, 57]。不过，在动物模型中，组织工程支架已经治疗了 30mm×20mm 的大型缺损 [58-61]。

缺损的形状对骨生长的效果至关重要，例如，最好与原生骨有较宽的表面连接，从而更接近造骨细胞，并有更大的表面积提供血管化 [62]。文献报道，与较窄的牙槽嵴相比，宽的牙槽嵴对再生疗法的反应更好 [63]。在被较少骨壁包围的缺损中，瓣或膜塌陷的可能性较高，而且会破坏再生空间中形成的初始血凝块 [64]。仅通过一个狭窄壁与天然骨连接的支架失败风险较高 [65, 66]。除了形态和尺寸方面的考虑，缺损的解剖部位也可能在骨生成中起到关键作用。上颌骨或下颌骨的前部和后部含有不同的特质，因此它们可能显示出不同的再生能力 [53]。

（二）血管供应

血管生成和骨生成的同时发展对损伤后的生理性骨修复和成功的骨再生都具有决定性作用 [62]。骨再生需要大量的血管生成 [67]；然而，尽管组织工程方法取得了最新进展，使其成为一种可行的选择，但骨再生仍面临着血管生成不足的问题 [8]。自然状态下，骨是一种血管化和神经化程度极高的组织 [68]。骨血管在重塑、发育和生长中具有许多重要功能 [69]。血管内皮细胞通过各种信号通路影响成骨和破骨动态平衡。在功能性骨再生过程中使用的生物活性支架除了具有生物相容性外，还应允许血管定植 [69]。

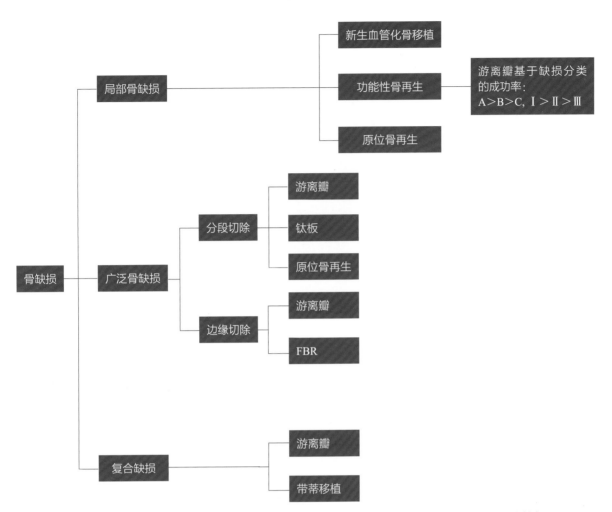

▲ 图 8-2 根据缺损大小（是否大于 6cm）和缺损特征选择合适患者进行骨再生治疗的决策规划

图中未考虑再生材料与自体骨的结合应用。功能性骨再生是指使用再生方法而不从患者身上获取自体骨。针对局部骨缺损的分类是根据 Khojasteh 等的研究得出的 [52]。FBR. 功能性骨再生

在骨修复和再生过程中，存在于骨髓中的骨髓间充质干细胞（bone marrow mesenchymal stem cell，BMSC）作为成骨细胞的前体，会分化并迁移到表面参与再生过程。这一过程与血管侵入缺损部位密切相关 [70]。血管通过形成局部循环，为新形成的成骨细胞提供氧气和营养物质，并处理代谢废物，还能直接促进新骨形成 [71]。血管再生通过成骨细胞的聚集和分化直接影响骨再生 [72]。血管生成的第一步是通过血管内皮生长因子（vascular endothelial growth factor，VEGF）或碱性成纤维细胞生长因子（basic fibroblast growth factor，bFGF）等促血管生成生长因子激活宿主血管 [73]。之后，现有血管开始向支架内萌生 [74, 75]。

发育中的血管继续向支架内生长，形成相互连接的微血管网络 [76]。

可以采用不同的策略来确保支架的血液供应及其相关的再生骨（图 8-3）[8]。经典的血管化策略依赖于宿主的血管生成潜能，并通过优化支架材料、应用生长因子或在支架中播种细胞来刺激血管生成。然而，血管在支架中的生长速度通常低于 5μm/h [77]，导致愈合期延长，并伴有严重缺氧，尤其是在支架的中央部分 [8]。血管从植入的支架向天然骨方向生长，被认为是增强血管的一种替代方法。建立支架血管化的其他策略包括在支架中加入预成的微血管，一旦与宿主血管建立起相互连接，就可直接进行血液灌注 [78-80]，

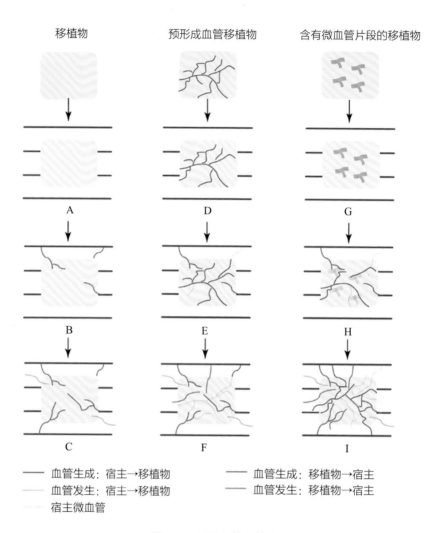

移植物　　　　　　预形成血管移植物　　　　含有微血管片段的移植物

　　　　A　　　　　　　　　D　　　　　　　　　G

　　　　B　　　　　　　　　E　　　　　　　　　H

　　　　C　　　　　　　　　F　　　　　　　　　I

—— 血管生成：宿主→移植物　　　　—— 血管生成：移植物→宿主
—— 血管发生：宿主→移植物　　　　—— 血管发生：移植物→宿主
—— 宿主微血管

▲ 图 8-3　不同血管化策略概览

A 至 C. 完全依赖宿主血管生成的移植物；D 至 F. 预形成血管的移植物；G 至 I. 含有微血管片段的支架 [8]

或者加入微血管片段，植入后迅速形成微血管网络[81-83]。

Buser 等的研究表明，在皮质板上制造小穿孔可促进具有血管生成和成骨潜能的细胞迁移[84]。去骨皮质可提供骨髓空间与支架之间的沟通。这种现象可增强血管生成，促进生长因子分泌，进而促进骨形成[85, 86]。

有些情况会严重影响骨的血管供应，例如，头颈部恶性肿瘤的辅助放疗会严重削弱血管供应，降低细胞密度和成骨细胞数量，阻碍骨重塑，改变细胞因子的能力，并造成缺氧环境[87-89]。骨的矿物成分对辐射有较强的抵抗力；

相反，含有骨髓造血干细胞和血管内皮细胞的骨髓对辐射有较强的敏感性。有人提出通过输送 VEGF、TGF-β1 和骨形态发生蛋白（BMP）等细胞信号因子或基因疗法来改善受辐射部位的骨再生，但无法实现辐射后临界尺寸缺损的再生[90-92]。

五、治疗计划

（一）支架制造考虑因素

1. 材料

材料选择对于设计采用增材制造（AM）方法制造的支架具有重要意义。缺陷部位的大小和承重要求影响着生物材料的选择。为了在体内有效运作，合适的生物材料必须展现与所用的特定 AM 技术的工艺兼容性，并具有适当的生物化学和物理特性 [93]。一方面，许多不同的材料已被用于制造生物可降解支架。例如，可生物降解金属合金，包括镁（Mg）或锌（Zn），由于具有更好的耐腐蚀性和生物仿生性，最近越来越受欢迎 [94-96]。另一方面，这些材料也存在一些特殊问题，如熔化温度高、易燃、形成金属蒸汽等，所有这些都会危及工艺的稳定性 [97]。

由于具有很强的生物相容性、生物吸附性和可加工性，各种聚合物都是用于 AM 生产患者个性化植入物（PSI）的可行材料 [98]。虽然无论是天然还是合成的聚合物都是适合 AM 加工的绝佳材料，但单一材料在满足 AM 加工和生物医学应用中的临床实用性两方面会受到限制。例如，聚乳酸具有较高的拉伸强度和较低的降解率；因此，它们在体内的寿命可能比预期的要长。虽然聚乙醇酸（polyglycolic acid，PGA）和聚乳酸 – 羟基乙酸共聚物（PLGA）具有较好的机械性能，但在用作生物可吸收支架时降解速度较快，其拉伸强度在 2 周内下降了 50% [99]。此外，由于机械性能不佳和降解不当，纯聚合物的使用受到限制 [100, 101]。为克服这一难题，常将陶瓷与聚合物混合，创造出具有优异机械性能和生理特性的复合材料 [102, 103]。此外，这种矿物相的加入还为支架提供了骨延展性 [104]。陶瓷的脆性和较差的机械弹性阻碍了其在承重部位的应用 [105]。自然条件下，骨是由 HA 纳米晶体为主的矿物成分和 ECM 蛋白组成的有机相构成的复合组织，其中 I 型胶原蛋白约占总量的 90% [106]。复合材料结构作为支架材料，由于功能所需的复杂排列与组成，更具备模仿混合组织结构的良好能力 [107, 108]。因此，在为骨再生设计支架时，必须将类矿物和类细胞外基质的成分混合作为支架材料，以达到预期的结果。

聚合物和生物陶瓷经常分别用作类似 ECM 的成分和矿物成分。聚合物与生物陶瓷的结合有助于实现理想的特性。然而，制造与实际骨骼相似的高浓度矿物质支架可能并不是促进骨骼生长的最佳方法 [1]。例如，在复合材料支架中将 HA 的重量比提高到很高的比例，不仅会使生产程序复杂化，而且可能会降低成骨分化、抗压强度和细胞增殖 [109-111]。提高 β-TCP 和生物玻璃的比例也会对支架的生物和功能特性产生类似的影响 [39, 112-114]。陶瓷和聚合物元素在复合材料中的比例对复合支架的体内和体外行为有很大影响 [115]。图 8-4 展示了用于支架制造的材料。

（1）聚合物

① 聚己内酯（PCL）：PCL 是一种生物聚磷酸盐（biogenic polyphosphate，bio-polyP）。由于其机械性能优异、生物相容性好、打印精度高、成本相对较低、获得美国食品药品管理局（Food and Drug Administrain，FDA）批准、骨传导性好、柔韧性好、pH 变化较小、加工简单、熔点低、易于与其他材料混合以及在骨再生方面具有公认的功效，因此，PCL 是 AM 中应用最广泛的聚合物生物材料 [105, 116-122]。另外，由于 PCL 的延展性和弹性模量较低，因此不能单独用于硬组织再生 [100, 101]。此外，许多矿物成分，如 HA、TCP、硅酸钙和生物玻璃被添加到 PCL 中，以弥补上述缺点 [1]。PCL 与 β-TCP 的组合是骨组织工程中最常用的 PCL 混合物之一 [123]。

② 聚乳酸（PLA）：与其他合成聚合物相比，PLA 具有更优越的机械特性，因此可作为硬组织再生的选择。然而，由于 PLA 的生物降解时间较长，且在此过程中会扩散酸性代谢物，因此其适用性受到限制 [1, 124]。聚 D, L– 乳酸 PDLLA 和聚 L 乳酸（PLLA）是这种聚合物的其他形式，具有更强的生物相容性和机械稳定性 [109, 125, 126]。HA、TCP 和生物玻璃是最常见的与 PLA 及其衍生物结合的陶瓷材料 [1, 125]。

③ 聚乳酸 – 羟基乙酸共聚物（PLGA）：PLGA 降解速度更快，骨诱导性更低 [127]。PLGA 可能会降解成乳酸等无毒酸性化合物，从而引发炎症

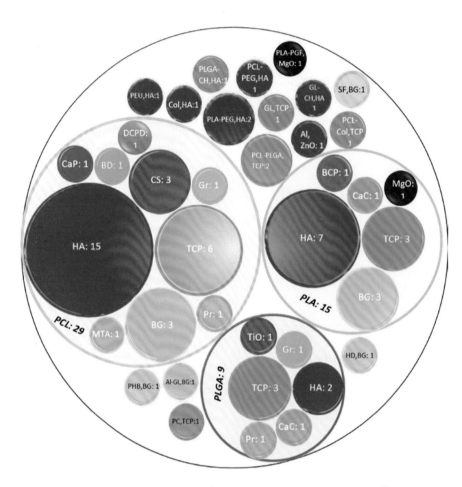

▲ 图 8-4　用于制造聚合物陶瓷支架的材料（经授权转载）[1]

Al. 海藻酸盐；BD. 生物牙本质；BCP. 双相磷酸钙；BO. 无机牛骨粉；BG. 生物玻璃；CaP. 磷酸钙；CaC. 碳酸钙；CH. 壳聚糖；CS. 硅酸钙；Col. 原蛋白；DBB. 脱蛋白牛骨；DCPD. 二水磷酸二钙；GL. 明胶；Gr. 石墨烯；HA. 羟基磷灰石；MgO. 氧化镁；MTA. 三氧化矿物凝聚体；PCL. 聚己内酯；PDLLA. 聚（D，L- 乳酸）；PEG. 聚（乙二醇）；PEU. 聚（酯脲）；PGF. 磷酸玻璃纤维；PLLA. 聚（L- 乳酸）；PLA. 聚乳酸；PLGA. 聚乳酸 – 羟基乙酸共聚物；PLG. 聚丙交酯 – 乙交酯；POC. 聚（1，8- 辛二醇 – 柠檬酸酯）；PVA. 聚（乙烯醇）；PHB. 聚（3- 羟基丁酸 –co-3- 羟基己酸酯）；SF. 丝素蛋白；TCP. 磷酸三钙

反应[128]。因此，为了弥补这一缺陷，人们通常会在 PLGA 中添加矿物质成分，尤其是 HA 和 TCP[1]。

④ 海藻酸盐：海藻酸盐具有诱导软骨细胞增殖的能力及与软骨组织良好的相容性，因此，常用于软骨修复[129, 130]。但由于其硬度极低，且与细胞无相互作用，因此，不适合应用于承重区域[22, 131]。

⑤ 壳聚糖：壳聚糖是一种由甲壳素脱乙酰化生成的天然多阳离子线性多糖，具有生物相容性、生物降解性、抗真菌、抗细菌和抗癌活

性等优点，但也存在一些缺点，如在生理 pH 下不溶解[132-135]。羧甲基壳聚糖（carboxymethyl chitosan，CMCS）改善了水溶性，从而提高了组织工程支架的可加工性。将 CMCS 与水性聚氨酯（waterborne polyurethane，WPU）接枝可增强机械性能（如压缩强度）和生物学性质（如成骨细胞黏附和增殖）[136]。

(2) 生物陶瓷

① 磷酸钙化合物：磷酸钙化合物（主要是 β-TCP）在结构上与构成正常骨骼 60%～70% 的磷酸钙物质相似，具有内在的生物仿生特性。它

可生物降解，并具有骨诱导性[137]。β-TCP 具有良好的生物可降解性、与骨的化学作用和耐磨性，这些都是承载颅面部缺陷位置所需的基本特性[138]。在复合材料中，β-TCP 的比例与表面粗糙度呈正相关，与接触角呈负相关。

② 羟基磷灰石（HA）：由于其化学计量接近正常骨骼的矿物相，HA 被认为是一种具有良好生物相容性的骨愈合支架材料[139]。然而，由于在 3D 打印过程中，HA 与粘接剂液体之间的相互作用性较差，因此，它通常与其他生物陶瓷或生物聚合物混合使用[140]。

③ 生物玻璃：生物玻璃具有较高的骨传导性和附着于硬组织的能力，因此也被采用；不过，生物玻璃降解缓慢，并且会对周围组织产生细胞毒性[141]。生物玻璃的主要优点是能促进成骨并与细胞产生良好的相互作用[13, 142]，但它们太脆，无法在承受负荷的颅面位置使用[143]。一项研究报告称，生物玻璃比羟基磷灰石更能促进成骨分化[121]。

2. 合成技术

熔融混合、溶剂混合和粉末混合是用于制造打印材料的合成工艺[1]。熔融混合有两种方法，要形成复合材料，要么将陶瓷粉末加入到熔融的聚合物中，要么将陶瓷粉末与聚合物的混合物熔化。在溶剂型混合中，使用溶剂混合聚合物和陶瓷成分。在构建结构之前或之后，通常还需要额外的步骤消除溶剂。对于基于烧结的成型方法，如立体光固化（SLA）和数字光处理（DLP），通常采用粉末混合法。将陶瓷粉末和聚合物粉末混合，然后使用激光或灯光将陶瓷和聚合物成分熔化。溶剂混合和熔融混合是制备聚合物 – 陶瓷复合支架最常用的方法[1]。

3. 设计

CAD/CAM 技术和基于组织工程学的颌面部整形方法的综合应用，使 PSI 成为骨组织工程学的一种手段。根据 3D 成像提供的数据，在虚拟环境中设计出与缺损形貌高度匹配的独特支架，以满足每位患者的特殊需求[13-15]。邻牙的金属修复体可能会使图像失真，并使 CAD 过程复杂化[57]。

在获得 3D 放射影像（即 CT）并将此数据集作为标准立体光固化文件传输到 CAD 程序后，就可以重建有缺损的预期骨骼的 3D 模型（图 8-5）。这些 3D 模型可以让外科医生亲眼看到缺损的确切形状和大小，而不仅仅是可视化。之后，CAD 程序会在虚拟模型上确定截骨切口的方

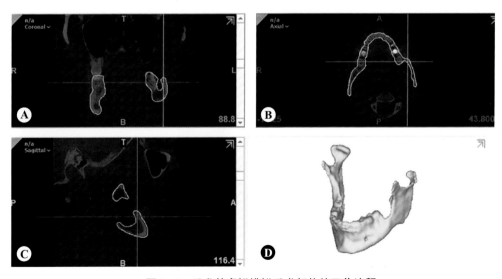

▲ 图 8-5　手术前虚拟模拟手术部位的工作流程
A. 冠状面；B. 轴面；C. 矢状面；D. 左下颌骨后部缺损的 3D 重建图像

向和位置（图 8-6A）。外科医生可以根据自己的判断修改这些切口；最终，这些虚拟截骨切口可以复制为手术指南，在手术过程中为外科医生提供指导。

截骨后产生的空隙将由患者专用的支架填充，该支架是根据正常的相应对侧畸形部位设计的（图 8-6B）。然后将设计好的支架转换到 CAM 程序中，在该程序中，除了形态外，还指定了孔隙率和相互连通性等重要属性。如前所述，> 300μm 的孔径是保证血管和骨骼正常生长的先决条件[31]。

4. 制造技术

溶剂浇注、气体发泡、相分离、微粒浸出和冷冻干燥是用于制造组织支架的一些传统技术。然而，使用这些传统的制造程序很难制备出具有独特几何形状和高度多孔结构（孔隙相互连通）的患者个性化支架[144, 145]。3D 打印技术作为一种改良的组织支架生产技术，可以构建具有特定优点的复杂几何形状，例如，能够适应不规则的缺损区域，并通过对孔隙度及孔隙模式的精确控制来复制组织复杂性[146-149]。当在骨缺损中使用 3D 打印的 PSI 进行功能性骨再生时，与传统方法相比，所需的时间更短，所需的固定螺钉更少[142]。尽管所有 3D 打印机都遵循一个确定的流程（通过预先规定的空间运动逐层放置材料）[150]，但不同方法的精度、费用、打印后程序和首选主材料各不相同[115, 151]。熔融沉积成型（FDM）使用简单，可使用多种生物相容性聚合物和复合材料，并能精确地创建多孔结构，因此特别适合骨组织工程应用[39]。FDM是制造复合材料支架最常用的方法[1]。在大多数情况下，熔融混合工艺用于制造 FDM 过程中使用的复合材料。DIW、烧结技术和 LDM 是打印生物可降解支架的其他方法。不过，这些 3D 打印技术也有一些缺点。例如，有研究表明，用陶瓷比例为 40% 的复合材料打印 HA 支架是不太容易实现的[110]。

（二）手术技术

手术过程需要鼻插管全身麻醉；但在重建小面积组织时，局部麻醉加或不加镇静剂也足够了。在切除病变组织的手术过程中可同时将支架置入缺陷区域。不过，手术方案中建议切除和再生手术间隔 1 年。皮瓣设计应提供切除和再生手术所需的可及性和可视性。在血管手术中，神经血管束的位置应在支架形态中预先设计好。如果缺损区域的形态允许，可以在大量灌溉的情况下用圆形车针在缺损壁上开一系列 1～2mm 深的小孔，以增加手术部位的出血量和血供重建。由于使用支架作为钻孔的导向，可能会导致脆弱的支架开裂和断裂，因此可以制作一个聚四氟乙烯（PTFE）支架复制品，作为正确放置固定螺钉孔的导向[15]。然后将 PSI 植入缺损部位，并通过预先钻好的孔将 6～8mm 长的钛微型螺钉固定在剩余的壁上。富含生长因

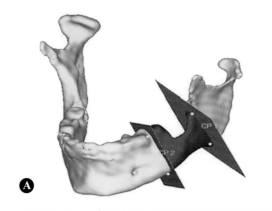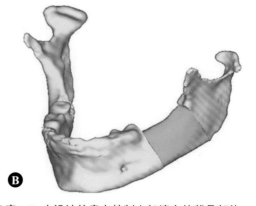

▲ 图 8-6　A. 虚拟模型上截骨切口的确定位置和角度；B. 由设计的患者特制支架填充的截骨部位

子（plasma rich in growth factor，PRGF）的血浆可在手术前制备并应用于手术部位，以促进组织愈合和骨再生[15, 152]。除了传统的用薄膜覆盖支架外，还可以使用颊脂垫瓣覆盖支架。图 8-7 显示了应用 β-TCP 支架治疗下颌骨后部缺损的情况。

六、预后

2009—2017 年，文献报道的所有对人体进行 FBR 的研究均显示很高的成功率，且无严重并发症[37]。在采用 FBR 为种植体植入所需的骨量的病例中，也有长期稳定性的报道。

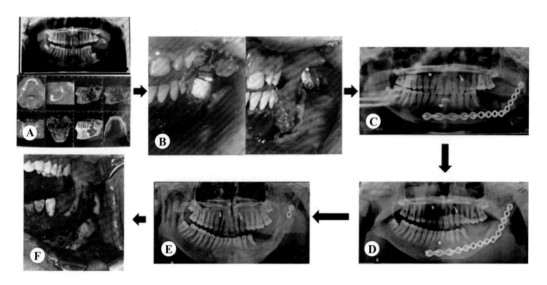

▲ 图 8-7　**A.** 下颌骨后部大面积缺损的 **X** 线片；**B.** 植入可降解支架并用颊脂垫覆盖；**C.** 手术后缺损的放射影像；**D. 12** 个月后的 **X** 线片显示大量骨质形成；**E. 18** 个月后的 **X** 线片；**F. 18** 个月后缺损部位的临床视图，显示骨形成和 **90%** 的缺损填充

参考文献

[1] Mohaghegh S, Hosseini SF, Rad MR, Khojateh A. 3D printed composite scaffolds in bone tissue engineering: a systematic review. Curr Stem Cell Res Ther. 2021;17:648. https://doi.org/10.2174/1574888X16666210810111754.

[2] Sanz-Sánchez I, Sanz-Martín I, Ortiz-Vigón A, et al. Complications in bone-grafting procedures: classification and management. Periodontol 2000. 2022;88:86-102. https://doi.org/10.1111/prd.12413.

[3] Warnke PH, Springer ING, Wiltfang J, et al. Growth and transplantation of a custom vascularised bone graft in a man. Lancet. 2004;364:766-70. https://doi.org/10.1016/S0140-6736(04)16935-3.

[4] Sándor GK, Tuovinen VJ, Wolff J, et al. Adipose stem cell tissue-engineered construct used to treat large anterior mandibular defect: a case report and review of the clinical application of good manufacturing practice-level adipose stem cells for bone regeneration. J Oral Maxillofac Surg. 2013;71:938-50. https://doi.org/10.1016/j.joms.2012.11.014.

[5] Mesimäki K, Lindroos B, Törnwall J, et al. Novel maxillary reconstruction with ectopic bone formation by GMP adipose stem cells. Int J Oral Maxillofac Surg. 2009;38:201-9. https://doi.org/10.1016/j.ijom.2009.01.001.

[6] Stirling Craig E, Yuhasz M, Shah A, et al. Simulated surgery and cutting guides enhance spatial positioning in free fibular mandibular reconstruction. Microsurgery. 2015;35:29-33. https://doi.org/10.1002/micr.22229.

[7] Kinoshita Y, Maeda H. Recent developments of functional scaffolds for craniomaxillofacial bone tissue engineering applications. Sci World J. 2013;2013:1. https://doi.org/10.1155/2013/863157.

[8] Wu V, Helder MN, Bravenboer N, et al. Bone tissue regeneration in the oral and maxillofacial region: a review on the application of stem cells and new strategies to improve vascularization. Stem Cells Int. 2019;2019:6279721. https://doi.org/10.1155/2019/6279721.

[9] Lane JM, Tomin E, Bostrom MPG. Biosynthetic bone grafting. Clin Orthop Relat Res. 1999;367:S107-17. https://doi.org/10.1097/00003086-199910001-00011.

[10] Lord CF, Gebhardt MC, Tomford WW, Mankin HJ. Infection in bone allografts. Incidence, nature, and treatment. J Bone

Joint Surg Am. 1988;70:369-76.

[11] Tomford WW, Starkweather RJ, Goldman MH. A study of the clinical incidence of infection in the use of banked allograft bone. J Bone Joint Surg Am. 1981;63:244-8.

[12] Greenwald AS, Boden SD, Goldberg VM, et al. Bone-graft substitutes: facts, fictions, and applications. J Bone Joint Surg Am. 2001;83-A(Suppl):98-103. https://doi.org/10.2106/00004623-200100022-00007.

[13] Goh BT, Teh LY, Tan DBP, et al. Novel 3D polycaprolactone scaffold for ridge preservation—a pilot randomised controlled clinical trial. Clin Oral Implants Res. 2015;26:271-7. https://doi.org/10.1111/clr.12486.

[14] Milovanovic JR, Stojkovic MS, Husain KN, et al. Holistic approach in designing the personalized bone scaffold: the case of reconstruction of large missing piece of mandible caused by congenital anatomic anomaly. J Healthc Eng. 2020;2020:6689961. https://doi.org/10.1155/2020/6689961.

[15] Mangano FG, Zecca PA, van Noort R, et al. Custom-made computer-aided-design/computer-aided-manufacturing biphasic calcium-phosphate scaffold for augmentation of an atrophic mandibular anterior ridge. Case Rep Dent. 2015;2015:941265. https://doi.org/10.1155/2015/941265.

[16] Laurencin C, Khan Y, El-Amin SF. Bone graft substitutes. Expert Rev Med Devices. 2006;3:49-57. https://doi.org/10.1586/17434440.3.1.49.

[17] Laurencin CT, Ambrosio AM, Borden MD, Cooper JAJ. Tissue engineering: orthopedic applications. Annu Rev Biomed Eng. 1999;1:19-46. https://doi.org/10.1146/annurev.bioeng.1.1.19.

[18] Melek LN. Tissue engineering in oral and maxillofacial reconstruction. Tanta Dent J. 2015;12:211-23. https://doi.org/10.1016/j.tdj.2015.05.003.

[19] Costello BJ, Shah G, Kumta P, Sfeir CS. Regenerative medicine for craniomaxillofacial surgery. Oral Maxillofac Surg Clin North Am. 2010;22:33-42. https://doi.org/10.1016/j.coms.2009.10.009.

[20] Akter F, Ibanez J. Chapter 8—bone and cartilage tissue engineering. In: Akter F, editor. Tissue engineering made easy. Cambridge: Academic Press; 2016. p. 77-97.

[21] Murphy SV, Atala A. 3D bioprinting of tissues and organs. Nat Biotechnol. 2014;32:773-85. https://doi.org/10.1038/nbt.2958.

[22] Obregon F, Vaquette C, Ivanovski S, et al. Three-dimensional bioprinting for regenerative dentistry and craniofacial tissue engineering. J Dent Res. 2015;94:143S-52S. https://doi.org/10.1177/0022034515588885.

[23] Habibovic P, Gbureck U, Doillon CJ, et al. Osteoconduction and osteoinduction of low-temperature 3D printed bioceramic implants. Biomaterials. 2008;29:944-53. https://doi.org/10.1016/j.biomaterials.2007.10.023.

[24] Jones AC, Arns CH, Sheppard AP, et al. Assessment of bone ingrowth into porous biomaterials using MICRO-CT. Biomaterials. 2007;28:2491-504. https://doi.org/10.1016/j.biomaterials.2007.01.046.

[25] Adamzyk C, Kachel P, Hoss M, et al. Bone tissue engineering using polyetheretoneketone scaffolds combined with autologous mesenchymal stem cells in a sheep calvarial defect model. J Craniomaxillofac Surg. 2016;44:985-94. https://doi.org/10.1016/j.jcms.2016.04.012.

[26] Carrel J-P, Wiskott A, Scherrer S, Durual S. Large bone vertical augmentation using a three-dimensional printed TCP/HA bone graft: a pilot study in dog mandible. Clin Implant Dent Relat Res. 2016;18:1183-92. https://doi.org/10.1111/cid.12394.

[27] Haberstroh K, Ritter K, Kuschnierz J, et al. Bone repair by cell-seeded 3D-bioplotted composite scaffolds made of collagen treated tricalciumphosphate or tricalciumphosphate-chitosan-collagen hydrogel or PLGA in ovine critical-sized calvarial defects. J Biomed Mater Res B Appl Biomater. 2010;93:520-30. https://doi.org/10.1002/jbm.b.31611.

[28] Jensen J, Rölfing JHD, Le DQS, et al. Surface-modified functionalized polycaprolactone scaffolds for bone repair: in vitro and in vivo experiments. J Biomed Mater Res A. 2014;102:2993-3003. https://doi.org/10.1002/jbm.a.34970.

[29] Murphy CM, O'Brien FJ. Understanding the effect of mean pore size on cell activity in collagen-glycosaminoglycan scaffolds. Cell Adh Migr. 2010;4:377-81. https://doi.org/10.4161/cam.4.3.11747.

[30] Mour M, Das D, Winkler T, et al. Advances in porous biomaterials for dental and orthopaedic applications. Dent Mater. 2010;3:2947.

[31] Karageorgiou V, Kaplan D. Porosity of 3D biomaterial scaffolds and osteogenesis. Biomaterials. 2005;26:5474-91. https://doi.org/10.1016/j.biomaterials.2005.02.002.

[32] Kim J-A, Lim J, Naren R, et al. Effect of the biodegradation rate controlled by pore structures in magnesium phosphate ceramic scaffolds on bone tissue regeneration in vivo. Acta Biomater. 2016;44:155-67. https://doi.org/10.1016/j.actbio.2016.08.039.

[33] Otsuki B, Takemoto M, Fujibayashi S, et al. Pore throat size and connectivity determine bone and tissue ingrowth into porous implants: three-dimensional micro-CT based structural analyses of porous bioactive titanium implants. Biomaterials. 2006;27:5892-900. https://doi.org/10.1016/j.biomaterials.2006.08.013.

[34] Zhao S, Zhang J, Zhu M, et al. Three-dimensional printed strontium-containing mesoporous bioactive glass scaffolds for repairing rat critical-sized calvarial defects. Acta Biomater. 2015;12:270-80. https://doi.org/10.1016/j.actbio.2014.10.015.

[35] Roskies MG, Fang D, Abdallah M-N, et al. Three-dimensionally printed polyetherketoneketone scaffolds with mesenchymal stem cells for the reconstruction of critical-sized mandibular defects. Laryngoscope. 2017;127:E392-8. https://doi.org/10.1002/lary.26781.

[36] Shao H, Sun M, Zhang F, et al. Custom repair of mandibular bone defects with 3D printed bioceramic scaffolds. J Dent Res. 2017;97:68-76. https://doi.org/10.1177/0022034517734846.

[37] Maroulakos M, Kamperos G, Tayebi L, et al. Applications of 3D printing on craniofacial bone repair: a systematic review. J Dent. 2019;80:1-14. https://doi.org/10.1016/j.jdent.2018.11.004.

[38] Hollister SJ. Porous scaffold design for tissue engineering. Nat Mater. 2005;4:518-24. https://doi.org/10.1038/nmat1421.

[39] Bruyas A, Lou F, Stahl AM, et al. Systematic characterization of 3D-printed PCL/β-TCP scaffolds for biomedical devices and bone tissue engineering: influence of composition and porosity. J Mater Res. 2018;33:1948-59. https://doi.org/10.1557/jmr.2018.112.

[40] Abarrategi A, Moreno-Vicente C, Martínez-Vázquez FJ, et al. Biological properties of solid free form designed ceramic scaffolds with BMP-2: in vitro and in vivo evaluation. PloS One. 2012;7:e34117.

[41] Ciocca L, Lesci IG, Mezini O, et al. Customized hybrid biomimetic hydroxyapatite scaffold for bone tissue regeneration. J Biomed Mater Res B Appl Biomater. 2017;105:723-34. https://doi.org/10.1002/jbm.b.33597.

[42] Amini AR, Laurencin CT, Nukavarapu SP. Bone tissue engineering: recent advances and challenges. Crit Rev Biomed Eng. 2012;40:363-408. https://doi.org/10.1615/critrevbiomedeng.v40.i5.10.

[43] Liu X, Ma PX. Polymeric scaffolds for bone tissue engineering. Ann Biomed Eng. 2004;32:477-86. https://doi.org/10.1023/B:ABME.0000017544.36001.8e.

[44] Ge Z, Tian X, Heng BC, et al. Histological evaluation of osteogenesis of 3D-printed poly-lactic-co-glycolic acid (PLGA) scaffolds in a rabbit model. Biomed Mater. 2009;4:21001. https://doi.org/10.1088/1748-6041/4/2/021001.

[45] Keriquel V, Guillemot F, Arnault I, et al. In vivo bioprinting for computer- and robotic-assisted medical intervention: preliminary study in mice. Biofabrication. 2010;2:14101. https://doi.org/10.1088/1758-5082/2/1/014101.

[46] Pati F, Song T-H, Rijal G, et al. Ornamenting 3D printed scaffolds with cell-laid extracellular matrix for bone tissue regeneration. Biomaterials. 2015;37:230-41. https://doi.org/10.1016/j.biomaterials.2014.10.012.

[47] Shim J-H, Yoon M-C, Jeong C-M, et al. Efficacy of rhBMP-2 loaded PCL/PLGA/β-TCP guided bone regeneration membrane fabricated by 3D printing technology for reconstruction of calvaria defects in rabbit. Biomed Mater. 2014;9:65006. https://doi.org/10.1088/1748-6041/9/6/065006.

[48] Lee KY, Mooney DJ. Hydrogels for tissue engineering. Chem Rev. 2001;101:1869-79. https://doi.org/10.1021/cr000108x.

[49] Mangano C, Giuliani A, De Tullio I, et al. Case report: histological and histomorphometrical results of a 3-D printed biphasic calcium phosphate ceramic 7 years after insertion in a human maxillary alveolar ridge. Front Bioeng Biotechnol. 2021;9:614325. https://doi.org/10.3389/fbioe.2021.614325.

[50] Ishack S, Mediero A, Wilder T, et al. Bone regeneration in critical bone defects using three-dimensionally printed β-tricalcium phosphate/hydroxyapatite scaffolds is enhanced by coating scaffolds with either dipyridamole or BMP-2. J Biomed Mater Res B Appl Biomater. 2017;105:366-75. https://doi.org/10.1002/jbm.b.33561.

[51] Smeets R, Barbeck M, Hanken H, et al. Selective laser-melted fully biodegradable scaffold composed of poly(d,l-lactide) and β-tricalcium phosphate with potential as a biodegradable implant for complex maxillofacial reconstruction: in vitro and in vivo results. J Biomed Mater Res B Appl Biomater. 2017;105:1216-31. https://doi.org/10.1002/jbm.b.33660.

[52] Khojasteh A, Morad G, Behnia H. Clinical importance of recipient site characteristics for vertical ridge augmentation: a systematic review of literature and proposal of a classification. J Oral Implantol. 2013;39:386-98. https://doi.org/10.1563/AAID-JOI-D-11-00210.

[53] Sakka S, Coulthard P. Bone quality: a reality for the process of osseointegration. Implant Dent. 2009;18:480-5. https://doi.org/10.1097/ID.0b013e3181bb840d.

[54] Mangano F, Zecca P, Pozzi-Taubert S, et al. Maxillary sinus augmentation using computer-aided design/computer-aided manufacturing (CAD/CAM) technology. Int J Med Robot. 2013;9:331-8. https://doi.org/10.1002/rcs.1460.

[55] Figliuzzi M, Mangano FG, Fortunato L, et al. Vertical ridge augmentation of the atrophic posterior mandible with custom-made, computer-aided design/computer-aided manufacturing porous hydroxyapatite scaffolds. J Craniofac Surg. 2013;24:856-9. https://doi.org/10.1097/SCS.0b013e31827ca3a7.

[56] Luongo F, Mangano FG, Macchi A, et al. Custom-made synthetic scaffolds for bone reconstruction: a retrospective, multicenter clinical study on 15 patients. Biomed Res Int. 2016;2016:1. https://doi.org/10.1155/2016/5862586.

[57] Mangano F, Macchi A, Shibli JA, et al. Maxillary ridge augmentation with custom-made CAD/CAM scaffolds. A 1-year prospective study on 10 patients. J Oral Implantol. 2014;40:561-9. https://doi.org/10.1563/AAID-JOI-D-12-00122.

[58] Probst FA, Fliefel R, Burian E, et al. Bone regeneration of minipig mandibular defect by adipose derived mesenchymal stem cells seeded tri-calcium phosphate- poly(D,L-lactide-co-glycolide)scaffolds. Sci Rep. 2020;10:2062. https://doi.org/10.1038/s41598-020-59038-8.

[59] Zhang C, Yan B, Cui Z, et al. Bone regeneration in minipigs by intrafibrillarly-mineralized collagen loaded with autologous periodontal ligament stem cells. Sci Rep. 2017;7:10519. https://doi.org/10.1038/s41598-017-11155-7.

[60] Lin C-Y, Wang Y-H, Li K-C, et al. Healing of massive segmental femoral bone defects in minipigsby allogenic ASCs engineered with FLPo/Frt-based baculovirus vectors. Biomaterials. 2015;50:98-106. https://doi.org/10.1016/j.biomaterials.2015.01.052.

[61] Cao Y, Xiong J, Mei S, et al. Aspirin promotes bone marrow mesenchymal stem cell-based calvarial bone regeneration in mini swine. Stem Cell Res Ther. 2015;6:210. https://doi.org/10.1186/s13287-015-0200-4.

[62] Kim E-S, Kim J-J, Park E-J. Angiogenic factor-enriched platelet-rich plasma enhances in vivo bone formation around alloplastic graft material. J Adv Prosthodont. 2010;2:7-13. https://doi.org/10.4047/jap.2010.2.1.7.

[63] Polimeni G, Albandar JM, Wikesjö UME. Prognostic factors for alveolar regeneration: osteogenic potential of resident bone. J Clin Periodontol. 2004;31:840-4. https://doi.org/10.1111/j.1600-051x.2004.00575.x.

[64] Wang H-L, Boyapati L. "PASS" principles for predictable bone regeneration. Implant Dent. 2006;15:8-17. https://doi.org/10.1097/01.id.0000204762.39826.0f.

[65] Smith DM, Cray JJ Jr, Weiss LE, et al. Precise control of osteogenesis for craniofacial defect repair: the role of direct osteoprogenitor contact in BMP-2-based bioprinting. Ann Plast Surg. 2012;69:485-8. https://doi.org/10.1097/SAP.0b013e31824cfe64.

[66] Tamimi F, Torres J, Gbureck U, et al. Craniofacial vertical bone augmentation: a comparison between 3D printed monolithic monetite blocks and autologous onlay grafts in the rabbit. Biomaterials. 2009;30:6318-26. https://doi.org/10.1016/j.biomaterials.2009.07.049.

[67] Sathyendra V, Darowish M. Basic science of bone healing. Hand Clin. 2013;29:473-81. https://doi.org/10.1016/j.hcl.2013.08.002.

[68] le Noble F, le Noble J. Vessels of rejuvenation. Nature. 2014;507:313-4. https://doi.org/10.1038/nature13210.

[69] Zhang J, Pan J, Jing W. Motivating role of type H vessels in bone regeneration. Cell Prolif. 2020;53:e12874. https://doi.org/10.1111/cpr.12874.

[70] Fu C, Luo D, Yu M, et al. Embryonic-like mineralized extracellular matrix/stem cell microspheroids as a bone graft substitute. Adv Healthc Mater. 2018;7:e1800705. https://doi.org/10.1002/adhm.201800705.

[71] Percival CJ, Richtsmeier JT. Angiogenesis and intramembranous osteogenesis. Dev Dyn. 2013;242:909-22. https://doi.org/10.1002/dvdy.23992.

[72] Einhorn TA, Lee CA. Bone regeneration: new findings and potential clinical applications. J Am Acad Orthop Surg. 2001;9:157-65. https://doi.org/10.5435/00124635-200105000-00002.

[73] Carmeliet P, Jain RK. Molecular mechanisms and clinical applications of angiogenesis. Nature. 2011;473:298-307. https://doi.org/10.1038/nature10144.

[74] Logsdon EA, Finley SD, Popel AS, Mac Gabhann F. A systems biology view of blood vessel growth and remodelling. J Cell Mol Med. 2014;18:1491-508. https://doi.org/10.1111/jcmm.12164.

[75] Ribatti D, Crivellato E. "Sprouting angiogenesis", a reappraisal. Dev Biol. 2012;372:157-65. https://doi.org/10.1016/j.ydbio.2012.09.018.

[76] Rücker M, Laschke MW, Junker D, et al. Angiogenic and inflammatory response to biodegradable scaffolds in dorsal skinfold chambers of mice. Biomaterials. 2006;27:5027-38. https://doi.org/10.1016/j.biomaterials.2006.05.033.

[77] Zarem HA. The microcirculatory events within full-thickness skin allografts (homografts) in mice. Surgery. 1969;66:392-7.

[78] Laschke MW, Menger MD. Vascularization in tissue engineering: angiogenesis versus inosculation. Eur Surg Res. 2012;48:85-92. https://doi.org/10.1159/000336876.

[79] Koike N, Fukumura D, Gralla O, et al. Tissue engineering: creation of long-lasting blood vessels. Nature. 2004;428:138-9. https://doi.org/10.1038/428138a.

[80] Paik KJ, Zielins ER, Atashroo DA, et al. Studies in fat grafting: part V. cell-assisted lipotransfer to enhance fat graft retention is dose dependent. Plast Reconstr Surg. 2015;136:67-75. https://doi.org/10.1097/PRS.0000000000001367.

[81] Shepherd BR, Chen HYS, Smith CM, et al. Rapid perfusion and network remodeling in a microvascular construct after implantation. Arterioscler Thromb Vasc Biol. 2004;24:898-904. https://doi.org/10.1161/01.ATV.0000124103.86943.1e.

[82] Laschke MW, Kleer S, Scheuer C, et al. Vascularisation of porous scaffolds is improved by incorporation of adipose tissue-derived microvascular fragments. Eur Cell Mater. 2012;24:266-77. https://doi.org/10.22203/ecm.v024a19.

[83] Vezzani B, Shaw I, Lesme H, et al. Higher pericyte content and secretory activity of microfragmented human adipose tissue compared to enzymatically derived stromal vascular fraction. Stem Cells Transl Med. 2018;7:876-86. https://doi.org/10.1002/sctm.18-0051.

[84] Buser D, Dula K, Belser UC, et al. Localized ridge augmentation using guided bone regeneration. II. Surgical procedure in the mandible. Int J Periodontics Restorative Dent. 1995;15:10-29.

[85] Giannobile WV, Ryan S, Shih MS, et al. Recombinant human osteogenic protein-1 (OP-1) stimulates periodontal wound healing in class III furcation defects. J Periodontol. 1998;69:129-37. https://doi.org/10.1902/jop.1998.69.2.129.

[86] Fiorellini JP, Buser D, Riley E, Howell TH. Effect on bone healing of bone morphogenetic protein placed in combination with endosseous implants: a pilot study in beagle dogs. Int J Periodontics Restorative Dent. 2001;21:41-7.

[87] Jegoux F, Malard O, Goyenvalle E, et al. Radiation effects on bone healing and reconstruction: interpretation of the literature. Oral Surg Oral Med Oral Pathol Oral Radiol Endod. 2010;109:173-84. https://doi.org/10.1016/j.tripleo.2009.10.001.

[88] Reuther T, Schuster T, Mende U, Kübler A. Osteoradionecrosis of the jaws as a side effect of radiotherapy of head and neck tumour patients—a report of a thirty year retrospective review. Int J Oral Maxillofac Surg. 2003;32:289-95. https://doi.org/10.1054/ijom.2002.0332.

[89] Hu W-W, Ward BB, Wang Z, Krebsbach PH. Bone regeneration in defects compromised by radiotherapy. J Dent Res. 2010;89:77-81. https://doi.org/10.1177/0022034509352151.

[90] Kaigler D, Wang Z, Horger K, et al. VEGF scaffolds enhance angiogenesis and bone regeneration in irradiated osseous defects. J Bone Miner Res Off J Am Soc Bone Miner Res. 2006;21:735-44. https://doi.org/10.1359/jbmr.060120.

[91] Koh JT, Zhao Z, Wang Z, et al. Combinatorial gene therapy with BMP2/7 enhances cranial bone regeneration. J Dent Res. 2008;87:845-9. https://doi.org/10.1177/154405910808700906.

[92] Hu W-W, Lang MW, Krebsbach PH. Development of adenovirus immobilization strategies for in situ gene therapy. J Gene Med. 2008;10:1102-12. https://doi.org/10.1002/jgm.1233.

[93] Bourell D, Kruth JP, Leu M, et al. Materials for additive manufacturing. CIRP Ann. 2017;66:659-81. https://doi.org/10.1016/j.cirp.2017.05.009.

[94] Li Y, Zhou J, Pavanram P, et al. Additively manufactured biodegradable porous magnesium. Acta Biomater. 2018;67:378-92. https://doi.org/10.1016/j.actbio.2017.12.008.

[95] Wen P, Jauer L, Voshage M, et al. Densification behavior of pure Zn metal parts produced by selective laser melting for manufacturing biodegradable implants. J Mater Process Technol. 2018;258:128-37. https://doi.org/10.1016/j.jmatprotec.2018.03.007.

[96] Hernández-Escobar D, Champagne S, Yilmazer H, et al. Current status and perspectives of zinc-based absorbable alloys for biomedical applications. Acta Biomater. 2019;97:1-22. https://doi.org/10.1016/j.actbio.2019.07.034.

[97] Grasso M, Demir AG, Previtali B, Colosimo BM. In situ monitoring of selective laser melting of zinc powder via infrared imaging of the process plume. Robot Comput Integr Manuf. 2018;49:229-39. https://doi.org/10.1016/j.rcim.2017.07.001.

[98] Puppi D, Chiellini F, Piras AM, Chiellini E. Polymeric materials for bone and cartilage repair. Prog Polym Sci.

2010;35:403-40. https://doi.org/10.1016/j.progpolymsci.
2010.01.006.

[99] Ikada Y. Challenges in tissue engineering. J R Soc Interface.
2006;3:589-601. https://doi.org/10.1098/rsif.2006.0124.

[100] Scaffaro R, Lopresti F, Botta L, et al. Integration of PCL
and PLA in a monolithic porous scaffold for interface tissue
engineering. J Mech Behav Biomed Mater. 2016;63:303-
13. https://doi.org/10.1016/j.jmbbm.2016.06.021.

[101] Pei B, Wang W, Fan Y, et al. Fiber-reinforced scaffolds in
soft tissue engineering. Regen Biomater. 2017;4:257-68.
https://doi.org/10.1093/rb/rbx021.

[102] Nyberg E, Rindone A, Dorafshar A, Grayson
WL. Comparison of 3D-printed poly-ε-caprolactone
scaffolds functionalized with tricalcium phosphate,
hydroxyapatite, bio-oss, or decellularized bone matrix.
Tissue Eng Part A. 2016;23:503-14. https://doi.org/10.1089/
ten.tea.2016.0418.

[103] Zhang D, Wu X, Chen J, Lin K. The development of
collagen based composite scaffolds for bone regeneration.
Bioact Mater. 2018;3:129-38. https://doi.org/10.1016/
j.bioactmat.2017.08.004.

[104] Nyberg EL, Farris AL, Hung BP, et al. 3D-printing
technologies for craniofacial rehabilitation, reconstruction,
and regeneration. Ann Biomed Eng. 2017;45:45-57.
https://doi.org/10.1007/s10439-016-1668-5.

[105] Huang B, Caetano G, Vyas C, et al. Polymer-ceramic
composite scaffolds: the effect of hydroxyapatite and β-tri-
calcium phosphate. Materials (Basel). 2018;11:129. https://
doi.org/10.3390/ma11010129.

[106] Paschalis EP, Recker R, DiCarlo E, et al. Distribution of
collagen cross-links in normal human trabecular bone. J Bone
Miner Res Off J Am Soc Bone Miner Res. 2003;18:1942-6.
https://doi.org/10.1359/jbmr.2003. 18.11.1942.

[107] Jakus AE, Shah RN. Multi and mixed 3D-printing of
graphene-hydroxyapatite hybrid materials for complex
tissue engineering. J Biomed Mater Res A. 2017;105:274-
83. https://doi.org/10.1002/jbm.a.35684.

[108] Kim J-Y, Ahn G, Kim C, et al. Synergistic effects
of beta tri-calcium phosphate and porcine-derived
decellularized bone extracellular matrix in 3D-printed
polycaprolactone scaffold on bone regeneration. Macromol
Biosci. 2018;18:e1800025. https://doi.org/10.1002/
mabi.201800025.

[109] Ronca A, Ambrosio L, Grijpma DW. Design of porous
three-dimensional PDLLA/nano-hap composite
scaffolds using stereolithography. J Appl Biomater
Funct Mater. 2012;10:249-58. https://doi.org/10.5301/
JABFM.2012.10211.

[110] Gerdes S, Mostafavi A, Ramesh S, et al. Process-structure-
quality relationships of three-dimensional printed
poly(caprolactone)-hydroxyapatite scaffolds. Tissue Eng
Part A. 2020;26:279-91. https://doi.org/10.1089/ten.
tea.2019.0237.

[111] Kwon DY, Park JH, Jang SH, et al. Bone regeneration
by means of a three-dimensional printed scaffold in a rat
cranial defect. J Tissue Eng Regen Med. 2018;12:516-28.
https://doi.org/10.1002/term.2532.

[112] Park SH, Park SA, Kang YG, et al. PCL/β-TCP composite
scaffolds exhibit positive osteogenic differentiation
with mechanical stimulation. Tissue Eng Regen Med.
2017;14:349-58. https://doi.org/10.1007/s13770-017-

0022-9.

[113] Distler T, Fournier N, Grünewald A, et al. Polymer-
bioactive glass composite filaments for 3D scaffold
manufacturing by fused deposition modeling: fabrication
and characterization. Front Bioeng Biotechnol. 2020;8:552.

[114] Poh PSP, Hutmacher DW, Stevens MM, Woodruff
MA. Fabrication and in vitro characterization
of bioactive glass composite scaffolds for bone
regeneration. Biofabrication. 2013;5:45005. https://doi.
org/10.1088/1758-5082/5/4/045005.

[115] Du X, Fu S, Zhu Y. 3D printing of ceramic-based scaffolds
for bone tissue engineering: an overview. J Mater Chem B.
2018;6:4397-412. https://doi.org/10.1039/C8TB00677F.

[116] Polo-Corrales L, Latorre-Esteves M, Ramirez-Vick
JE. Scaffold design for bone regeneration. J Nanosci
Nanotechnol. 2014;14:15-56. https://doi.org/10.1166/jnn.
2014.9127.

[117] Woodruff MA, Hutmacher DW. The return of a forgotten
polymer—polycaprolactone in the 21st century. Prog
Polym Sci. 2010;35:1217-56. https://doi.org/10.1016/
j.progpolymsci.2010.04.002.

[118] Latimer JM, Maekawa S, Yao Y, et al. Regenerative
medicine technologies to treat dental, oral, and craniofacial
defects. Front Bioeng Biotechnol. 2021;9:704048. https://
doi.org/10.3389/fbioe.2021.704048.

[119] Fielding GA, Bandyopadhyay A, Bose S. Effects of silica
and zinc oxide doping on mechanical and biological
properties of 3D printed tricalcium phosphate tissue
engineering scaffolds. Dent Mater. 2012;28:113-22. https://
doi.org/10.1016/j.dental.2011.09.010.

[120] Grynpas MD, Pilliar RM, Kandel RA, et al. Porous
calcium polyphosphate scaffolds for bone substitute
applications in vivo studies. Biomaterials. 2002;23:2063-
70. https://doi.org/10.1016/S0142-9612(01)00336-2.

[121] Alksne M, Kalvaityte M, Simoliunas E, et al. In vitro
comparison of 3D printed polylactic acid/hydroxyapatite
and polylactic acid/bioglass composite scaffolds: insights
into materialsfor bone regeneration. J Mech Behav
Biomed Mater. 2020;104:103641. https://doi.org/10.1016/
j.jmbbm.2020.103641.

[122] Abdal-hay A, Abbasi N, Gwiazda M, et al. Novel
polycaprolactone/hydroxyapatite nanocomposite fibrous
scaffolds by direct melt-electrospinning writing. Eur
Polym J. 2018;105:257-64. https://doi.org/10.1016/
j.eurpolymj.2018.05.034.

[123] Shanjani Y, Kang Y, Zarnescu L, et al. Endothelial
pattern formation in hybrid constructs of additive
manufactured porous rigid scaffolds and cell-laden
hydrogels for orthopedic applications. J Mech Behav
Biomed Mater. 2017;65:356-72. https://doi.org/10.1016/
j.jmbbm.2016.08.037.

[124] Gendviliene I, Simoliunas E, Rekstyte S, et al. Assessment
of the morphology and dimensional accuracy of 3D
printed PLA and PLA/HAp scaffolds. J Mech Behav
Biomed Mater. 2020;104:103616. https://doi.org/10.1016/
j.jmbbm.2020.103616.

[125] Bagheri Saed A, Behravesh AH, Hasannia S, et al. An
in vitro study on the key features of poly L-lactic acid/
biphasic calcium phosphate scaffolds fabricated via DLP 3D
printing for bone grafting. Eur Polym J. 2020;141:110057.
https://doi.org/10.1016/j.eurpolymj.2020.110057.

[126] Liu L, Xiong Z, Yan Y, et al. Porous morphology, porosity, mechanical properties of poly(alpha-hydroxy acid)-tricalcium phosphate composite scaffolds fabricated by low-temperature deposition. J Biomed Mater Res A. 2007;82:618-29. https://doi.org/10.1002/jbm.a.31177.

[127] Kim BS, Jang J, Chae S, et al. Three-dimensional bioprinting of cell-laden constructs with polycaprolactone protective layers for using various thermoplastic polymers. Biofabrication. 2016;8:35013. https://doi.org/10.1088/1758-5090/8/3/035013.

[128] Babilotte J, Martin B, Guduric V, et al. Development and characterization of a PLGA-HA composite material to fabricate 3D-printed scaffolds for bone tissue engineering. Mater Sci Eng C. 2021;118:111334. https://doi.org/10.1016/j.msec.2020.111334.

[129] Li Z, Ramay HR, Hauch KD, et al. Chitosan-alginate hybrid scaffolds for bone tissue engineering. Biomaterials. 2005;26:3919-28. https://doi.org/10.1016/j.biomaterials.2004.09.062.

[130] Marijnissen WJCM, van Osch GJVM, Aigner J, et al. Alginate as a chondrocyte-delivery substance in combination with a non-woven scaffold for cartilage tissue engineering. Biomaterials. 2002;23:1511-7. https://doi.org/10.1016/S0142-9612(01)00281-2.

[131] Park H, Lee KY. Cartilage regeneration using biodegradable oxidized alginate/hyaluronate hydrogels. J Biomed Mater Res A. 2014;102:4519-25. https://doi.org/10.1002/jbm.a.35126.

[132] Zhu Y, Liao L. Applications of nanoparticles for anticancer drug delivery: a review. J Nanosci Nanotechnol. 2015;15:4753-73. https://doi.org/10.1166/jnn.2015.10298.

[133] Van der Schueren L, Steyaert I, De Schoenmaker B, De Clerck K. Polycaprolactone/chitosan blend nanofibres electrospun from an acetic acid/formic acid solvent system. Carbohydr Polym. 2012;88:1221-6. https://doi.org/10.1016/j.carbpol.2012.01.085.

[134] Zhang Y, Zhang W, Fedutik Y, et al. Nanodiamonds of different surface chemistry influence the toxicity and differentiation of rat bone mesenchymal stem cells in vitro. J Nanosci Nanotechnol. 2019;19:5426-34. https://doi.org/10.1166/jnn.2019.16545.

[135] Shalumon KT, Anulekha KH, Girish CM, et al. Single step electrospinning of chitosan/poly(caprolactone) nanofibers using formic acid/acetone solvent mixture. Carbohydr Polym. 2010;80:413-9. https://doi.org/10.1016/j.carbpol.2009.11.039.

[136] Zo S, Choi S, Kim H, et al. Synthesis and characterization of carboxymethyl chitosan scaffolds grafted with waterborne polyurethane. J Nanosci Nanotechnol. 2020;20:5014-8. https://doi.org/10.1166/jnn.2020.17844.

[137] LeGeros RZ. Calcium phosphate-based osteoinductive materials. Chem Rev. 2008;108:4742-53. https://doi.org/10.1021/cr800427g.

[138] Hench LL. Bioceramics and the origin of life. J Biomed Mater Res. 1989;23:685-703. https://doi.org/10.1002/jbm.820230703.

[139] Oonishi H. Orthopaedic applications of hydroxyapatite. Biomaterials. 1991;12:171-8. https://doi.org/10.1016/0142-9612(91)90196-H.

[140] Leukers B, Gülkan H, Irsen SH, et al. Hydroxyapatite scaffolds for bone tissue engineering made by 3D printing. J Mater Sci Mater Med. 2005;16:1121-4. https://doi.org/10.1007/s10856-005-4716-5.

[141] Wheeler DL, Stokes KE, Park HM, Hollinger JO. Evaluation of particulate bioglass in a rabbitradius ostectomy model. J Biomed Mater Res. 1997;35:249-54. https://doi.org/10.1002/(sici)1097-4636(199705)35:2<249::aid-jbm12>3.0.co;2-c.

[142] Sumida T, Otawa N, Kamata YU, et al. Custom-made titanium devices as membranes for bone augmentation in implant treatment: clinical application and the comparison with conventional titanium mesh. J Craniomaxillofac Surg. 2015;43:2183-8. https://doi.org/10.1016/j.jcms.2015.10.020.

[143] Fahmy MD, Jazayeri HE, Razavi M, et al. Three-dimensional bioprinting materials with potential application in preprosthetic surgery. J Prosthodont. 2016;25:310-8. https://doi.org/10.1111/jopr.12431.

[144] Shaunak S, Dhinsa SB, Khan SW. The role of 3D modelling and printing in orthopaedic tissue engineering: a review of the current literature. Curr Stem Cell Res Ther. 2017;12:225-32.

[145] Zhu M, Zhang J, Zhao S, Zhu Y. Three-dimensional printing of cerium-incorporated mesoporous calcium-silicate scaffolds for bone repair. J Mater Sci. 2016;51:836-44. https://doi.org/10.1007/s10853-015-9406-1.

[146] Temple JP, Hutton DL, Hung BP, et al. Engineering anatomically shaped vascularized bone grafts with hASCs and 3D-printed PCL scaffolds. J Biomed Mater Res A. 2014;102:4317-25. https://doi.org/10.1002/jbm.a.35107.

[147] Kawai T, Shanjani Y, Fazeli S, et al. Customized, degradable, functionally graded scaffold for potential treatment of early stage osteonecrosis of the femoral head. J Orthop Res. 2018;36:1002-11. https://doi.org/10.1002/jor.23673.

[148] Singh S, Ramakrishna S. Biomedical applications of additive manufacturing: present and future. Curr Opin Biomed Eng. 2017;2:105-15. https://doi.org/10.1016/j.cobme.2017.05.006.

[149] Elomaa L, Yang YP. Additive manufacturing of vascular grafts and vascularized tissue constructs. Tissue Eng Part B Rev. 2017;23:436-50. https://doi.org/10.1089/ten.TEB.2016.0348.

[150] Tappa K, Jammalamadaka U. Novel biomaterials used in medical 3D printing techniques. J Funct Biomater. 2018;9:17.

[151] Ma H, Feng C, Chang J, Wu C. 3D-printed bioceramic scaffolds: from bone tissue engineering to tumor therapy. Acta Biomater. 2018;79:37-59. https://doi.org/10.1016/j.actbio.2018.08.026.

[152] Anitua E, Tejero R, Zalduendo MM, Orive G. Plasma rich in growth factors promotes bone tissue regeneration by stimulating proliferation, migration, and autocrine secretion in primary human osteoblasts. J Periodontol. 2013;84:1180-90. https://doi.org/10.1902/jop.2012.120292.

第9章 口腔颌面外科的原位骨再生：定义、适应证和制造

In Situ Bone Regeneration in Oral and Maxillofacial Surgery: Definition, Indications, and Manufacturing Considerations

Helia Sadat Haeri Boroojeni　Niusha Gharehdaghi　Sahar Moghaddasi　Arash Khojasteh　著

原位再生是指利用宿主机体的再生和修复能力，在缺陷部位有效招募内源性宿主细胞，并诱导浸润细胞向特定谱系发展[1]。这种方法的发展解决了基于细胞的再生治疗方法所面临的挑战。其中包括寻找可靠的细胞来源、供体部位活检、广泛的细胞扩增阶段，以及分离的组织来源干细胞/祖细胞的异质性导致苛刻的标准化程序[2, 3]。由于省去了移植前的体外细胞操作，原位方法在时间和资源方面为高效骨再生提供了潜力[4]。从这个角度来看，原位骨再生需要在宏观和微观层面恢复骨组织环境，包括两个核心方面：①提供并维持一个受保护的愈合空间，以便细胞招募并引导再生；②利用生物化学信号优化宿主的再生能力。

计算机辅助设计和计算机辅助制造（CAD/CAM）系统与颌面外科手术的整合增强了骨再生方法。从术前缺损建模到制造用于骨再生的患者个性化植入体（PSI），CAD/CAM 系统与多个手术阶段的结合推动了骨再生技术的发展。在以 CAM-CAM 为基础的 PSI 所开展的再生方法中，原位骨再生旨在将骨替代材料输送到预先设计的三维（3D）空间保护结构内。创建患者特异的封闭区（如网、壳、格子、板、膜、

室、隔间等）可在植入时建立一个受保护的愈合空间。在 PSI 保存空间的同时，宿主体内的再生和修复能力会引导再生向预期的组织谱系发展，以满足植入物预先规划的尺寸拓扑结构。此外，下层移植材料受到保护，为定向再生提供了稳定的空间。

一、受保护的治疗空间

为再生保留一个受保护的愈合空间是原位骨再生的先决条件之一。许多研究都旨在通过原位骨再生来进行颌骨及颌面骨缺损的重建。尽管已使用多种骨替代材料及其组合与 PSI 一起应用，其工作原理本质上是相同的。

（一）临床应用

1. 牙槽嵴增高术

钛合金 PSI 已被填入多种临床骨替代材料，可分为冻干异体骨移植（freeze-dried bone allograft，FDBA）、自体和异种移植颗粒组合以及自体移植和异体材料组合。在牙槽嵴增高术中，应用填充了 FDBA、釉质基质衍生物和富血小板血浆（platelet-rich plasma，PRP）混合物的钛合金 PSI，8 个月后显示出 5mm 的水平增宽[5]。

使用自体和异种移植填充的钛 PSI，可以达

到增大美学区和萎缩的牙槽嵴的目的。最常用的异种移植材料是去矿化牛骨矿物质（demineralized bovine bone mineral, DBBM）（图 9-1 和图 9-2）[6-13]。对钛 PSI 周围组织的组织学评估显示，PSI 一侧具有黏膜特征，另一侧具有骨矿化特征。矿化的骨组织中可见髓质区的组织细胞结构和细胞群，以母细胞样细胞为主。矿化骨组织的髓质区域含有新的毛细血管灶芽。此外，还出现了以大块类骨组织和大量成骨细胞及骨碎屑为特征的重塑前沿[9]。据报道，有时再生骨组织的过度生长会超过钛 PSI。同时有研究表明，在原位再生的牙槽嵴增量病例中，大多数种植体的植入不仅顺利，而且存活率高达 100%[8, 13]。此外，在钛网下还可观察到 1~2mm 厚的假骨膜组织的形成[5, 12]。除钛 PSI 外，Mounir 等还使用聚醚醚酮（PEEK）PSI 和自体及异种材料来增强上颌萎缩的牙槽嵴。他们的研究结果表明，原位骨再生充分，并且与商业可弯曲钛网相比，实现了相当的骨增量率[14]。

2. 重建

（1）上颌骨缺损：经过长时间的后续治疗，布朗 II 级和 III 级上颌骨缺损和眶底的重建和重塑手术取得了令人满意的效果[15, 16]。眶底重建后，未发现因 PSI 植入而导致复视、眼球突出或视神经损伤的情况。双眼的眼球投影和眼眶体积保持对称[16]。根据 Shan 等的研究，与下颌骨相比，使用钛 PSI 和纤维瓣移植进行上颌骨重建的效果较差，可重复性也较低[17]。

（2）下颌骨缺损：利用原位骨再生技术重建下颌骨的所有临床应用都涉及自体骨移植和钛 PSI 植入。Antunez-Conde 等采用自体骨移植和钛 PSI 重建下颌骨节段性缺损。通过原位骨再生，成功实现了修复，有时还实现了骨量的过度矫正。他们报道称，CAD/CAM 制造的 PSI 除了具有其他临床优势外，还增加了骨与骨之间的接触，解决了垂直差异，减少了骨吸收[18]。在对一例下颌骨骨折病例的治疗中，使用钛合金 PSI 固定并塑形下颌骨的多块移位碎片，结果显示下颌

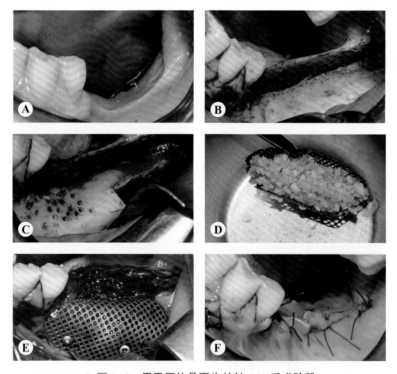

▲ 图 9-1　用于原位骨再生的钛 PSI 手术阶段

A. 手术部位的术前临床视图；B. 手术部位的术前骨质状况；C. 从下颌支上采集的块状移植物；D. 装有颗粒骨的网片；E. 固定网片；F. 闭合[7]

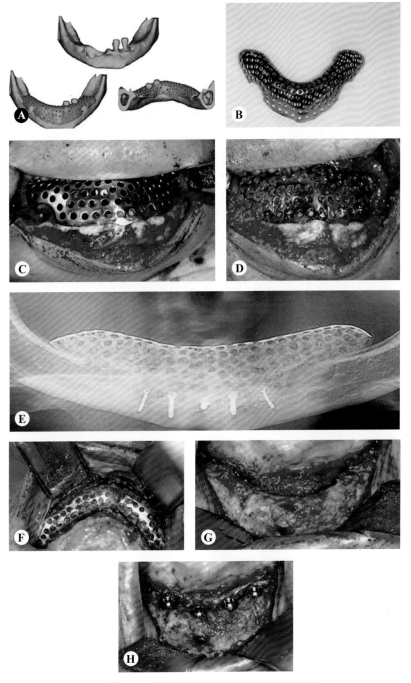

▲ 图 9-2　原位骨再生用于下颌牙槽嵴增高
A. PSI 的 CAD；B. 制作好的钛 PSI；C. PSI 安装；D. 填充了骨替代材料的固定钛
PSI；E. 固定钛 PSI 的全景；F. 手术复位后的 PSI 外观；G. 再生骨；H. 种植体植
入后的情况（图片由 Khojasteh 医生提供）

骨修复成功，随访期间未发现临床炎症迹象。在
患者的 CT 图像中未发现骨吸收现象。部分 PSI
表面被骨痂覆盖的现象同样明显[19]。此外，使用
钛 PSI 重建颏部和下颌骨体也在 5 年内顺利完成

了修复（图 9-3 和图 9-4）。

（二）临床使用材料及制作方法

1. 钛

大多数临床研究都使用钛 PSI 进行原位骨

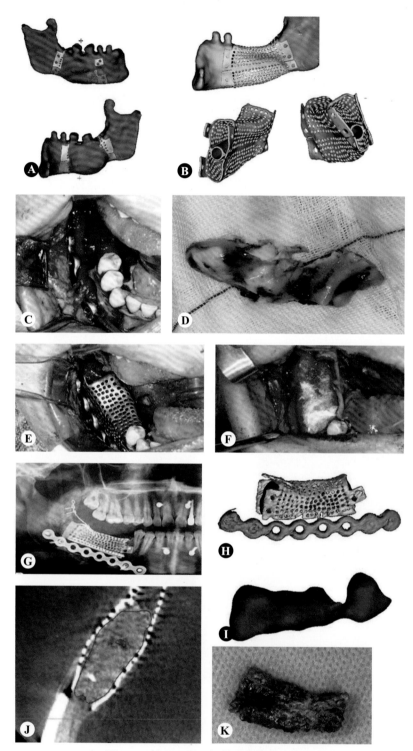

▲ 图 9-3　钛 PSI 在下颌骨后方的原位骨再生

A 和 B. 通过 Mimics 21.0 软件（比利时 Materialise®）在患者的虚拟下颌骨模型上进行钛 PSI 的计算机辅助设计（CAD）；C. 切除后的缺损视图；D. 切除的组织（图片由 Khojasteh 医生提供）；E. 使用钛 PSI 在下颌骨后方进行原位骨再生，在该部位放置钛 PSI，同时保留核心部位下牙槽骨束的连续性以利于血管形成；F. 关闭前覆盖 PSI；G. 手术后全景（图片由 Khojasteh 医生提供）；H. 使用钛 PSI 在下颌骨后方进行原位骨再生，术后 6 个月的 CBCT 和 3D 虚拟视图，插入的钛 PSI 和钢板，以及内部的新生骨；I. 唯一的新生骨组织；J. PSI 内新生骨的 CBCT 截面图（图片由 Khojasteh 医生提供）；K. 使用钛 PSI 在下颌骨后方进行原位骨再生：6 个月后，未发现炎症、组织坏死或感染迹象，在远侧附着龈区域发现了极少的 PSI 暴露，患者在愈合过程中未出现任何功能障碍，咀嚼和言语能力良好，术后 6 个月，发现骨形成的影像学迹象后重新植入，从 PSI 取出的新生骨组织

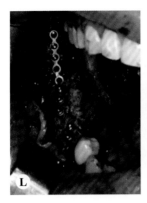
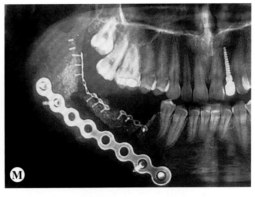

▲ 图 9-3（续） 钛 PSI 在下颌骨后方的原位骨再生

L. 用钢板和螺钉固定缺损部位的新生骨段；M. 植入后全景（图片由 Khojasteh 医生提供）

原位骨再生 PSI 的临床应用	
嵴增高	
	钛或 PEEK PSI + 骨移植
重建	
上颌骨缺损	钛 PSI + 骨移植
下颌骨缺损	钛 PSI + 骨移植

▲ 图 9-4 原位骨再生的临床应用

再生。钛 PSI 适用于大多数缺损，甚至是复杂形貌的缺损，并且在 CAM 后可提供可行的贴合[20]。有几项研究报道称，其平均水平再生长度为 4mm[21-23]。组织学评估证明，用于萎缩牙槽嵴原位骨再生的钛 PSI 具有良好的生物相容性，未出现坏死、纤维化或脂肪细胞异位浸润等不良反应[8, 9]。然而，钛 PSI 无法避免软组织的生长和假骨膜的形成，这可能会占据预期的骨再生空间。其他材料尚未报道过这种效应。此外，钛合金具有放射不透性，曝光率较高[20]。目前还没有关于钛网准确再生能力的结论[24]。通过原位骨再生和种植体植入同时进行，垂直再生最大可达 13.7mm[25]，但平均垂直再生范围为 2.56～6mm[21]。

钛 PSI 大多采用选择性激光熔融（SLM）制造，这种方法适用于单一金属元素。此外，选择性激光烧结（SLS）方法，包括电子束熔融（EBM）[5, 26] 和直接金属激光烧结（DMLS）[10, 27]，也可用于钛合金，并提供灵活的选择[6, 8, 9, 12, 15, 16, 28]。EBM 利用主要含钨的细丝产生的聚焦电子束，熔化铺展在预热平台上的金属粉末。整个过程在真空下进行，最终的 PSI 通过冷却凝固[29]。DMLS 的轨迹包括加热钛粉，直到颗粒熔化。DMLS 通过设计额外的支撑结构实现结构支撑[28]。与 DMLS 或 SLM 相比，EBM 的电子束能量密度更高，打印速度也更快。

2. 聚醚醚酮

聚醚醚酮（PEEK）PSI 也被用于原位骨再

生。PEEK PSI 是用铣床从医用级 PEEK 块中制造出来的。它们无法手工成型，通常适合颌骨的解剖形态。PEEK 具有适当的拉伸强度和弹性，与人体原生骨非常相似[20]。在 PEEK PSI 的内表面填充自体和异种移植材料，并将其应用于上颌骨嵴，已经显示出成功的重建效果，术后多无大碍或易于管理，之后可进行种植体植入。术后 6 个月的 CBCT 图像显示该部位有足够的垂直和水平再生[14, 30]。值得注意的是，PEEK 具有放射性，制备成本高且不具有骨诱导性。

3. 羟基磷灰石（HA）/聚左旋丙交酯（PLLA）

HA/PLLA 复合 PSI 与颗粒松质骨、骨髓和 PRP 已被用于下颌骨重建。补充 HA 的目的是提高纯 PLLA 的骨诱导能力。所采用的 HA/PLLA 片材是机械加工而成的。其平滑的形状便于再次手术时的移除，并在手术过程中减少对黏膜的刺激，从而缩短暴露时间。此外，HA/PLLA 具有放射性和生物可吸收性[20]。据报道，随访 2 年未发现骨质吸收，随访 1 年未发现并发症。此外，原位再生骨的平均 CT 值为 790 HU[31]。然而，HA/PLLA PSI 的制备过程复杂，最小厚度相对较薄，因此具有一定的挑战性[20]（图 9-5）。

（三）临床优势

基于 CAD/CAM 的再生工作流程的主要优势包括以下四个方面。

1. 手术时间

由于在术前对制作好的钛网或腔室进行了测试，因此无须在手术室进行人工网片弯曲过程，这总体上缩短了手术时间并降低了相关风险。

术前对制作好的腔室进行虚拟设计能够实现精确贴合，并采用自然解剖切口作为固定点，这可以最大限度地减少植入螺钉的数量[27, 32]。

就治疗效果而言，CAD/CAM 制造的钛合金 PSI 和定制托盘可以提供对称的面部轮廓和尺寸。设计精良的 PSI 既能适应面部的具体情况，又能固定在剩余的骨段上。因此，Ma 等发明了一种三维打印网状托盘，用于原位骨再生和下颌骨粉碎性骨折的固定。这样一来，可预测性和形态恢复都得到了改善。与传统的重建板相比，3D 打印网状托盘提高了稳定性和最终外观。对于需要重建节段性和（或）大面积下颌骨缺损的患者，这些技术可以提供适当的髁突定位并保持咬合稳定性[19]。

2. 移植的必要性和延伸

用于原位骨再生的 CAD-CAM 设计的 PSI 可减少合成骨替代物的使用量，有时甚至减少其必要性。此外，若采用自体骨移植，所需采集的骨量也会减少。

3. 手术质量和准确性

巧妙地选择 CAD/CAM 方法，尤其是 CAM 方法，用于加工材料或高效系统，可促进手术的顺利进行。所产生的结果更容易达到高质量、高精度，并与预先计划的预测结果相似。一旦成功实施，CAD-CAM 制造的 PSI 能够有效促进均匀的骨形成，并保持一个受保护的愈合空间。这就为种植体的植入提供了充足的植入床，不仅处于最佳解剖位置，同时也与对颌牙列相匹配。

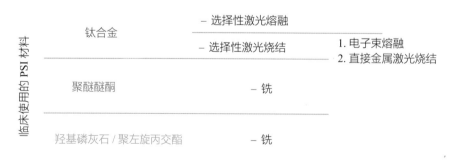

▲ 图 9-5　临床使用的 PSI 材料

4. 术后

基于 CAD/CAM 的原位骨再生技术能通过提高 PSI 的可行性和相对刚性，有利于缩短术后恢复期并促进愈合过程。值得注意的是，商用柔性钛网厚度为 0.1mm、0.2mm 或 0.3mm，刚性较差，无法固定填充骨替代材料或保留愈合空间 [26, 27, 33]。

（四）并发症

1. 应用原位骨再生 PSI 后的潜在并发症

（1）伤口裂开和 PSI 暴露：伤口裂开和 PSI 暴露是原位骨再生后出现的最常见并发症 [5, 10, 13, 26, 34]。在临床上，伤口裂开并不总是伴随着 PSI 的彻底暴露。它可能部分发生，仅限于通过变薄的覆盖黏膜限制 PSI 的松动 [35]。PSI 暴露可能发生在口腔内或眶窝 [15, 18]。裂开可能导致骨填充受阻和（或）植骨失败，且成功机会渺茫。此外，还可能需要在种植体类型和植入方式的选择上进行补偿性调整。PSI 暴露也会影响骨再生 [5, 8-10, 13, 27, 32, 34, 36]。

较高的 PSI 暴露风险可能与以下因素有关：术前骨质破坏时间过长、下颌骨缺损延伸超过 9cm 且越过中线、辅助放疗后组织愈合受损以及必须同时切除骨段及其上方软组织的情况 [8, 15, 18, 26]。然而，某些参数也可能与 PSI 暴露风险升高有关：例如，患者年龄、性别、存在多个孤立缺损、吸烟、同时进行植骨和上颌窦提升手术、自体移植物供体部位、牙周中缺损尺寸，以及手术的具体情况（即 PSI 大小、皮瓣设计、缺损位置）[8, 34, 37, 38]。

伤口裂开和 PSI 暴露可能伴有感染和移植物脱落。与伤口裂开相关的感染发生率较低，但它会严重阻碍牙槽骨再生。PSI 暴露处理不当会导致细菌污染、感染和 PSI 或膜的完整性受损，从而导致软组织长入，骨填充量可减少高达 74%。如果局部和全身使用抗生素不能成功抑制与裂开相关的感染，则需要去除 PSI 和移植物 [8, 39, 40]。另外，也有可能出现相反的情况，即受体部位感染后可能会出现 PSI 暴露 [36]。关于移

植物丢失，骨替代材料可能会部分丢失，也可能完全丢失。PSI 暴露与骨替代材料的损失量有很大关系 [8]。

对裂开区域周围黏膜的组织学评估显示了三个显著的发现：①结缔组织中浸入的生物材料块；②成纤维细胞样细胞的聚集；③炎症细胞的散在存在。这些线索可证实 PSI 和新生骨之间有软组织生长 [9]。暴露区域的伤口重新上皮化可抑制裂开相关感染的风险；然而，预期的再生率可能无法达到 [9, 13, 32, 41]。

（2）短暂的感觉异常：使用 CAD/CAM 制造的 PSI 后，邻近的神经分支可能会出现一过性麻痹。麻痹可能涉及颏神经（mental nerves）、眶下神经（infraorbital nerves）或下牙槽神经（inferior alveolar nerves）等神经束，通常会在术后 4～52 周内缓解 [8, 36]。

（3）术后偏差和可重复性：治疗结果的偏差大多可能出现在眼眶底部和牙槽突区域。其他原位再生骨性区域的偏差风险低于 2mm，且再现性一般可以接受。然而，软组织的平均误差为 2.9mm。PSI 的术后结果偏差可归因于多阶段计算机辅助手术治疗的错误操作。例如，术前设计、CAM 程序、甚至 PSI 的厚度都可能导致术前计划的治疗结果出现偏差 [15, 17]（图 9-6）。

2. 并发症后的再生率

与在愈合期间出现一种或多种并发症的患者相比，术后愈合过程顺利的患者平均骨再生率更高。后者达到的预期再生率最高仅为 64.2%±22.5%，而前者能达到 82.6%±17.9% 的骨再生率 [36]。

3. 如何预防应用原位骨再生 PSI 后的并发症

Hartmann 等报道称，在使用 A®- 富血小板纤维蛋白(platelet-rich fibrin, PRF）的定制网片时，PSI 的暴露量明显减少 [34]。此外，PSI 的机械强度和渗透性可通过 PSI 配置细节的个性化设计进行优化，这使得 PSI 能够承受咬合负荷，更好地固定，并有效保留愈合空间，使血管化和再生顺

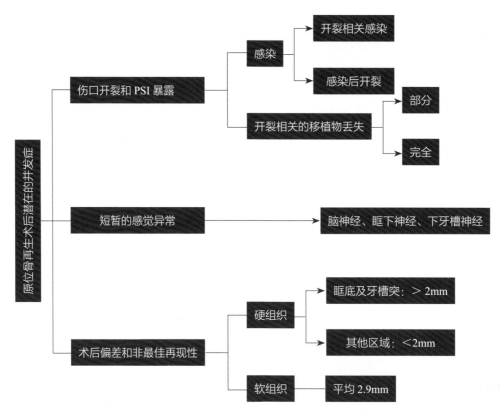

▲ 图 9-6　原位骨再生后的潜在并发症

利进行。关于如何提供预防性应力屏蔽、选择优化的 PSI 材料，以及评估植入式 CAD/CAM 制造 PSI 的长期性能，还需要进一步研究[19]。

二、受体部位特征

受体部位的骨形成在很大程度上取决于其再生潜力。由于不同的解剖位置在血管、骨质、牙槽嵴形态等方面存在差异，其再生潜力也会相应改变。这就突出了根据解剖位置与再生结果进行同质比较的重要性[42]。骨增量与牙槽突之间存在明显的负相关关系，即基底部牙槽突越薄，骨增量率越高。吸收模式与原始牙槽嵴的自然解剖相似可能是一个原因[43]。

（一）增强受体部位的再生潜能

在受保护的愈合空间内有效招募宿主干细胞和（或）祖细胞，同时诱导浸润细胞向成骨系发展，决定了原位骨再生的结果[1, 3]。持续传递适当的生物和信号线索可为宿主细胞提供形成新骨组织的可行环境[4]。通过使用趋化性材料，干细胞可以被内在地吸引并滞留在特定位置[44, 45]。这一过程主要是造血干细胞从外周骨流向骨髓迁移的过程。造血干细胞的进一步茁壮成长取决于支持其干性、功能和细胞增殖的微环境[44, 46, 47]。鉴于此，从宿主干细胞栖息和再生的角度来看，对某些亚状态进行调控和（或）传递，可提高缺损部位的再生能力[45, 48-51]。一种有趣的策略是下调血红素 – 氧合酶 –1，一种细胞内酶，最近发现这种酶是干细胞迁移的负调控因子[52]。

（二）临床应用

1. 重组人血小板衍生生长因子 BB

血小板衍生生长因子（platelet-derived growth factor，PDGF）是一种特征明确的介质，可促进骨骼和软组织再生。它能诱导细胞生长、骨代谢和血管生成[53]。重组人血小板衍生生长因子 BB（recombinant human platelet-derived growth factor BB，rhPDGF-BB）已被用于 3D 牙槽嵴增高术。

De Angelis 及其同事使用填充了 rhPDGF-BB 和无机牛骨颗粒混合物的钛网进行垂直牙槽嵴增高[54]。同样，Funato 等放置了填充了 rhPDGF-BB、自体骨和有机牛骨颗粒混合物的钛网，并覆盖了一层胶原膜，垂直增高的骨高度平均为 8.6 ± 4.0mm[55]。

2. 重组人骨形态发生蛋白 2

重组人骨形态发生蛋白 2（recombinant human bone morphogenic protein 2，rhBMP-2）在间充质细胞向成骨细胞的调节和分化过程中发挥着重要作用[56, 57]。2007 年，美国食品药品管理局（FDA）批准将 rhBMP-2 临床应用于上颌窦提升手术和局部牙槽嵴缺陷的增量手术[57]。De Freitas 等比较了富含 rhBMP-2 的可吸收胶原海绵（absorbable collagen sponge，ACS）与自体骨移植在修复萎缩牙槽嵴的水平增量中的效果。结果发现，rhBMP-2/ACS 组的水平骨增量明显更高。此外，从组织学角度看，rhBMP-2/ACS 活组织切片显示形成了新生的网状和片状骨组织，骨髓中含有丰富的细胞和血管芽。基因表达也证实了 rhBMP-2/ACS 相关骨形成的增强[58]。Alraei 等使用 rhBMP-2/ACS、骨髓抽吸物浓缩物（bone marrow aspirate concentrate，BMAC）和同种异体移植物的混合物，在覆盖有富血小板纤维蛋白（PRF）的钛网中，重建了一个扩展的上颌骨缺损。骨增量和种植体植入 3 年后的随访显示，种植体周围的骨量令人满意[59]。

3. 富血小板纤维蛋白（PRF）

应用自体血液浓缩系统，即 PRF，是提高骨替代材料再生能力的一项很有前景的技术。PRF 是通过对患者自身外周血进行离心，去除额外的抗凝剂，获得固态和液态的 PRF 基质[60]。经 PRF 处理的成骨细胞和成纤维细胞的细胞增殖、迁移和新陈代谢活动明显增强[61, 62]。

Ghanaati 等以开放性愈合为目标，结合使用固态和液态 PRF、颗粒状骨替代材料（无须自体骨）及 CAD-CAM 制造的钛网进行 3D 增量[63]。PRF 往往会释放高浓度的生长因子，如表皮生长因子（epidermal growth factor，EGF）、PDGF、转化生长因子（transforming growth factor，TGF）。手术后第 7 个月，对增量骨标本进行组织学评估，发现存在相对较宽的骨细胞裂隙和丰富的骨细胞群，表明新骨形成和重塑活跃。此外，检查发现高度血管化、细胞丰富且未矿化的组织显示出潜在的矿化迹象，随着时间的推移，这些组织有可能矿化并发展成骨组织。

（三）潜在方法

1. 抗体介导的骨再生

尽管重组生长因子（如 rhBMP-2）的临床应用具有积极的成骨作用，但由于其存在某些缺点（如最佳临床剂量必须比生理浓度大几个数量级，导致恶性肿瘤和致命性水肿的风险增加），人们仍在寻求替代解决方案[50, 64-68]。在其他方法中，单克隆抗体（monoclonal antibody，mAb）的应用促成了抗体介导的骨再生的发展[69]。根据 Khojasteh 等的研究，局部施用嵌合抗 BMP-2 mAB 功能化无机牛骨矿物质与 10% 胶原（anorganic bovine bone mineral with 10% collagen，ABBM-C），12 周后可获得与 rhBMP-2 组相当的骨密度和类骨形成。此外，组织学评估显示，再生骨标本中没有明显的炎症迹象或其他不良反应[70]。

CD271（p75NTR）抗原的表达发生在人类骨髓细胞中，并且尽管在体外没有生长因子刺激的情况下进一步培养，这种表达仍会持续[71]。经 CD271 抗体分选的 CD271$^+$ 细胞具有很高的成骨前体细胞分化潜能[72, 73]。这些发现得出结论，CD271$^+$ 细胞的作用类似于人类骨髓间充质干细胞（bone marrow-derived mesenchymal stem cell，BM-MSC）。此外，CD271 抗原还在细胞迁移中发挥重要作用[74, 75]。因此，Sun 等的研究表明，CD271 抗体有利于招募 BM-MSC 进行原位骨再生[76]。

2. 生物活性分子

基质细胞衍生因子 –1α（stromal cell-derived factor-1α，SDF-1α）又称 CXCL12，是一种干细胞归巢因子，存在于骨髓中未成熟的成骨细胞和内皮细胞中[77]。输送 SDF-1α 可增加干细胞群(间充质干细胞和造血干细胞)在支架植入受体部位的局部募集。SDF-1α 治疗还倾向于抑制肥大细胞脱颗粒,从而导致炎症和纤维化反应发生显著的下游改变[78]。

神经肽 P 物质(substance P,SP)是一种由 11 个氨基酸所组成的肽,也是一种痛觉因子,具有神经调节剂和神经递质的功能,可在局部和全身促进修复性新生血管形成[79]。SP 能够以剂量依赖的方式刺激细胞增殖、成骨细胞功能和分化,以及骨形成。此外,SP 还能促进骨髓来源巨噬细胞的成骨细胞功能及成熟破骨细胞的骨吸收活性[80]。在小鼠模型中,SP 可诱导间充质干细胞募集到缺血部位,并在不注射外源性细胞的情况下实现有效再生[81]。

3. 基因传递

提高再生能力的基因疗法通常采取以下两种形式:①运送转染/转导载体,转染/转导目标宿主细胞;②运送已转染/转导的细胞。第一种方法的好处之一是无须进行具有挑战性和复杂的细胞培养和操作[82]。

人类基因组只有 2% 被翻译成蛋白质[83, 84],大部分基因组则仅被转录。这部分归因于非编码 RNA(noncoding RNA,ncRNA)。众所周知,ncRNA 被认为是参与多种细胞功能的重要因素。NcRNA 根据其大小可分为两类:①≤200 个核苷酸的小型 ncRNA;②长链非编码 RNA(long-intergenic nonprotein coding RNA,lncRNA)[85]。其他 ncRNA 包括微小 RNA(microRNA,miRNA)、环状 RNA(circular RNA,circRNA)、PIWI 相互作用 RNA(PIWI-interacting RNA,piRNA)和小核仁 RNA(small nucleolar RNA,snRNA)[84]。已发现小型 ncRNA 亚类在基因表达中发挥主要调控作用[86-88]。lncRNA 和 circRNA 可通过与 miRNA 结合调控基因表达,促进骨再生[89]。

(1)长链非编码 RNA(lncRNA):Zuo 等于 2013 年首次研究了成骨相关的 lncRNA[90]。在 BMP2 诱导下,间充质干细胞中的 lncRNA 表达谱发生了显著变化。有 116 个差异表达的 lncRNA 会上调相邻基因的表达。这表明,lncRNA 可在与相邻基因的协同作用下调控成骨过程[91]。在干细胞和祖细胞等 DNA 开放且活跃的细胞中,lncRNA 通常以可控的方式大量表达[92]。虽然确切的机制尚不完全清楚,但最近的研究表明,lncRNA 是骨骼生长的重要调节因子[93]。此外,PWRN1-209 已证明能通过诱导钛植入物上的间充质干细胞成骨分化来改善骨形成[94]。在植入镁基生物降解构建物后,观察到 LOC103691336 的上调,这可能有利于使用镁基空间保留结构(即壳、网或隔间)进行原位骨再生的治疗效果[95]。同时一些 lncRNA 可抑制骨形成。Jin 等研究表明,在脂肪来源干细胞的成骨分化过程中,心肌梗死相关转录本(myocardial infarction-associated transcript,MIAT)lncRNA 的表达受到抑制。另外,下调 MIAT lncRNA 会改善成骨过程[96]。

(2)微小 RNA(miRNA):miRNA 是 ncRNA 的一小部分,它们在调控靶基因的表达及细胞分化过程中发挥着重要作用[97]。其一般机制是通过与目标基因 mRNA 的 3′ 非翻译区(3′untranslated regions,3′-UTR)结合来抑制 mRNA 翻译,并促进 mRNA 降解[98]。研究发现,miR-30 家族成员等多种 miRNA 可调控人类间充质干细胞的成骨过程[86, 99]。

质粒 DNA

间充质干细胞(mesenchymal stem cell,MSC)还可以通过基因工程分化为成骨细胞。事实证明,调控因子[包括生长因子(growth factor,GF)、小分子和质粒 DNA(plasmid DNA,pDNA)]可操控间充质干细胞的命运,使其向成骨细胞表型发展[100-102]。rhBMP-2 是一种广泛应用的成骨生长因子[103]。考虑到 rhBMP-2 的细胞毒性和应用负担,BMP-2 编码的 pDNA 可替代用于间充质干细胞的持续基因表达[104-106]。

(四)自发骨形成

下颌骨节段性缺损的自发性骨再生是一种罕

见的现象[107]，尤其是半下颌骨切除术后下颌骨自发再生的病例更为少见[108]。虽然诱导自发性骨再生的确切机制尚不完全清楚，但有几种因素被认为是潜在的影响因素，包括患者的年龄、骨膜的保存、感染控制、术后固定和遗传行为等[109]。Matsuda 等报道了一位 70 岁女性下颌骨药物性骨坏死（medication-related osteonecrosis of the jaw，MRONJ）患者在接受半下颌骨切除术后下颌骨的自发再生[110]。

Ogunlewe 等报道了一例罕见病例，一名 13 岁的尼日利亚镰状细胞病患者因患大面积颌骨成釉细胞瘤而接受全下颌骨切除术，术后整个下颌骨及髁突自发再生[111]。Khojasteh 等描述了一名 19 岁患者在接受半下颌骨切除术治疗扩展性牙源性角化囊肿后，半下颌骨自发再生的情况。在他们的病例中，手术部位是通过口内切口进行的。与口外切口相比，口内切口能更有效地保留骨膜[109]，此外，放置钛重建板似乎有利于引导和维持骨再生的愈合空间（图 9-7）[109]。

（五）牙槽嵴增高和同步种植体植入

少数研究报道了通过同时植入种植体和可直接固定在种植体上的钛网来重建牙槽嵴[112]。Von Arx 和 Kurt 描述了使用从下颌骨口腔内采集的自体骨移植物覆盖钛网进行骨再生的情况，钛网

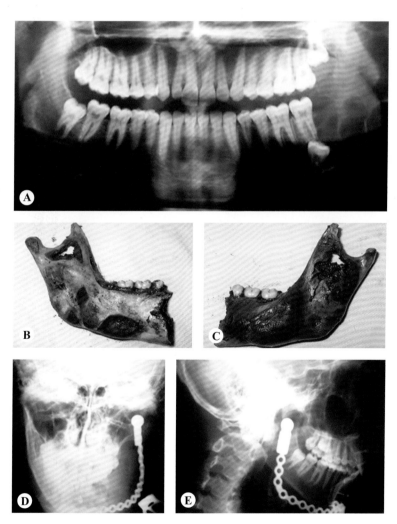

▲ 图 9-7　自发性新生骨形成的下颌骨全景图

A. 显示角化囊肿在左半下颌骨多处扩展，累及嵴和髁突单位；B 和 C. 切除的半下颌骨的舌侧和颊侧视图；D 和 E. 术后正面和侧面放射图像，包括插入的重建钛板[107]；自发性新生骨形成：切除半下颌骨的术后 1 年视图，包括固定重建钛板上新骨形成的证据，从髁突单元到横梁和前下颌骨

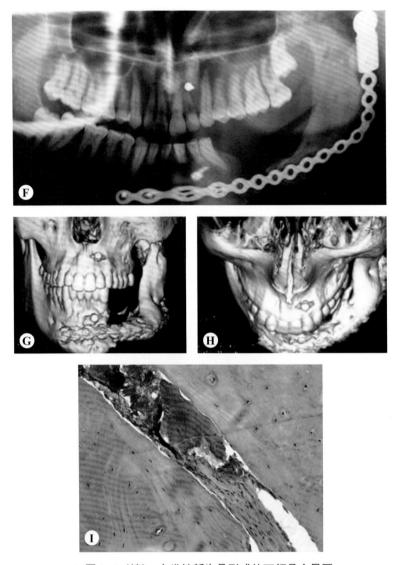

▲ 图 9-7（续） 自发性新生骨形成的下颌骨全景图

F. 全景视图；G 和 H. 三维 CT 评估 [109]；I. 自发性新生骨形成：对新生骨组织进行组织学评估，结果显示形成了致密的骨小梁，存在骨细胞，并显示出混合纤维隙 [109]

用微型螺钉固定在残留的颌骨上。6 个月后，平均骨填充率为 93.5%，高度为 5.8mm。术后愈合期间，只有一个部位出现软组织裂开和网片暴露（并发症发生率为 5%）[113]。

Zhang 等使用了 L 型钛网。据报道，垂直方向的骨增量值平均为（3.61±1.50）mm，水平方向的骨增量值平均为（3.10±2.06）mm。41个月的随访显示，种植成功率和存活率分别为 93.75% 和 100%。在种植体顶部唇侧骨吸收垂直方向为（-0.81±1.00）mm，水平方向为（-0.13±1.19）mm[114]。

（六）与患者相关的因素

1. 血管化

区域的再血管化对于骨移植的整合和成骨至关重要 [115, 116]。尼古丁的使用与移植物再血管化进程延缓、再血管化区域减少及移植物坏死发生率较高有关 [117]。在骨转换率较高的情况下（如慢性肾病、类风湿关节炎、皮质类固醇引起的骨质疏松症和绝经后骨质疏松症），骨移植物尤其容易被吸收 [118]。

2. 年龄

Liu 等通过再生方法证明了在修复临界大小颅骨缺损中的年龄相关宿主反应[119]。患者的年龄对骨形成的速度和数量有很大影响。从影像学和组织学检查中可以看出，6 个月大的小鼠出现了骨再生，而 14 个月大的小鼠组织修复能力受损，从第 2 周到第 8 周均未观察到钙化增加。这些发现与临床上随着年龄增长骨组织修复能力下降的情况一致[120, 121]。这可能是由于年龄相关的成骨潜能降低[122, 123]，克隆形成能力下降[124]，以及血管支持受阻[125]。

参考文献

[1] Lutolf MP, Gilbert PM, Blau HM. Designing materials to direct stem-cell fate. Nature. 2009;462(7272):433-41.

[2] Atala A. Engineering tissues, organs and cells. J Tissue Eng Regen Med. 2007;1(2):83-96.

[3] Salehi-Nik N, Rezai Rad M, Kheiri L, Nazeman P, Nadjmi N, Khojasteh A. Buccal fat pad as a potential source of stem cells for bone regeneration: a literature review. Stem Cells Int. 2017;2017:8354640.

[4] Ko IK, Lee SJ, Atala A, Yoo JJ. In situ tissue regeneration through host stem cell recruitment. Exp Mol Med. 2013; 45:e57.

[5] Connors CA, Liacouras PC, Grant GT. Custom titanium ridge augmentation matrix (CTRAM): a case report. Int J Periodontics Restorative Dent. 2016;36(5):707-14.

[6] Al-Ardah AJ, Alqahtani N, AlHelal A, Goodacre BJ, Swamidass R, Garbacea A, et al. Using virtual ridge augmentation and 3-dimensional printing to fabricate a titanium mesh positioning device: a novel technique letter. J Oral Implantol. 2018;44(4):293-9.

[7] Lizio G, Pellegrino G, Corinaldesi G, Ferri A, Marchetti C, Felice P. Guided bone regeneration using titanium mesh to augment 3-dimensional alveolar defects prior to implant placement. A pilot study. Clin Oral Implants Res. 2022;33(6):607-21.

[8] Chiapasco M, Casentini P, Tommasato G, Dellavia C, Del Fabbro M. Customized CAD/CAM titanium meshes for the guided bone regeneration of severe alveolar ridge defects: preliminary results of a retrospective clinical study in humans. Clin Oral Implants Res. 2021;32(4):498-510.

[9] Dellavia C, Canciani E, Pellegrini G, Tommasato G, Graziano D, Chiapasco M. Histological assessment of mandibular bone tissue after guided bone regeneration with customized computer-aided design/computer-assisted manufacture titanium mesh in humans: a cohort study. Clin Implant Dent Relat Res. 2021;23(4):600-11.

[10] Ciocca L, Lizio G, Baldissara P, Sambuco A, Scotti R, Corinaldesi G. Prosthetically CAD-CAM-guided bone augmentation of atrophic jaws using customized titanium mesh: preliminary results of an open prospective study. J Oral Implantol. 2018;44(2):131-7.

[11] Tallarico M, Park C-J, Lumbau AI, Annucci M, Baldoni E, Koshovari A, et al. Customized 3D-printed titanium mesh developed to regenerate a complex bone defect in the aesthetic zone: a case report approached with a fully digital workflow. Materials (Basel). 2020;13(17):3874.

[12] Li L, Wang C, Li X, Fu G, Chen D, Huang Y. Research on the dimensional accuracy of customized bone augmentation combined with 3D-printing individualized titanium mesh: a retrospective case series study. Clin Implant Dent Relat Res. 2021;23(1):5-18.

[13] Sagheb K, Schiegnitz E, Moergel M, Walter C, Al-Nawas B, Wagner W. Clinical outcome of alveolar ridge augmentation with individualized CAD-CAM-produced titanium mesh. Int J Implant Dent. 2017;3(1):36.

[14] Mounir M, Shalash M, Mounir S, Nassar Y, El Khatib O. Assessment of three dimensional bone augmentation of severely atrophied maxillary alveolar ridges using prebent titanium mesh vs customized poly-ether-ether-ketone (PEEK) mesh: a randomized clinical trial. Clin Implant Dent Relat Res. 2019;21(5):960-7.

[15] Tarsitano A, Battaglia S, Ciocca L, Scotti R, Cipriani R, Marchetti C. Surgical reconstruction of maxillary defects using a computer-assisted design/computer-assisted manufacturing-produced titanium mesh supporting a free flap. J Craniomaxillofac Surg. 2016;44(9):1320-6.

[16] Fu K, Liu Y, Gao N, Cai J, He W, Qiu W. Reconstruction of maxillary and orbital floor defect with free fibula flap and whole individualized titanium mesh assisted by computer techniques. J Oral Maxillofac Surg. 2017;75(8):1791.e1-9.

[17] Shan X-F, Chen H-M, Liang J, Huang J-W, Cai Z-G. Surgical reconstruction of maxillary and mandibular defects using a printed titanium mesh. J Oral Maxillofac Surg. 2015;73(7):1437.e1-9.

[18] Antúnez-Conde R, Salmerón JI, Díez-Montiel A, Agea M, Gascón D, Sada Á, et al. Mandibular reconstruction with fibula flap and dental implants through virtual surgical planning and three different techniques: double-barrel flap, implant dynamic navigation and CAD/CAM mesh with iliac crest graft. Front Oncol. 2021;11:719712.

[19] Ma J, Ma L, Wang Z, Zhu X, Wang W. The use of 3D-printed titanium mesh tray in treating complex comminuted mandibular fractures: a case report. Medicine (Baltimore). 2017;96(27):e7250.

[20] Shi Y, Liu J, Du M, Zhang S, Liu Y, Yang H, et al. Customized barrier membrane (titanium alloy, poly ether-ether ketone and unsintered hydroxyapatite/poly-l-lactide)

for guided bone regeneration. Front Bioeng Biotechnol. 2022;10:916967.

[21] Corinaldesi G, Pieri F, Sapigni L, Marchetti C. Evaluation of survival and success rates of dental implants placed at the time of or after alveolar ridge augmentation with an autogenous mandibular bone graft and titanium mesh: a 3- to 8-year retrospective study. Int J Oral Maxillofac Implants. 2009;24(6):1119-28.

[22] Louis PJ, Gutta R, Said-Al-Naief N, Bartolucci AA. Reconstruction of the maxilla and mandible with particulate bone graft and titanium mesh for implant placement. J Oral Maxillofac Surg. 2008;66(2):235-45.

[23] Miyamoto I, Funaki K, Yamauchi K, Kodama T, Takahashi T. Alveolar ridge reconstruction with titanium mesh and autogenous particulate bone graft: computed tomography-based evaluations of augmented bone quality and quantity. Clin Implant Dent Relat Res. 2012;14(2):304-11.

[24] Briguglio F, Falcomatà D, Marconcini S, Fiorillo L, Briguglio R, Farronato D. The use of titaniummesh in guided bone regeneration: a systematic review. Int J Dent. 2019;2019:9065423.

[25] Proussaefs P, Lozada J. Use of titanium mesh for staged localized alveolar ridge augmentation: clinical and histologic-histomorphometric evaluation. J Oral Implantol. 2006;32(5):237-47.

[26] Farid Shehab M, Hamid NMA, Askar NA, Elmardenly AM. Immediate mandibular reconstruction via patient-specific titanium mesh tray using electron beam melting/CAD/rapid prototyping techniques: one-year follow-up. Int J Med Robot. 2018;14(3):e1895.

[27] Ciocca L, Fantini M, De Crescenzio F, Corinaldesi G, Scotti R. Direct metal laser sintering (DMLS) of a customized titanium mesh for prosthetically guided bone regeneration of atrophicmaxillary arches. Med Biol Eng Comput. 2011;49(11):1347-52.

[28] Redwood B, Schöffer F, Garret B. The 3D printing handbook: technologies, design and applications. 1st ed. Amsterdam: 3D Hubs; 2017.

[29] Popov V, Katz-Demyanetz A, Bamberger M. Heat transfer and phase formation through EBM 3D-printing of Ti-6Al-4V cylindrical parts. In: Defect and diffusion forum. Switzerland: Trans Tech; 2018. p. 190-5.

[30] El Morsy OA, Barakat A, Mekhemer S, Mounir M. Assessment of 3-dimensional bone augmentation of severely atrophied maxillary alveolar ridges using patient-specific poly ether-ether ketone (PEEK) sheets. Clin Implant Dent Relat Res. 2020;22(2):148-55.

[31] Matsuo A, Chiba H, Takahashi H, Toyoda J, Abukawa H. Clinical application of a custom-made bioresorbable raw particulate hydroxyapatite/poly-L-lactide mesh tray for mandibular reconstruction. Odontology. 2010;98(1):85-8.

[32] Sumida T, Otawa N, Kamata YU, Kamakura S, Mtsushita T, Kitagaki H, et al. Custom-titanium devices as membranes for bone augmentation in implant treatment: clinical application and the comparison with conventional titanium mesh. J Craniomaxillofac Surg. 2015;43(10):2183-8.

[33] Ciocca L, Ragazzini S, Fantini M, Corinaldesi G, Scotti R. Work flow for the prosthetic rehabilitation of atrophic patients with a minimal-intervention CAD/CAM approach.

J Prosthet Dent. 2015;114(1):22-6.

[34] Hartmann A, Seiler M. Minimizing risk of customized titanium mesh exposures—a retrospective analysis. BMC Oral Health. 2020;20(1):36.

[35] Nickenig H-J, Riekert M, Zirk M, Lentzen M-P, Zöller JE, Kreppel M. 3D-based buccal augmentation for ideal prosthetic implant alignment-an optimized method and report on 7 cases with pronounced buccal concavities. Clin Oral Investig. 2022;26(5):3999-4010.

[36] Cucchi A, Vignudelli E, Franceschi D, Randellini E, Lizio G, Fiorino A, et al. Vertical and horizontal ridge augmentation using customized CAD/CAM titanium mesh with versus without resorbable membranes. A randomized clinical trial. Clin Oral Implants Res. 2021;32(12):1411-24.

[37] Hassani A, Khojasteh A, Shamsabad AN. The anterior palate as a donor site in maxillofacial bone grafting: a quantitative anatomic study. J Oral Maxillofac Surg. 2005;63(8):1196-200.

[38] Khojasteh A, Kheiri L, Behnia H, Tehranchi A, Nazeman P, Nadjmi N, et al. Lateral ramus cortical bone plate in alveolar cleft osteoplasty with concomitant use of buccal fat pad derived cells and autogenous bone: phase I clinical trial. Biomed Res Int. 2017;2017:6560234.

[39] Rakhmatia YD, Ayukawa Y, Furuhashi A, Koyano K. Current barrier membranes: titanium mesh and other membranes for guided bone regeneration in dental applications. J Prosthodont Res. 2013;57(1):3-14.

[40] Garcia C, Gallardo A, López D, Elvira C, Azzahti A, Lopez-Martinez E, et al. Smart pH-responsive antimicrobial hydrogel scaffolds prepared by additive manufacturing. ACS Appl Bio Mater. 2018;1(5):1337-47.

[41] Seiler M, Kämmerer PW, Peetz M, Hartmann A. Customized lattice structure in reconstruction of three-dimensional alveolar defects. Int J Comput Dent. 2018;21(3):261-7.

[42] Polimeni G, Albandar JM, Wikesjö UME. Prognostic factors for alveolar regeneration: osteogenic potential of resident bone. J Clin Periodontol. 2004;31(10):840-4.

[43] Naenni N, Lim H-C, Papageorgiou SN, Hämmerle CHF. Efficacy of lateral bone augmentation prior to implant placement: a systematic review and meta-analysis. J Clin Periodontol. 2019;46(Suppl 21):287-306.

[44] Bonig H, Priestley GV, Oehler V, Papayannopoulou T. Hematopoietic progenitor cells (HPC) from mobilized peripheral blood display enhanced migration and marrow homing compared to steady-state bone marrow HPC. Exp Hematol. 2007;35(2):326-34.

[45] Ratajczak MZ, Suszynska M, Borkowska S, Ratajczak J, Schneider G. The role of sphingosine-1phosphate and ceramide-1 phosphate in trafficking of normal stem cells and cancer cells. Expert Opin Ther Targets. 2014;18(1):95-107.

[46] Ratajczak MZ, Kim C, Janowska-Wieczorek A, Ratajczak J. The expanding family of bone marrow homing factors for hematopoietic stem cells: stromal derived factor 1 is not the only player in the game. ScientificWorldJournal. 2012;2012:758512.

[47] Ratajczak MZ, Kim C, Ratajczak J, Janowska-Wieczorek A. Innate immunity as orchestrator of bone marrow homing for hematopoietic stem/progenitor cells. Adv Exp Med Biol. 2013;735:219-32.

[48] Klyachkin YM, Karapetyan AV, Ratajczak MZ, Abdel-Latif A. The role of bioactive lipids in stem cell mobilization and homing: novel therapeutics for myocardial ischemia. Biomed Res Int. 2014;2014:653543.

[49] Lemoli RM, Ferrari D, Fogli M, Rossi L, Pizzirani C, Forchap S, et al. Extracellular nucleotides are potent stimulators of human hematopoietic stem cells in vitro and in vivo. Blood. 2004;104(6):1662-70.

[50] Hossein-Khannazer N, Hashemi SM, Namaki S, Ghanbarian H, Sattari M, Khojasteh A. Study of the immunomodulatory effects of osteogenic differentiated human dental pulp stem cells. Life Sci. 2019;216:111-8.

[51] Rezai Rad M, Bohloli M, Akhavan Rahnama M, Anbarlou A, Nazeman P, Khojasteh A. Impact of tissue harvesting sites on the cellular behaviors of adipose-derived stem cells: implication for bone tissue engineering. Stem Cells Int. 2017;2017:2156478.

[52] Adamiak M, Moore JB, Zhao J, Abdelbaset-Ismail A, Grubczak K, Rzeszotek S, et al. Downregulation of heme oxygenase 1 (HO-1) activity in hematopoietic cells enhances their engraftment after transplantation. Cell Transplant. 2016;25(7):1265-76.

[53] Scheines C, Hokett SD, Katancik JA. Recombinant human platelet-derived growth factor-BB in human alveolar ridge augmentation: a review of the literature. Int J Oral Maxillofac Implants. 2018;33(5):1047-56.

[54] De Angelis N, De Lorenzi M, Benedicenti S. Surgical combined approach for alveolar ridge augmentation with titanium mesh and rhPDGF-BB: a 3-year clinical case series. Int J Periodontics Restorative Dent. 2015;35(2):231-7.

[55] Funato A, Ishikawa T, Kitajima H, Yamada M, Moroi H. A novel combined surgical approach to vertical alveolar ridge augmentation with titanium mesh, resorbable membrane, and rhPDGF-BB: a retrospective consecutive case series. Int J Periodontics Restorative Dent. 2013;33(4):437-45.

[56] Annibali S, Cristalli MP, Dell'Aquila D, Bignozzi I, La Monaca G, Pilloni A. Short dental implants: a systematic review. J Dent Res. 2012;91(1):25-32.

[57] Ferreira CF, da Escóssia J, e TPT S, Luiz Zétola A, Nunes Tavares R. Reconstruction of severely atrophic pre-maxilla using RhBMP-2 and titanium mesh for dental implants. JDOI. 2015;1(1):15-20.

[58] de Freitas RM, Susin C, da Tamashiro WMSC, Chaves de Souza JA, Marcantonio C, Wikesjö UM, et al. Histological analysis and gene expression profile following augmentation of the anterior maxilla using rhBMP-2/ACS versus autogenous bone graft. J Clin Periodontol. 2016;43(12):1200-7.

[59] Alraei K, Shrqawi J, Alarusi K. Application of recombinant human BMP-2 with bone marrow aspirate concentrate and platelet-rich fibrin in titanium mesh for vertical maxillary defect reconstruction prior to implant placement. Case Rep Dent. 2021;2021:1-7.

[60] Lorenz J, Al-Maawi S, Sader R, Ghanaati S. Individualized titanium mesh combined with platelet-rich fibrin and deproteinized bovine bone: a new approach for challenging augmentation. J Oral Implantol. 2018;44(5):345-51.

[61] Wang X, Zhang Y, Choukroun J, Ghanaati S, Miron RJ. Behavior of gingival fibroblasts on titanium implant surfaces in combination with either injectable-PRF or PRP. Int J Mol Sci. 2017;18(2):331.

[62] Wang X, Zhang Y, Choukroun J, Ghanaati S, Miron RJ. Effects of an injectable platelet-rich fibrin on osteoblast behavior and bone tissue formation in comparison to platelet-rich plasma. Platelets. 2018;29(1):48-55.

[63] Ghanaati S, Al-Maawi S, Conrad T, Lorenz J, Rössler R, Sader R. Biomaterial-based bone regeneration and soft tissue management of the individualized 3D-titanium mesh: an alternative concept to autologous transplantation and flap mobilization. J Craniomaxillofac Surg. 2019;47(10):1633-44.

[64] Chen D, Zhao M, Mundy GR. Bone morphogenetic proteins. Growth Factors. 2004;22(4):233-41.

[65] Khan SN, Lane JM. The use of recombinant human bone morphogenetic protein-2 (rhBMP-2) in orthopaedic applications. Expert Opin Biol Ther. 2004;4(5):741-8.

[66] Chin M, Ng T, Tom WK, Carstens M. Repair of alveolar clefts with recombinant human bone morphogenetic protein (rhBMP-2) in patients with clefts. J Craniofac Surg. 2005;16(5):778-89.

[67] Zhu W, Rawlins BA, Boachie-Adjei O, Myers ER, Arimizu J, Choi E, et al. Combined bone morphogenetic protein-2 and -7 gene transfer enhances osteoblastic differentiation and spine fusion in a rodent model. J Bone Miner Res. 2004;19(12):2021-32.

[68] Wikesjö UME, Polimeni G, Qahash M. Tissue engineering with recombinant human bone morphogenetic protein-2 for alveolar augmentation and oral implant osseointegration: experimental observations and clinical perspectives. Clin Implant Dent Relat Res. 2005;7(2):112-9.

[69] Hosseinpour S, Rad MR, Khojasteh A, Zadeh HH. Antibody administration for bone tissue engineering: a systematic review. Curr Stem Cell Res Ther. 2018;13(4):292-315.

[70] Khojasteh A, Hosseinpour S, Dehghan MM, Mashhadiabbas F, Rezai Rad M, Ansari S, et al. Antibody-mediated osseous regeneration for bone tissue engineering in canine segmental defects. Biomed Res Int. 2018;2018:9508721.

[71] Quirici N, Soligo D, Bossolasco P, Servida F, Lumini C, Deliliers GL. Isolation of bone marrow mesenchymal stem cells by anti-nerve growth factor receptor antibodies. Exp Hematol. 2002;30(7):783-91.

[72] Cuthbert RJ, Giannoudis PV, Wang XN, Nicholson L, Pawson D, Lubenko A, et al. Examining the feasibility of clinical grade CD271+ enrichment of mesenchymal stromal cells for bone regeneration. PloS One. 2015;10(3):e0117855.

[73] Kuçi S, Kuçi Z, Kreyenberg H, Deak E, Pütsch K, Huenecke S, et al. CD271 antigen defines a subset of multipotent stromal cells with immunosuppressive and lymphohematopoietic engraftment-promoting properties. Haematologica. 2010;95(4):651-9.

[74] Anton ES, Weskamp G, Reichardt LF, Matthew WD. Nerve growth factor and its low-affinity receptor promote schwann cell migration. Proc Natl Acad Sci U S A. 1994;91(7):2795-9.

[75] Jiang Y, Hu C, Yu S, Yan J, Peng H, Ouyang HW, et al. Cartilage stem/progenitor cells are activated in osteoarthritis via interleukin-1β/nerve growth factor signaling. Arthritis Res Ther. 2015;17:327.

[76] Sun H, Guo Q, Shi C, McWilliam RH, Chen J, Zhu C, et al. CD271 antibody-functionalized microspheres capable of selective recruitment of reparative endogenous stem cells for in situ bone regeneration. Biomaterials. 2022;280:121243.

[77] Cipitria A, Boettcher K, Schoenhals S, Garske DS, Schmidt-Bleek K, Ellinghaus A, et al. In-situ tissue regeneration through SDF-1α driven cell recruitment and stiffness-mediated bone regeneration in a critical-sized segmental femoral defect. Acta Biomater. 2017;60: 50-63.

[78] Thevenot PT, Nair AM, Shen J, Lotfi P, Ko C-Y, Tang L. The effect of incorporation of SDF-1alpha into PLGA scaffolds on stem cell recruitment and the inflammatory response. Biomaterials. 2010;31(14):3997-4008.

[79] Li X, He X-T, Yin Y, Wu R-X, Tian B-M, Chen F-M. Administration of signalling molecules dictates stem cell homing for in situ regeneration. J Cell Mol Med. 2017;21(12):3162-77.

[80] Niedermair T, Schirner S, Seebröker R, Straub RH, Grässel S. Substance P modulates bone remodeling properties of murine osteoblasts and osteoclasts. Sci Rep. 2018;8(1):9199.

[81] Kim SJ, Kim JE, Kim SH, Kim SJ, Jeon SJ, Kim SH, Jung Y. Therapeutic effects of neuropeptide substance P coupled with self-assembled peptide nanofibers on the progression of osteoarthritis in a rat model. Biomaterials. 2016;74:119-30. https://doi.org/10.1016/j.biomaterials. 2015.09.040. Epub 2015 Sep 30. PMID: 26454050

[82] Laird NZ, Acri TM, Tingle K, Salem AK. Gene- and RNAi-activated scaffolds for bone tissue engineering: current progress and future directions. Adv Drug Deliv Rev. 2021;174:613-27.

[83] Gutschner T, Diederichs S. The hallmarks of cancer: a long non-coding RNA point of view. RNA Biol. 2012;9(6): 703-19.

[84] Goradel NH, Mohammadi N, Haghi-Aminjan H, Farhood B, Negahdari B, Sahebkar A. Regulation of tumor angiogenesis by microRNAs: state of the art. J Cell Physiol. 2019;234(2):1099-110.

[85] Kapranov P, Cheng J, Dike S, Nix DA, Duttagupta R, Willingham AT, et al. RNA maps reveal new RNA classes and a possible function for pervasive transcription. Science. 2007;316(5830):1484-8.

[86] Ahmad P, Stoddart MJ, Della BE. The role of noncoding rnas in osteogenic differentiation of human periodontal ligament stem cells. CMTR Open. 2021;6:247275122199922.

[87] Aurilia C, Donati S, Palmini G, Miglietta F, Iantomasi T, Brandi ML. The involvement of long non-coding RNAs in bone. Int J Mol Sci. 2021;22(8):3909.

[88] Duan L, Liang Y, Xu X, Wang J, Li X, Sun D, et al. Noncoding RNAs in subchondral bone osteoclast function and their therapeutic potential for osteoarthritis. Arthritis Res Ther. 2020;22(1):279.

[89] Ping J, Li L, Dong Y, Wu X, Huang X, Sun B, et al. The role of long non-coding RNAs and circular RNAs in bone regeneration: modulating miRNAs function. J Tissue Eng Regen Med. 2022;16(3):227-43.

[90] Zuo C, Wang Z, Lu H, Dai Z, Liu X, Cui L. Expression profiling of lncRNAs in C3H10T1/2 mesenchymal stem cells undergoing early osteoblast differentiation. Mol Med Rep. 2013;8(2):463-7.

[91] Peng S, Cao L, He S, Zhong Y, Ma H, Zhang Y, et al. An overview of long noncoding RNAs involved in bone regeneration from mesenchymal stem cells. Stem Cells Int. 2018;2018:8273648.

[92] Aich M, Chakraborty D. Role of lncRNAs in stem cell maintenance and differentiation. Curr Top Dev Biol. 2020;138:73-112.

[93] Sikora M, Marycz K, Smieszek A. Small and long non-coding RNAs as functional regulators of bone homeostasis, acting alone or cooperatively. Mol Ther Nucleic Acids. 2020;21:792-803.

[94] Wang M, Ge X, Zheng Y, Wang C, Zhang Y, Lin Y. Microarray analysis reveals that lncRNA PWRN1-209 promotes human bone marrow mesenchymal stem cell osteogenic differentiation on microtopography titanium surface in vitro. J Biomed Mater Res Part B Appl Biomater. 2020;108(7):2889-902.

[95] Li D, Yu K, Xiao T, Dai Y, Liu L, Li H, et al. LOC103691336/miR-138-5p/BMPR2 axis modulates Mg-mediated osteogenic differentiation in rat femoral fracture model and rat primary bone marrow stromal cells. J Cell Physiol. 2019;234(11):21316-30.

[96] Jin C, Zheng Y, Huang Y, Liu Y, Jia L, Zhou Y. Long non-coding RNA MIAT knockdown promotes osteogenic differentiation of human adipose-derived stem cells. Cell Biol Int. 2017;41(1):33-41.

[97] Kim KM, Park SJ, Jung S-H, Kim EJ, Jogeswar G, Ajita J, et al. miR-182 is a negative regulator of osteoblast proliferation, differentiation, and skeletogenesis through targeting FoxO1. J Bone Miner Res. 2012;27(8):1669-79.

[98] Jaskiewicz L, Filipowicz W. Role of dicer in posttranscriptional RNA silencing. Curr Top Microbiol Immunol. 2008;320:77-97.

[99] Eguchi T, Watanabe K, Hara ES, Ono M, Kuboki T, Calderwood SK. OstemiR: a novel panel of microRNA biomarkers in osteoblastic and osteocytic differentiation from mesenchymal stem cells. PloS One. 2013;8(3):e58796.

[100] Bouyer M, Guillot R, Lavaud J, Plettinx C, Olivier C, Curry V, et al. Surface delivery of tunable doses of BMP-2 from an adaptable polymeric scaffold induces volumetric bone regeneration. Biomaterials. 2016;104:168-81.

[101] Laurencin CT, Ashe KM, Henry N, Kan HM, Lo KW-H. Delivery of small molecules for bone regenerative engineering: preclinical studies and potential clinical applications. Drug Discov Today. 2014;19(6):794-800.

[102] Monteiro N, Ribeiro D, Martins A, Faria S, Fonseca NA, Moreira JN, et al. Instructive nanofibrous scaffold comprising runt-related transcription factor 2 gene delivery for bone tissue engineering. ACS Nano. 2014;8(8): 8082-94.

[103] Chen B, Lin H, Wang J, Zhao Y, Wang B, Zhao W, et al. Homogeneous osteogenesis and bone regeneration by demineralized bone matrix loading with collagen-targeting bone morphogenetic protein-2. Biomaterials. 2007;28(6):1027-35.

[104] Park S-Y, Kim K-H, Kim S, Lee Y-M, Seol Y-J. BMP-2 gene delivery-based bone regeneration in dentistry. Pharmaceutics. 2019;11(8):393.

[105] Khorsand B, Nicholson N, Do A-V, Femino JE, Martin

JA, Petersen E, et al. Regeneration of bone using nanoplex delivery of FGF-2 and BMP-2 genes in diaphyseal long bone radial defects in a diabetic rabbit model. J Control Release. 2017;248:53-9.

[106] Malek-Khatabi A, Javar HA, Dashtimoghadam E, Ansari S, Hasani-Sadrabadi MM, Moshaverinia A. In situ bone tissue engineering using gene delivery nanocomplexes. Acta Biomater. 2020;108:326-36.

[107] Zhang Z, Hu J, Ma J, Pan J. Spontaneous regeneration of bone after removal of a vascularised fibular bone graft from a mandibular segmental defect: a case report. Br J Oral Maxillofac Surg. 2015;53(7):650-1.

[108] Elbeshir EI. Spontaneous regeneration of the mandibular bone following hemimandibulectomy. Br J Oral Maxillofac Surg. 1990;28(2):128-30.

[109] Khodayari A, Khojasteh A, Kiani M, Nayebi A, Mehrdad L, Vahdatinia M. Spontaneous regeneration of the mandible after hemimandibulectomy: report of a case. J Dent (Tehran). 2011;8(3):152-6.

[110] Matsuda S, Yoshida H, Shimada M, Yoshimura H. Spontaneous regeneration of the mandible following hemimandibulectomy for medication-related osteonecrosis of the jaw: a case report. Medicine (Baltimore). 2020;99(33):e21756.

[111] Ogunlewe MO, Akinwande JA, Ladeinde AL, Adeyemo WL. Spontaneous regeneration of whole mandible after total mandibulectomy in a sickle cell patient. J Oral Maxillofac Surg. 2006;64(6):981-4.

[112] Zita Gomes R, Paraud Freixas A, Han C-H, Bechara S, Tawil I. Alveolar ridge reconstruction with titanium meshes and simultaneous implant placement: a retrospective, multicenter clinical study. Biomed Res Int. 2016;2016:5126838.

[113] von Arx T, Kurt B. Implant placement and simultaneous peri-implant bone grafting using a micro titanium mesh for graft stabilization. Int J Periodontics Restorative Dent. 1998;18(2):117-27.

[114] Zhang T, Zhang T, Cai X. The application of a newly designed L-shaped titanium mesh for GBR with simultaneous implant placement in the esthetic zone: a retrospective case series study. Clin Implant Dent Relat Res. 2019;21(5):862-72.

[115] Kim E-S, Kim J-J, Park E-J. Angiogenic factor-enriched platelet-rich plasma enhances in vivo bone formation around alloplastic graft material. J Adv Prosthodont. 2010;2(1):7-13.

[116] Khojasteh A, Morad G, Behnia H. Clinical importance of recipient site characteristics for vertical ridge augmentation: a systematic review of literature and proposal of a classification. J Oral Implantol. 2013; 39(3): 386-98.

[117] Daftari TK, Whitesides TE Jr, Heller JG, Goodrich AC, BE MC, Hutton WC. Nicotine on the revascularization of bone graft: an experimental study in rabbits. Spine. 1994;19(8):904.

[118] Negri S, Wang Y, Sono T, Lee S, Hsu GC-Y, Xu J, et al. Human perivascular stem cells prevent bone graft resorption in osteoporotic contexts by inhibiting osteoclast formation. Stem Cells Transl Med. 2020;9(12):1617-30.

[119] Liu M, Nakasaki M, Shih Y-RV, Varghese S. Effect of age on biomaterial-mediated in situ bone tissue regeneration. Acta Biomater. 2018;78:329-40.

[120] Cummings SR, Melton LJ. Epidemiology and outcomes of osteoporotic fractures. Lancet. 2002;359(9319):1761-7.

[121] Gruber R, Koch H, Doll BA, Tegtmeier F, Einhorn TA, Hollinger JO. Fracture healing in the elderly patient. Exp Gerontol. 2006;41(11):1080-93.

[122] Lu C, Miclau T, Hu D, Hansen E, Tsui K, Puttlitz C, et al. Cellular basis for age-related changes in fracture repair. J Orthop Res. 2005;23(6):1300-7.

[123] Sethe S, Scutt A, Stolzing A. Aging of mesenchymal stem cells. Ageing Res Rev. 2006;5(1):91-116.

[124] Nishida S, Endo N, Yamagiwa H, Tanizawa T, Takahashi HE. Number of osteoprogenitor cells in human bone marrow markedly decreases after skeletal maturation. J Bone Miner Metab. 1999;17(3):171-7.

[125] Duscher D, Rennert RC, Januszyk M, Anghel E, Maan ZN, Whittam AJ, et al. Aging disrupts cell subpopulation dynamics and diminishes the function of mesenchymal stem cells. Sci Rep. 2014;4:7144.

第 10 章　数智化辅助正颌外科手术规划：定义、历史和创新

Digitally Assisted Orthognathic Surgical Planning: Definition, History, and Innovation

Noura M. AlOtaibi　　Ashraf F. Ayoub　　著

正颌手术能够使上颌、下颌、颏部的截骨段及其相关软组织进行三维（3D）移动。正颌手术对面部外观的影响显著；因此，术前的精确规划与准确预测至关重要。近年来，三维成像技术的进步及软件包的可获得性提升了正颌预测规划的水平，并改善了手术效果。

正颌治疗的评估包括多个步骤，即临床评估、术前诊断、模型手术、手术规划、效果预测及手术导板的制作。无论采用二维（2D）的传统规划还是 3D 的虚拟规划，外科医生对手术美学效果的判断都是治疗规划过程中最基本的一环。三维虚拟规划提供了面部形态的全面细节，以实现最佳的手术管理。三维成像方式、虚拟手术设计（VSP）及 CAD/CAM 技术的创新提高了正颌手术效率、准确性和可重复性的提高。

一、计划正颌手术的历史

牙颌面畸形手术成功的关键在于正颌规划及精准预测。正颌模型手术规划旨在模拟截骨段的手术移动，并促进将此计划转移至手术室中实施。因此，手术准备工作的精确度对于达成预期效果是必不可少的。

传统的物理模型手术规划已使用数十年，用来模拟正颌移动，这包括将术前上颌牙列模型通过面弓转移到半可调或正颌关节架上。面弓有助于根据颞下颌关节髁突铰链轴将上颌牙列转移到关节架上。此阶段的不准确可能影响术中上颌的位置，从而对最终结果产生不利影响。传统模型手术存在几个缺点，包括面弓转移不正确及下颌自主旋转模拟不准确等问题。已发展出多种方法以克服与面弓转移及传统模型手术相关的不准确性[1-4]（图 10-1）。近期，虚拟正颌手术规划已取代基于传统关节架的模型手术。

需要强调的是，无论是传统还是虚拟正颌模型手术规划，均应基于全面的临床及放射学检查。对于两种方法而言，记录准确的殆关系至关重要，尤其是当双颌手术序列选择"先上颌"时。三维技术和计算机软件的创新彻底改变了正颌手术的预测规划。三维成像及软件技术的进步促进了三维虚拟治疗规划、计算机辅助手术导板的制作以及定制型覆盖植体、切割导板和钢板的生产。

二、二维正颌手术规划

该方法基于侧位头颅 X 线片的侧面轮廓预测规划。临床医师需勾画出头颅侧位片上的所有

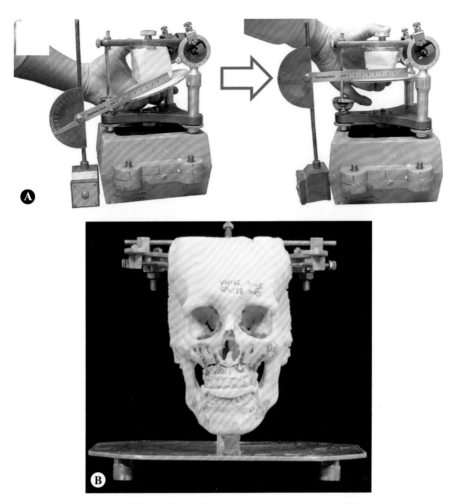

▲ 图 10-1　**A.** 传统物理模型手术展示了使用传统面弓（左侧）转移咬合平面时的不准确性，以及根据头颅侧位 X 线片（右侧）转移咬合平面的准确性；**B.** 打印的三维复合物理模型的颅骨和牙列作为一种替代方法来克服关节的限制，它便于手术方案和脱位板的预弯曲（经许可转载 [11]）

点和测量值。此方法不仅耗时，且测量存在不准确性。基于软件的头影测量分析为手工勾画提供了有吸引力的替代方案。开发了多种计算机软件包，以促进头影测量标志点的数智化，并自动获取线性和角度测量值。与手工勾画放射片相比，这种方法简化了头影测量分析并节省了时间（图10-2）。二维预测规划依赖于一张侧位头颅 X 线片及患者侧面 1∶1 比例的透明照片，该照片直接叠加在 X 线片上，生成综合面部、骨骼及牙齿影像以供分析（图 10-3）。市面上有多种二维软件包可用于预测正颌移动导致的软组织轮廓变化。然而，这些软件包仅限于侧面轮廓预测规划，在面部不对称的外科矫正中价值有限 [5]。

图 10-4 说明了传统的正颌检查，预测计划应基于综合临床评估和放射学评估。

总之，由于面弓转移、咬合记录、牙齿印模、模型测量的不准确，以及每个临床和实验室步骤中的人为错误，传统模型制作伴随着潜在误差 [6]。关于使用𬮿架和头影测量分析的传统二维正颌规划的研究，已证实了手术规划与术后结果之间存在显著差异 [7]。

三、三维正颌手术规划

VSP 已常规应用于颅面外科、神经外科及骨科等领域 [8-11]。3D-VSP 在正颌手术中的工作流程总见图 10-5。VSP 通常由一个包括口腔

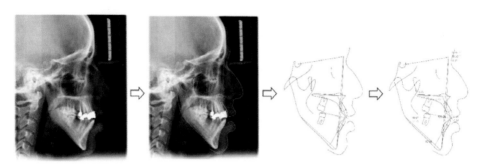

▲ 图 10-2 头影测量分析的数智化 X 线片

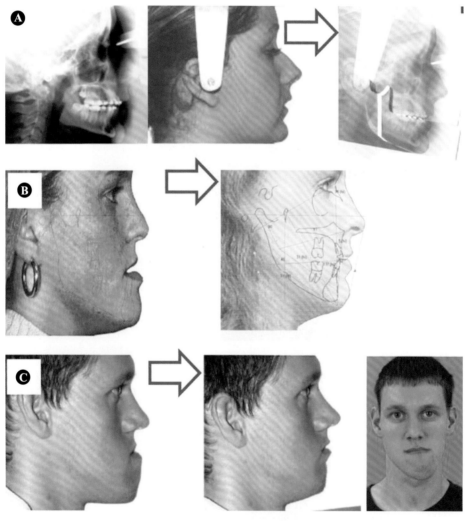

▲ 图 10-3 二维传统正交规划

A. 手动将侧位头颅 X 线片重叠在 2D 侧位照片（1∶1 比例）上，随后对截骨段进行剪切和粘贴以进行侧面轮廓预测规划；B. 使用二维软件进行头影测量分析及正颌预测规划；C. 仅限于侧面的二维正颌预测规划，在处理不对称病例时价值有限

传统模型手术

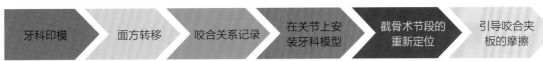

▲ 图 10-4 传统模型手术的工作方式

虚拟手术方案

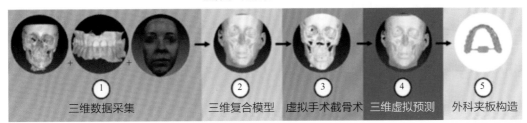

① 三维数据采集　② 三维复合模型　③ 虚拟手术截骨术　④ 三维虚拟预测　⑤ 外科夹板构造

▲ 图 10-5 虚拟手术方案的工作流程

颌面外科医生、正畸医生及颌面工程师 / 技术员的多学科团队执行。一些机构设有基于办公室的 3D-VSP 单元，并有接受过 VSP 培训的颌面工程师或技术员现场服务。另外，也可通过第三方进行虚拟会议，在线执行 VSP。

数智化辅助的三维虚拟正颌规划具有多项优势。它提高了精确度，便于术前模拟。它提供了对牙颌面结构、颌骨关系、三维头影测量、颌面复合体的全面可视化、未被识别的偏航 / 俯仰 / 翻滚运动、面部不对称及咬合平面变化的 3D 评估（图 10-6）。此外，它能立即评估手术移动对面部硬软组织的影响，这是传统规划无法辨识的（图 10-7）。而且，VSP 消除了与传统模型手术相关的所有实验室误差 [7]。它有利于软组织的改善，这些改善直观可见、可预测，且在正颌手术规划中应始终予以考虑 [12]。训练人员和患者都能从 VSP 作为教育工具中获益。

目前，没有一种可用的 3D 成像模式可以同时准确地捕获面部的所有结构，包括面部骨骼、牙列和软组织。因此，常常需要对不同捕获源的三维成像进行组合和合并（图 10-8）。

（一）数据收集

1. 颅骨和颌骨

颅骨的骨结构可通过常规计算机断层扫描（CT）或锥形束计算机断层扫描（CBCT）获得。每种方法都有其优缺点。如今，CBCT 常用于诊断和规划牙颌面畸形的外科矫正。为了 VSP，建议使用高分辨率 CBCT 扫描，像素尺寸在高度、宽度和深度上最大不超过 0.3mm。随后，头部扫描以医学数字成像和通信（DICOM）格式导出，以便进行分析和预测规划 [13]。

CBCT 相对于传统 CT 头部扫描的若干优势包括患者的体位；在 CT 扫描中，患者躺卧，软组织受重力影响。相比之下，CBCT 能够在患者站立或坐着时以自然头位（natural head position，NHP）捕捉面部。同时，CT 扫描器会包围患者的头部，而 CBCT 则不会，这对幽闭恐惧症患者可能带来一些困难。CBCT 扫描使患者接受的辐射剂量明显少于传统 CT [14]。CBCT 扫描的缺点包括由金属物体产生的条纹伪影和强度噪声、运动伪影，以及无法捕获具有纹理和色彩的皮肤。

2. 牙列

由于 CT/CBCT 中出现的条纹伪影和牙齿放大，牙齿结构必须被精确的三维牙齿图像所替代 [2, 15, 16]。牙齿的扫描和数智化可以通过直接或间接的方式完成。直接获取牙齿的方法是使用口内扫描（IOS）设备。间接方法则是通过激光扫

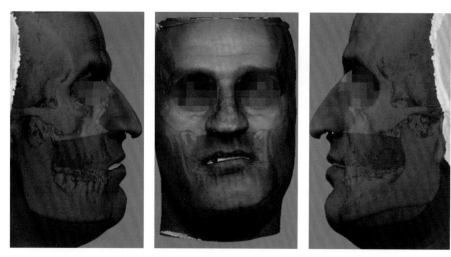

▲ 图 10-6　其中一例面部不对称病例的皮肤、颌骨和牙列的三维虚拟模型

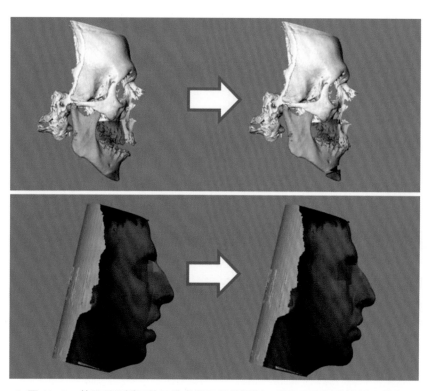

▲ 图 10-7　前牙开殆矫正的三维虚拟正颌骨规划，显示了面部外观的预期变化

描仪或 0.2 体素的高分辨率 CT/CBCT 对牙科研究模型进行扫描（参见病例 10-1）。

（1）CBCT 铸造扫描：目前，CBCT 扫描通常用于扫描牙科研究模型（图 10-9）。

（2）口内扫描（IOS）：获取牙列 3D 数据的直接方法是通过口内扫描仪（图 10-10）（参见病例 10-2）。IOS 的主要优点是不会使患者受到辐射，并且消除了取牙印模的不便。Renne 等发现 TRIOS 3 扫描仪（3Shape，哥本哈根，丹麦）在所审查的口内光学扫描仪中具有最高的整体扫描速度和准确性[17]。

3. 3D 软组织数据

三维面部软组织的精确呈现对于正颌手术的评估和治疗规划尤为重要（图 10-6）。面部皮肤

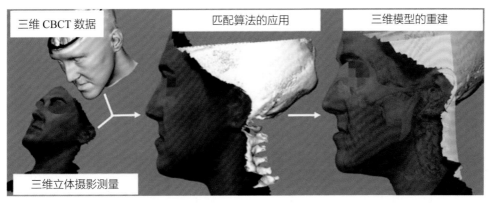

▲ 图 10-8　在三维锥形束计算机断层扫描（**CBCT**）扫描上的人脸立体摄影测量叠加，利用匹配算法建立正交规划的 **3D** 虚拟模型

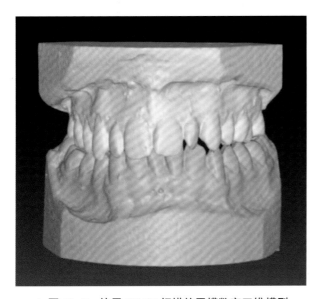

▲ 图 10-9　使用 **CBCT** 扫描的牙模数字三维模型

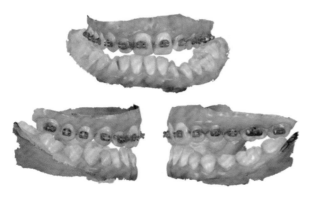

▲ 图 10-10　使用口腔内扫描仪对牙列进行三维捕获，这些图像由 **TRIOS 3** 扫描仪（**3Shape**，哥本哈根，丹麦）获取

及外在软组织可利用激光扫描仪或立体摄影测量相机进行捕捉。这些技术记录面部表面，无须让患者暴露于有害辐射中[18]。仅有立体摄影测量能够同时捕捉颜色和纹理数据（图 10-8）。不包含颜色或纹理数据的三角化激光捕捉模型通常以标准三角化语言（.stl）文件格式导出，而立体摄影测量数据则保存为（.obj）文件格式。随后，面部软组织的三维数字图像可以整合进包含精确三维牙齿图像的 CT/CBCT 扫描三维复合模型中，以便进行预测规划。

（二）3D 模型采集和虚拟截骨术

在虚拟环境中创建三维模型是通过刚体点集配准算法实现的（图 10-8）。相关 3D 图像的叠加与匹配通常采用迭代最近点（iterative closest point，ICP）匹配算法完成，该算法将两组数据集（包括 CBCT、牙齿结构和三维立体摄影测量图像）映射在一起。该方法基于在每个三维图像上识别一组点，以实现两组数据的精确叠加，并最小化所有三个平面上的表面差异。这被称为刚体配准，随后通过平移和旋转运动对图像叠加进行最精确的细化（图 10-8）。匹配相应图像时可应用多种参考，包括标志点、基准点、表面模型、体素灰度强度或这些的组合。多种经过验证的软件包可用于手术模拟，它们均基于注册算法构建正颌规划所需的三维虚拟模型。其中包括 IPS CaseDesigner（KLS Martin，德国图特林根）、ProPlan CMF（Materialise NV，比利时鲁汶）、Invivo6（Anatomage，美国加利福尼亚州圣克拉拉）和 3dMDvultus（3dMD LLC，美国佐治亚州亚特兰大）。

病例 10-1

一名右侧半下颌伸长的 33 岁女性患者将用于 3D 虚拟手术方案的演示（图 10-11）。她被转诊到我们的多学科牙面计划诊所矫正面部不对称。手术包括上颌 Le Fort Ⅰ 型截骨术（矫正咬合错位、前移和左旋）和双侧矢状面劈开截骨术（bilateral sagittal split osteotomy，BSSO）不对称后退术。

病例 10-2

一位 25 岁的女性患者因下颌前突和轻度不对称而在牙面计划诊所矫正颌骨骨骼 Ⅲ 类关系。本病例计划采用手术优先模式，术后进行正畸治疗。计划的手术干预包括下颌骨后退和矫正不对称。应用 VSP 预测殆关系、下颌及软组织的变化（图 10-23 至图 10-25）。

（三）3D 虚拟预测

在进行虚拟规划之前，应根据临床检查将 3D 虚拟模型准确定位，以确保 NHP、牙齿和骨骼中线，以及任何咬合倾斜的正确方向（图 10-12）。VSP 需遵循临床及放射学评估指导（图 10-12 和图 10-14）。VSP 的下一步是进行数字骨切（图 10-13）。关于颌骨复合体所需矫正程度的决定基于临床诊断和放射学分析，采用了一种系统方法，包括校正上颌中线（偏航），然后调整咬合倾斜（翻滚），最后完成上颌前牙的前后移动及垂直调整（俯仰）。咬合平面可被调整，以微调并评估前面部高度、最终下颌位置，以及如有必要，下颌隆突整形。在最终确定预测规划前，再次核对上颌前牙的垂直和矢状位置。

下颌截骨段被旋转至最终咬合状态。下颌截骨段的内外侧旋转纠正了不对称（图 10-14）。在此阶段考虑了近端片段的位置评估（图 10-15）。VSP 允许评估可能在手术期间需要局部去骨的骨

质重叠和干扰。在模拟软组织变化之前，需综合考虑颌面复合体在三维空间中的最终状态。软组织预测被整合入多种 VSP 软件包中[19, 20]。它预测手术移动后继发的软组织变化，模拟最终预测结果（图 10-16 和图 10-17），并便于咬合导板的打印（图 10-18）。

尽管软组织预测仍具挑战性，但技术进步持续提高了预测算法的准确性。当前，软组织预测能提供令人满意的术后表现（图 10-19 和图 10-20）。VSP 的主要优势在于它生成了预期手术结果的逼真三维图像，增强了正颌团队与患者之间的沟通。VSP 的预测准确性已在多项研究中得到评估。我们的团队研究了 3D 规划纠正面部不对称的准确性，报道了线性测量误差限制在 1mm 内，角度测量误差限制在 1° 内的有限预测误差（图 10-21）[22-24]。作为常规做法，我们会向患者展示预测规划，使其参与到治疗计划的决策过程中（图 10-22）。

四、手术夹板

手术夹板是指术中使用的一种医疗器械，用于根据殆（非解剖夹板）或骨结构（解剖夹板）将截骨节段引导到预定位置。该夹板采用传统的实验室方法或使用 CAD/CAM 进行 3D 打印制造。

（一）牙科"非解剖"夹板

牙科"传统"咬合夹板

传统的夹板是建立在牙齿咬合上的。通常有两种方法来指导最终的数字咬合；直接基于操作者的方法或扫描后的最终咬合方法。在第一种方法中，最终的咬合状态是经过数字调整的，大多数软件包都提供这种基于数学弹簧法的功能，以实现最佳的咬合面互锁。缺乏触觉反馈是虚拟咬合在数字规划中的局限性之一[25]。然而，结合咬合图的虚拟碰撞检测技术的出现，有助于在数字模型上建立可视化的咬合接触点[26, 27]（图 10-25）。

或者，使用 CBCT 或口内扫描仪在期望的最

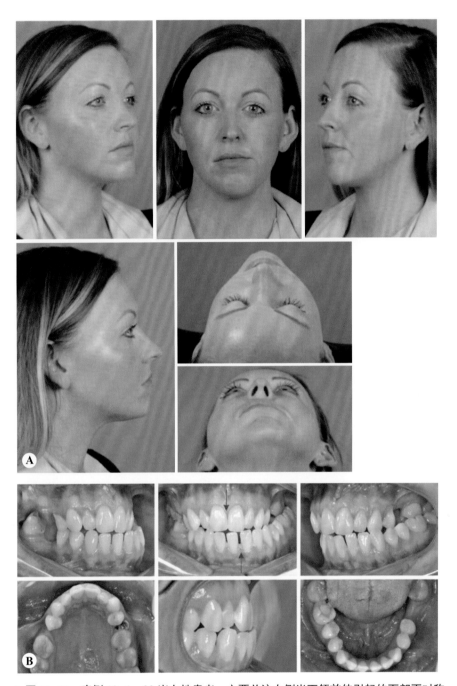

▲ 图 10-11　病例 10-1，33 岁女性患者，主要关注右侧半下颌前伸引起的面部不对称

A. 术前的面部照片清楚地显示了下颌骨的不对称性和颏部向左侧的偏移；B. 预处理其咬合的口内照片，由于下颌不对称，下颌中线明显向左移位

终咬合中扫描上颌牙研究模型。扫描图像将指导截骨咬合段的移动。在复杂的节段性截骨术中，作者倾向于在物理模型上进行手术，并手动设置最终咬合，然后，使用 IOS 或 CBCT 扫描最终咬合状态。

一旦 VSP 完成，使用相同的软件包进行外科夹板的设计。然后将设计的夹板导出为（．stl）文件，并发送给快速成型技术机（3D 打印机）以生产夹板。设计的夹板可以包括硬腭覆盖、颊侧延伸以及根据需要开设的钢丝固定孔

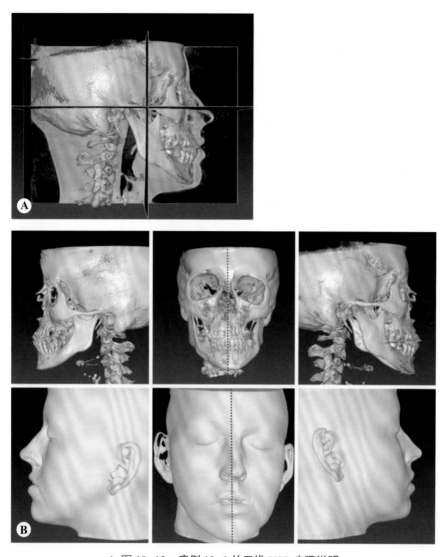

▲ 图 10-12　病例 10-1 的三维 VSP 步骤说明

A. CBCT 朝向 NHP；B. CBCT 数据的硬组织重建（上行）和 CBCT 数据的软组织体积绘制（下行）均显示下颌骨不对称和鼻部轻微偏左

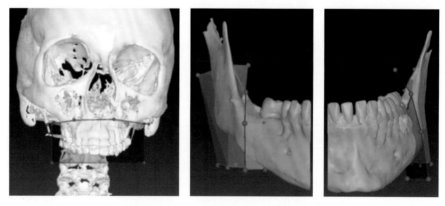

▲ 图 10-13　上颌骨虚拟 Le Fort Ⅰ截骨术和下颌骨双侧矢状面分裂截骨术

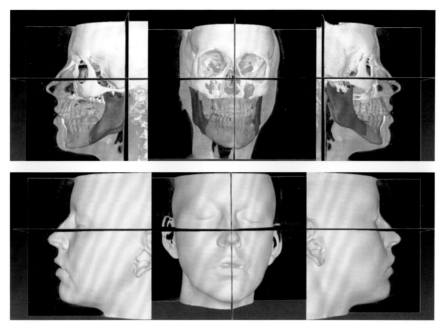

▲ 图 10-14　病例 10-1 的矫正手术方案显示了面部软组织、颌骨、牙中线和上颌咬合斜面的面部不对称性矫正

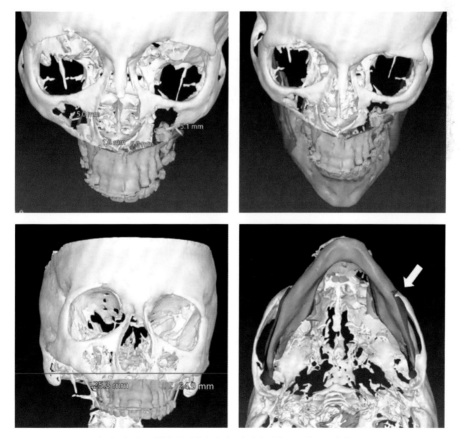

▲ 图 10-15　上颌复合体三维规划矫治上颌咬合倾斜及下颌不对称。VSP 用于量化所需的手术动作，识别骨干扰及其对近端节段位置的影响。箭头显示明显的下颌偏航以纠正不对称

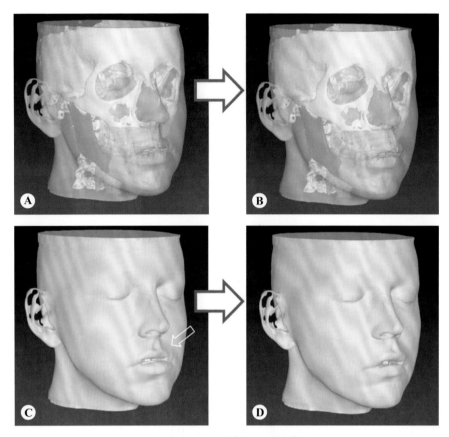

▲ 图 10-16　三维软组织预测规划

A 和 B. 3D 虚拟预测的上颌骨 Le Fort Ⅰ 截骨术后的改善；C 和 D. 由于上颌手术推进导致的
预期软组织变化，小箭头指向鼻旁凹陷，这是通过计划的手术纠正所致的

（图 10-26）。

非解剖学"牙科"夹板的主要局限在于其依赖于秴关系，由于髁突运动及预测下颌自主旋转固有的不准确性，秴关系在手术中被视为非固定目标。中间咬合夹板可能导致上颌位置定位不准确，进而影响最终结果及面部美观。传统模型手术和中间咬合导板引发了一系列问题，包括秴关系中心位置的不准确、术中髁突下垂及下颌自主旋转评估不准确。利用不依赖于秴关系的解剖学咬合导板和切割导板可以消除这些错误[28, 29]。

（二）解剖夹板和印制模片

解剖夹板是指在正颌手术中引导独立于下颌牙列的上颌截骨段位置的医疗装置。印制模片也用于根据预先规划的解剖位置固定截骨节段，而不依赖于咬合（图 10-27）。

目前，解剖夹板是以定制的切割导板和印制模片的形式生产的。定制的切割导板和印制模片可以提供准确的手术方法，并消除对重要结构的伤害，这对没有经验的外科医生和实习生很有用。钢板复位上颌截骨段与侧鼻突和颧支撑的关系。因此，它消除了非解剖夹板的错误。然而，成本明显高于传统的板和螺钉。解剖夹板的主要缺点是术中无法调整。目前的证据还不足以推荐在正颌手术中常规使用定制的切割导板和印制模片[30]。

五、数智化规划的创新和未来展望

数字辅助手术正在迅速兴起和发展创新。重要的是要认识到颌面手术已经经历了重大的变化，以应对技术进步、3D 成像、虚拟手术方案和 3D 打印的创新。

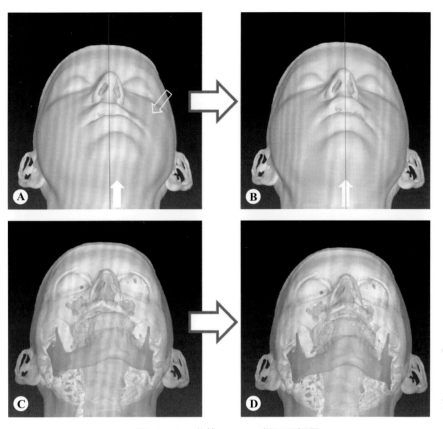

▲ 图 10-17　术前 3D VSP 颏下顶视图

A. 颏点（白箭）偏离骨骼中线（红线），左侧颧骨区丰满；B. 显示了根据计划的运动对颏点和颧骨脂肪的修正；C 和 D. 显示了面部软硬组织的叠加

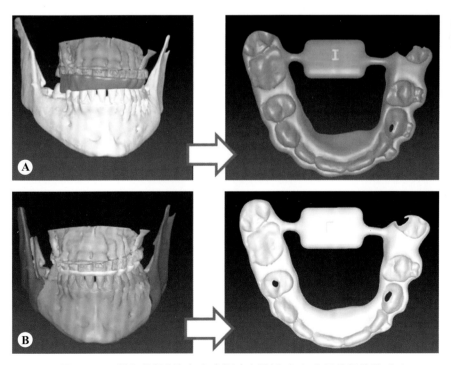

▲ 图 10-18　数智化规划与打印中间咬合导板（**A**）和最终保持器（**B**）

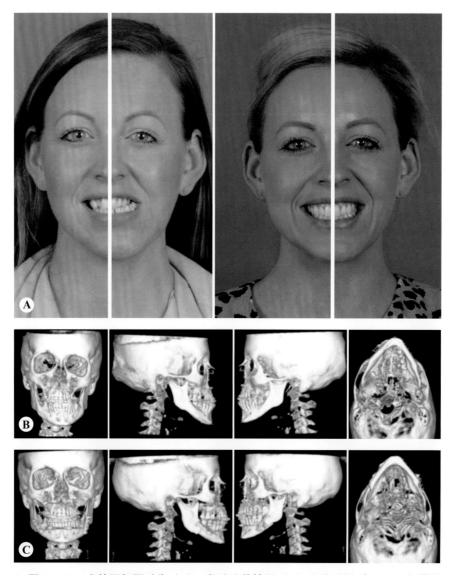

▲ 图 10-19　术前面部不对称（A），术后改善情况（B）及术后即时 CBCT 扫描图像（C）显示咬合倾斜及下颌不对称的矫正

　　虚拟现实（VR）、增强现实（AR）和混合现实（MR）是仿真技术中的一些新术语。虚拟现实是一种人工计算机生成的环境，它复制了现实生活中的设置，并呈现了沉浸式、半沉浸式或非沉浸式的 3D 数字环境 [31]。AR 是一种允许将数字生成的虚拟模型 / 图像叠加到现实世界中的技术 [32]。因此，AR 与 VR 形成了鲜明的对比，VR 完全替代和排斥现实世界和周围环境 [33]。相比之下，MR 是一种多感官人工计算机生成的体验，通过实时模拟视觉和听觉

等感官知觉，让用户感受到现实世界体验的一部分。MR 的两个主要特点是沉浸式和互动性。沉浸指的是外科医生在虚拟环境中的存在，而交互指的是用户对虚拟刺激的反应。一般情况下，用户佩戴头戴式可穿戴设备进行视觉感知，佩戴耳机进行听觉感知，佩戴手套模拟触觉感知 [34]。

（一）虚拟现实

　　虚拟现实已经应用于各种医疗和外科领域，包括机器人、心理学、培训和患者教育。在正颌

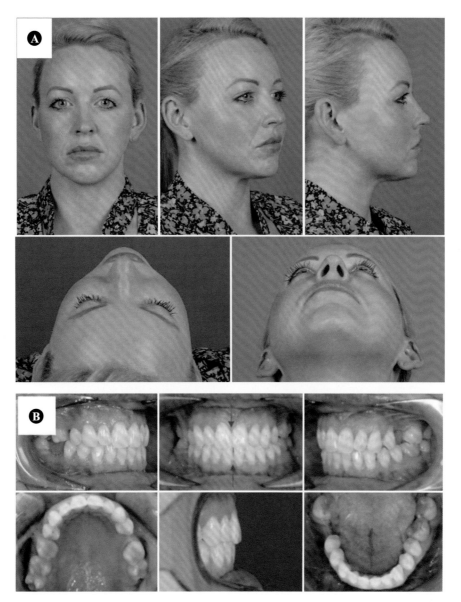

▲ 图 10-20　术后 **2** 年的面部（**A**）及咬合情况（**B**）展示不对称性得到满意纠正及良好的稳定性

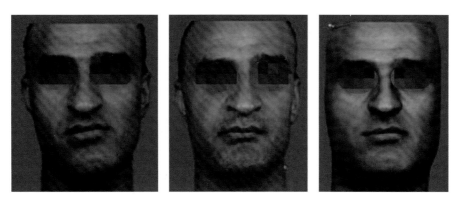

▲ 图 10-21　使用三维立体摄影测量进行三维 **VSP** 的逼真三维软组织预测；术前面部外观（左）、术后结果（中）、**3D** 虚拟预测（右）

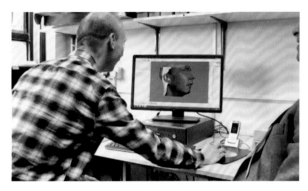

▲ 图 10-22　3D 预测规划的显示，允许图像旋转，以全面理解正颌外科手术的目的（已从笔者之前发表的出版物中获得许可）

手术中，VR 主要用于虚拟规划、手术培训、患者教育和参与决策过程 [35, 36]（图 10-28）。

（二）增强现实

增强现实可以通过平板显示器在正颌手术中实现，允许将 VSP 直接叠加在手术部位 [37]。此

外，它还可以直接在手术部位提供 CBCT 数据获得的患者解剖结构的可视化，便于术中解剖评估，为手术提供安全保障。

（三）动态导航

动态导航通过监视器上的实时地图引导外科医生进行手术。动态导航是基于全球定位系统（global positioning system，GPS）的原理，它主要基于三个组件：一个定位器，就像太空中的卫星一样，作为一个参考，发送信号，由外科手术探针接收和解释；第二组件是手术探针，其对应于定位器发射的跟踪波，以确定相对于定位器的固定点的位置。最后一个组成部分是由患者 CT/CBCT 所代表的路线图 [38]。动态导航包括三个基本步骤：配准、校准和跟踪 [39, 40]。导航利用两种不同的技术来跟踪切割器械的手术运动，即光学系统或电磁系统。根据术前 CBCT 扫描和截骨段位置的预测规划来跟踪运动。目前，人们正在努

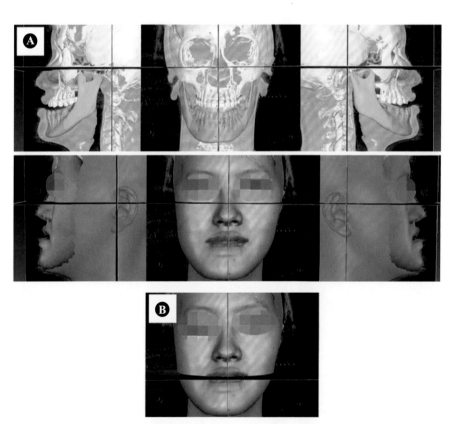

▲ 图 10-23　病例 10-2 的 3D 虚拟模型
A. 术前硬组织和软组织三维模型显示下颌前突，下颌轻度不对称，刻点向右侧偏移；B 面部的不对称性仅限于面部的下 1/3

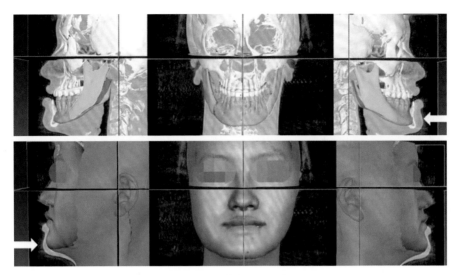

▲ 图 10-24　病例 10-2 的 VSP

计划的双侧下颌后移矢状劈开截骨术显示面部对称性（中柱）及面部高度、下颌突出（白箭）和整体美观均有所改善

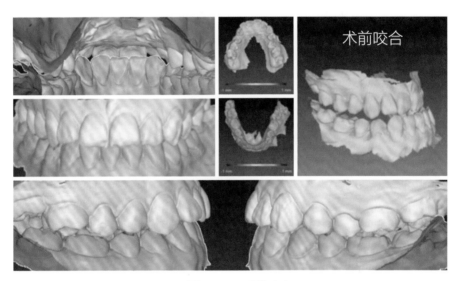

▲ 图 10-25　虚拟咬合

病例 10-2 的术前虚拟咬合（正面、舌面和侧面）。用口腔内扫描仪扫描牙列三维数据。咬合图（中行）使用彩色编码图显示咬合接触点

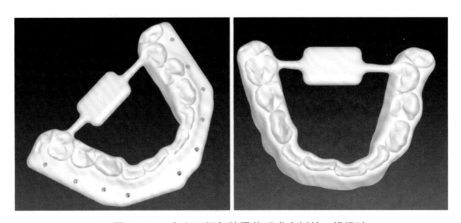

▲ 图 10-26　有和无颊部伸展的手术夹板的三维设计

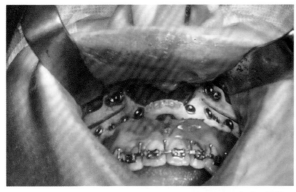

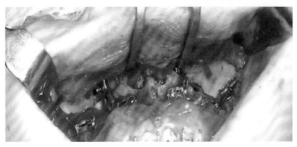

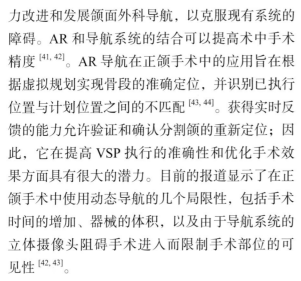

▲ 图 10-27　切割导板和打印钢板的使用及根据解剖结构设计的固定板的应用

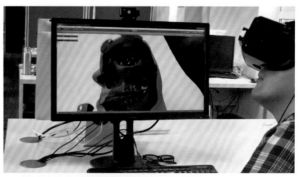

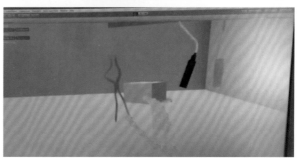

▲ 图 10-28　虚拟现实在正颌手术训练中的应用，以实现三维虚拟颅骨的交互式可视化和手术器械的操作

力改进和发展颌面外科导航，以克服现有系统的障碍。AR 和导航系统的结合可以提高术中手术精度[41, 42]。AR 导航在正颌手术中的应用旨在根据虚拟规划实现骨段的准确定位，并识别已执行位置与计划位置之间的不匹配[43, 44]。获得实时反馈的能力允许验证和确认分割颌的重新定位；因此，它在提高 VSP 执行的准确性和优化手术效果方面具有很大的潜力。目前的报道显示了在正颌手术中使用动态导航的几个局限性，包括手术时间的增加、器械的体积，以及由于导航系统的立体摄像头阻碍手术进入而限制手术部位的可见性[42, 43]。

（四）机器人正颌手术

自 1988 年首台 CT 引导下的脑活检机器人手术系统问世以来，机器人引导手术已扩展到神经外科、骨科、颌面外科等多个外科领域[45]。机器人手术是指应用先进技术，利用机械臂对患者进行外科手术。机器人手术具有消除人为错误、缩短手术时间、减少手术并发症和更快恢复等优点[46, 47]。在机器人正颌手术中，机器人和导航设备的组合被用来执行手术。对于正颌手术，机械臂的设计需要进行特定的修改，包括带集成冷却系统的骨切割器械、3D 摄像头和用于识别骨骼干扰的碰撞传感系统[48]。机器人辅助颌面外科手术将有助于在手术室精确执行治疗方案，以实现预期的美学和功能结果。此外，它有助于消除手术夹板，克服上颌重新定位的不准确性。尽管机器人正颌手术具有潜在的优势，但在临床应用之前，其安全性和便捷性还有待进一步发展[48]。迄今为止，所有已发表的关于机器人正颌手术的研究都处于临床前阶段[48-50]。机械臂在颌面领域的应用还处于早期阶段，只有时间才能证明这项技术是否能有效、安全地用于正颌手术。

综上所述，数字辅助正颌技术广泛应用在常规治疗之前，需要进一步发展和优化。

参考文献

[1] Walker F, Ayoub AF, Moos KF, Barbenel J. Face bow and articulator for planning orthognathic surgery: 1 face bow. Br J Oral Maxillofac Surg. 2008;46:567-72.

[2] Ayoub AF, et al. A novel approach for planning orthognathic surgery: the integration of dental casts into three-dimensional printed mandibular models. Int J Oral Maxillofac Surg. 2014;43:454-9.

[3] Ellis E III, Tharanon W, Gambrell K. Accuracy of face-bow transfer: effect on surgical prediction and postsurgical result. J Oral Maxillofac Surg. 1992;50:562-7.

[4] Walker F, Ayoub AF, Moos KF, Barbenel J. Face bow and articulator for planning orthognathic surgery: 2 articulator. Br J Oral Maxillofac Surg. 2008;46:573-8.

[5] Gateno J, Xia JJ, Teichgraeber JF. Effect of facial asymmetry on 2-dimensional and 3-dimensional cephalometric measurements. J Oral Maxillofac Surg. 2011;69:655-62.

[6] Barbenel JC, et al. Errors in orthognathic surgery planning: the effect of inaccurate study model orientation. Int J Oral Maxillofac Surg. 2010;39:1103-8.

[7] Quast A, et al. Traditional face-bow transfer versus three-dimensional virtual reconstruction in orthognathic surgery. Int J Oral Maxillofac Surg. 2019;48:347-54.

[8] Franz L, Isola M, Bagatto D, Tuniz F, Robiony M. A novel approach to skull-base and orbital osteotomies through virtual planning and navigation. Laryngoscope. 2019;129:823-31.

[9] Tetsworth K, Block S, Glatt V. Putting 3D modelling and 3D printing into practice: virtual surgery and preoperative planning to reconstruct complex post-traumatic skeletal deformities and defects. SICOT J. 2017;3:16.

[10] Mishra A, et al. Virtual preoperative planning and 3D printing are valuable for the management of complex orthopaedic trauma. Chin J Traumatol. 2019;22:350-5.

[11] Mendez BM, Chiodo MV, Patel PA. Customized "in-office" three-dimensional printing for virtual surgical planning in craniofacial surgery. J Craniofac Surg. 2015;26:1584-6.

[12] Elshebiny T, Bous R, Withana T, Morcos S, Valiathan M. Accuracy of three-dimensional upper airway prediction in orthognathic patients using dolphin three-dimensional software. J Craniofac Surg. 2020;31:1098-100.

[13] Donaldson CD, Manisali M, Naini FB. Three-dimensional virtual surgical planning (3D-VSP) in orthognathic surgery: advantages, disadvantages and pitfalls. J Orthod. 2021;48:52-63.

[14] Schulze D, Heiland M, Thurmann H, Adam G. Radiation exposure during midfacial imaging using 4-and 16-slice computed tomography, cone beam computed tomography systems and conventional radiography. Dentomaxillofac Radiol. 2004;33:83-6.

[15] O'neil, M., et al. Validation of a new method for building a three-dimensional physical model of the skull and dentition. Br J Oral Maxillofac Surg. 2012;50:49-54.

[16] Almutairi T, et al. Replacement of the distorted dentition of the cone-beam computed tomography scans for orthognathic surgery planning. J Oral Maxillofac Surg. 2018;76:1561-e1.

[17] Renne W, et al. Evaluation of the accuracy of 7 digital scanners: an in vitro analysis based on 3-dimensional comparisons. J Prosthet Dent. 2017;118:36-42.

[18] Petrides G, Clark JR, Low H, Lovell N, Eviston TJ. Three-dimensional scanners for soft-tissue facial assessment in clinical practice. J Plast Reconstr Aesthet Surg. 2021;74:605-14.

[19] Mundluru T, Almukhtar A, Ju X, Ayoub A. The accuracy of three-dimensional prediction of soft tissue changes following the surgical correction of facial asymmetry: an innovative concept. Int J Oral Maxillofac Surg. 2017;46:1517-24.

[20] Shafi MI, Ayoub A, Ju X, Khambay B. The accuracy of three-dimensional prediction planning for the surgical correction of facial deformities using Maxilim. Int J Oral Maxillofac Surg. 2013;42:801-6.

[21] Hertanto M, Ayoub AF, Benington PCM, Naudi KB, McKenzie PS. Orthognathic patient perception of 3D facial soft tissue prediction planning. J Craniomaxillofac Surg. 2021;49:783-8.

[22] Ho C-T, Lin H-H, Liou EJW, Lo L-J. Three-dimensional surgical simulation improves the planning for correction of facial prognathism and asymmetry: a qualitative and quantitative study. Sci Rep. 2017;7:1-10.

[23] Hsu SS-P, et al. Accuracy of a computer-aided surgical simulation protocol for orthognathic surgery: a prospective multicenter study. J Oral Maxillofac Surg. 2013;71:128-42.

[24] Zhang N, et al. Accuracy of virtual surgical planning in two-jaw orthognathic surgery: comparison of planned and actual results. Oral Surg Oral Med Oral Pathol Oral Radiol. 2016;122:143-51.

[25] Wu W, et al. Haptic simulation framework for determining virtual dental occlusion. Int J Comput Assist Radiol Surg. 2017;12:595-606.

[26] Nadjmi N, et al. Virtual occlusion in planning orthognathic surgical procedures. Int J Oral Maxillofac Surg. 2010;39:457-62.

[27] Baan F, et al. Virtual occlusion in orthognathic surgery. Int J Oral Maxillofac Surg. 2021;50:1219-25.

[28] Kraeima J, Jansma J, Schepers RH. Splintless surgery: does patient-specific CAD-CAM osteosynthesis improve accuracy of Le fort I osteotomy? Br J Oral Maxillofac Surg. 2016;54:1085-9.

[29] Bai S, et al. CAD/CAM surface templates as an alternative to the intermediate wafer in orthognathic surgery. Oral Surg Oral Med Oral Pathol Oral Radiol Endod. 2010;110:e1-7.

[30] Williams A, Walker K, Hughes D, Goodson AMC, Mustafa SF. Accuracy and cost effectiveness of a waferless osteotomy approach, using patient specific guides and plates in orthognathicsurgery: a systematic review. Br J Oral Maxillofac Surg. 2021;60(5):537-46.

[31] Burt DE. Virtual reality in anaesthesia. Br J Anaesth. 1995;75:472-80.

[32] Feiner SK. Augmented reality: a new way of seeing. Sci Am. 2002;286:48-55.

[33] Joda T, Gallucci GO, Wismeijer D, Zitzmann NU. Augmented and virtual reality in dental medicine: a

systematic review. Comput Biol Med. 2019;108:93-100.

[34] Mehrotra D, Markus AF. Emerging simulation technologies in global craniofacial surgical training. J Oral Biol Craniofac Res. 2021;11:486.

[35] Pulijala Y, Ma M, Ayoub A. VR surgery: interactive virtual reality application for training oral and maxillofacial surgeons using oculus rift and leap motion. In: Serious games and edutainment applications. Cham: Springer; 2017. p. 187-202.

[36] Pulijala Y, Ma M, Pears M, Peebles D, Ayoub A. Effectiveness of immersive virtual reality in surgical training—a randomized control trial. J Oral Maxillofac Surg. 2018;76:1065-72.

[37] Ricciardi F, Copelli C, De Paolis LT. An augmented reality system for maxillo-facial surgery. In: International conference on augmented reality, virtual reality and computer graphics. Cham: Springer; 2017. p. 53-62.

[38] Anand M, Panwar S. Role of navigation in oral and maxillofacial surgery: a surgeon's perspectives. Clin Cosmet Investig Dent. 2021;13:127.

[39] Mandelaris GA, Stefanelli LV, DeGroot BS. Dynamic navigation for surgical implant placement: overview of technology, key concepts, and a case report. Compend Contin Educ Dent. 2018;39:614-21.

[40] Järvinen S, Suojanen J, Suomalainen A, Stoor P. Virtual surgical planning combined with intraoperative navigation in mandibular bilateral sagittal split osteotomy for accurate placement of patient specific implants. J Craniofac Surg. 2021;32:2666-70.

[41] Hwang Y-E, Kang S-H, Kim H-K. Errors according to the number of registered markers used in navigation-assisted surgery of the mandible. Head Face Med. 2019;15:1-10.

[42] Kim S-H, et al. Quantitative augmented reality-assisted free-hand orthognathic surgery using electromagnetic tracking and skin-attached dynamic reference. J Craniofac Surg. 2020;31:2175-81.

[43] Mazzoni S, et al. Simulation-guided navigation: a new approach to improve intraoperative three-dimensional reproducibility during orthognathic surgery. J Craniofac Surg. 2010;21:1698-705.

[44] Badiali G, et al. Augmented reality as an aid in maxillofacial surgery: validation of a wearable system allowing maxillary repositioning. J Craniomaxillofac Surg. 2014;42:1970-6.

[45] Kwoh YS, Hou J, Jonckheere EA, Hayati S. A robot with improved absolute positioning accuracy for CT guided stereotactic brain surgery. IEEE Trans Biomed Eng. 1988;35:153-60.

[46] Lin L, et al. Mandibular angle split osteotomy based on a novel augmented reality navigation using specialized robot-assisted arms—a feasibility study. J Craniomaxillofac Surg. 2016;44:215-23.

[47] Pugin F, Bucher P, Morel P. History of robotic surgery: from AESOP® and ZEUS® to da Vinci®. J Visc Surg. 2011;5: e3-8.

[48] Han JJ, Woo S-Y, Yi W-J, Hwang SJ. A robot arm and image-guided navigation assisted surgical system for maxillary repositioning in orthognathic surgery: a phantom skull-based trial. Appl Sci. 2020;10:1549.

[49] Han JJ, Woo S-Y, Yi W-J, Hwang SJ. Robot-assisted maxillary positioning in orthognathic surgery: a feasibility and accuracy evaluation. J Clin Med. 2021;10:2596.

[50] Liu H-H, Li L-J, Shi B, Xu C-W, Luo E. Robotic surgical systems in maxillofacial surgery: a review. Int J Oral Sci. 2017;9:63-73.

第 11 章　先进技术在面部美容手术中的应用：历史、定义和适应证

Application of Advanced Technologies in Facial Cosmetic Surgery: History, Definition, and Indication

Seied Omid Keyhan　Behnaz Poorian　Tirbod Fattahi　著

面部整形和重建手术的外科和非手术特征为确定最佳治疗方案添加了更多的复杂性。与其他治疗方式相比，将现代技术纳入颅面整形和重建手术需要一种基本和实用的分析方法，以识别和检查与成本效益评估、实用性和结果相关的问题[1]。创新技术使我们有机会发展我们的业务，并为患者提供更多选择。然而，在使用创新技术方面也存在一些问题。第一个问题关于应用现代技术的本质。第二个问题是这项技术的前景如何。现代医学的三个概念回答了第一个问题：减少创伤、加快康复和提高生活质量。

一、计算机技术

颅颌面区具有复杂的解剖结构。通过开发计算机辅助系统，包括 3D 模型、虚拟治疗计划和导航、定制手术导板或植入物、内镜或机器人手术，可以提高诊断和手术治疗的预测和准确性[2,3]。

二、三维（3D）方法

3D 打印是一种多层工艺，将各种材料（如塑料、金属、陶瓷、粉末、液体甚至活细胞）融合或沉积到 3D 结构中，从而根据数字布局生成物理模型。它可以制造手术导板，预弯板，面部假体，截骨线导板，咬合板。3D 打印机的一些优点是创建高度精确的模型，减少操作时间，便于治疗计划的制定和培训[4]（图 11-1 至图 11-3）。3D 打印中引入的各种技术包括熔融沉积成型（FDM）、间接工艺、激光熔融（laser melting，LM）、粘接剂喷射（binder jetting，BJ）、电子束熔融（EBM）、材料喷射（material jetting，MJ）、光聚合物喷射（photopolymer jetting，PJ）、激光烧结（LS）和立体光固化（SLA）等技术。在这些技术中，颅颌面手术对 SL、FDM 和 PJ 的需求尤为突出。

立体光固化

最早的立体光固化（SLA）是应用在以二维设计聚合树脂的激光。作为增材制造的先驱，SLA 技术使用低功率紫外激光固化液态光聚合物或环氧树脂层来创建 3D 模型。SLA 使用紫外激光穿过光聚合物上的单层树脂部分，将各层黏合在一起。这种逐层投射一直持续到产品的所有区域都被创建为止。SLA 技术使用镜子将激光一层一层地从底部传导到表面。废物在工序结束时经人工提取。

凭借低至 0.025mm 的分辨率，SLA 是光固化 3D 制造的黄金标准。SLA 在重建内部支架方

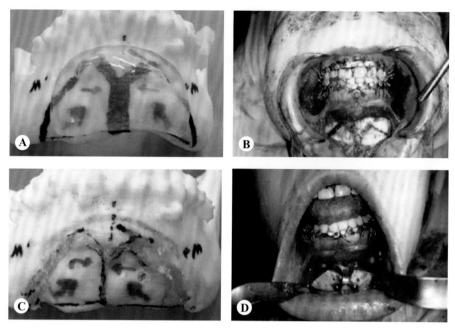

▲ 图 11-1　模拟手术和术前钢板弯曲使新手外科医生能够更准确地进行颏成形术 [5]

A. 在三维模型上绘制截骨线（keyhan 等描述的计算机辅助之字形颏成形术），并将定制的手术模板贴合到骨骼解剖结构上；B. 对模型行截骨术，去除多余部分后用粘接剂蜡固定活动节段；C. 在骨骼上绘制 3D 技术设计的截骨线；D. 根据预先绘制的截骨线进行颏复位

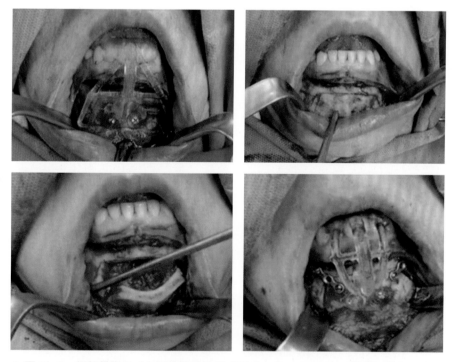

▲ 图 11-2　颏部截骨术（水平移位骨性颏成形术，由 keyhan.et.al 描述）使用手术导向器可以提供准确的截骨线和骨段定位

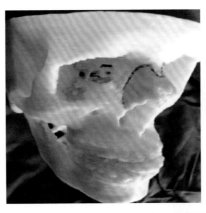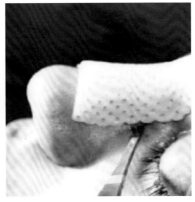

▲ 图 11-3　在三维模型上绘制出计划的截骨线

关于鼻软组织衬里的厚度，在模型鼻上模制 2mm 厚的蜡。用剪刀沿截骨线修整软化后的外夹板。在患者的鼻子上放置一个定制的夹板，沿夹板边界进行鼻侧壁截骨。手术模型能缩短手术时间并增加结果的可预测性[6]

面更可靠，能够更有效地创建更大的对象。SLA 具有比任何 3D 技术更好的表面和精度。在这个过程中通常使用丙烯酸和环氧树脂。但是，SLA 需要在生产后手工处理，可能需要 1 天或更长时间。由于原材料和设备维护成本高，SLA 比其他技术更昂贵。SLA 主要用于制造植入物钻孔模板。SLA 技术的主要优点是制造精细复杂的结构，易于提取废树脂，以及极高的分辨率（约 1.2μm）（图 11-4 和图 11-5）。

三、熔融沉积模型（FDM）

类似的 SLA 打印中逐层模型生产的概念也用于 FD 建模。FDM 被认为是其他 3D 打印方法中最具成本效益的。在 FDM 中，热塑性材料的熔融细丝通过喷嘴被挤出，在 X-Y 平面上移动，并在沉积构建板上固化，继续向上固化创建最终对象。通常，丙烯腈 - 丁二烯 - 苯乙烯（ABS）和聚乳酸（PLA）被用作 FDM 打印机的原材料，它们是生物打印支架结构的关键组成部分。FDM 的一个显著缺点是它不能形成复杂的结构。中空的内部或盲端开口器官在制造卫生产品时尤其成问题。几乎所有的 FDM 打印机都局限于单色和单一材料的生产，但最近的双挤压机高科技设备可以克服这一不足。与 SLA 一样，FDM 模型也需要支撑结构，因为热塑性固化和层黏合需要时间。高孔隙率和优异的机械强度是 FDM 的显著优势。

四、PolyJet 技术

PolyJet 技术或多喷头造型打印类似于 SLA，但液态光聚合物在紫外线下会立即固化。多喷头建模打印可以产生等于或优于 SLA 的高分辨率原型。多射流建模（multijet modeling，MJM）打印机的维护比 SLA 技术更易于管理。但是，MJM 是一种昂贵的打印机，更适合大批量生产，而不是办公室使用。此外，这种方法中使用的材料是顽固的，可能很难去除。这种方法的优点是使用不同的打印头，提供不同种类材料或分级材料混合物的同步打印，以改变打印物品的质量[7]。

五、面部整形术

计算机辅助设计和计算机辅助制造（CAD/CAM）及 3D 打印技术正在以最高的精度和质量彻底改变颌面假体的制造。通常情况下，患者特异度模型、高持久性、较低的价格和治疗时间、无须印模过程，以及完美的兼容性是将增材制造技术应用于颌面假体制造的有利方面[8]（图 11-6 和图 11-7）。

虽然增材制造主要用于硬组织缺损，但也适

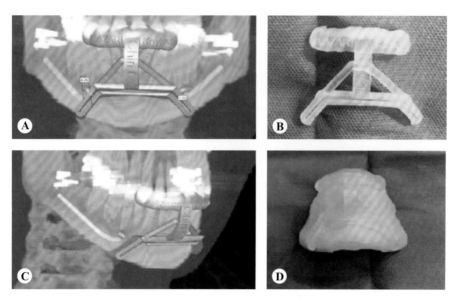

▲ 图 11-4 **A** 和 **C.** 下颌截骨模板的数智化设计；**B** 和 **D.** 使用快速成型技术制造精确的钻孔模板，以精确匹配下颌解剖结构（**SLA 技术 –RUNA CO. Tehran, Iran**）[4]

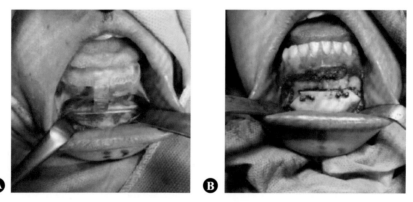

▲ 图 11-5 行水平平移性颏成形术的轻度下颌偏位患者，在正确位置使用切割手术导向和固定导向 [4]

用于软组织畸形，如耳郭、鼻部缺损重建。人工耳的制造包括几个耗时的步骤，需要患者在场。3D 打印技术缩短了这一过程；无须 1 周，只需 24～48h 即可完成 [8]（图 11-8 和图 11-9）。

（一）手术导航

20 世纪 90 年代首次将手术导航引入颅颌面外科。它在手术室的监视器上实时显示手术环境中手术器械的位置和运动信息。手术器械的实际路径可以在三维透视中投影到显示器上。通过术中导航，正确放置手术器械，识别关键解剖结构，在测量剥离时，防止对重要结构的损伤，确保骨移植物位置，钛板和固定螺钉的位置。这也减少了人为误差，提高了对术前计划的依从性 [10, 11]。手术导航是基于 CT、MRI 或术前获得的其他数据。其影响因素包括图像转换、软硬件项目、数据采集、分辨率和辐射剂量、扫描层厚度、钛板伪影、三维重建精度等（图 11-10）。

从历史上看，第一次整形外科模拟手术可以追溯到公元前 600 年。著名的印度医生 Sushruta 用树叶和黏土模型模拟了前额鼻翼重建的步骤。通过"网络空间"环境，外科医生可以在手术

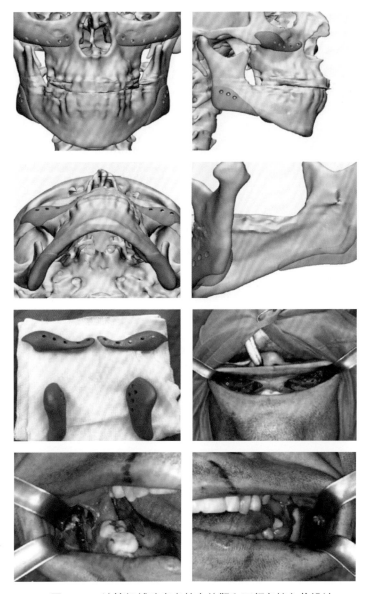

▲ 图 11-6　计算机辅助患者特定的颧和下颌角植入物设计

植入和固定下颌角和颧骨假体的外科手术。最大的适应性，减少手术时间和高耐用性是患者个性化植入物的主要优点

前制订手术方案、模拟手术过程和预测软组织变化。

　　虚拟现实三维仿真的主要任务如下。

　　1. CT 数据处理。

　　2. 软组织三维模型生成。

　　3. 手术模拟。

　　4. 软组织变化预测[13-15]（图 11-11）。

（二）增强现实技术

增强现实技术（AR）可以将 3D 计算机制造的模型添加到真实物体上，实时指导操作。AR 技术通过自动显示基本数据（如难以触及的解剖结构）以提供直接指导。因此，有望提高精度，减少手术时间，降低风险[2, 13]（图 11-12）。

　　与传统导航系统相比，使用 AR 导航操作可能会稍微延迟，原因如下：①场景由 4K 摄像机捕获然后发送给计算机；②计算机计算这些信息并整合到屏幕上的 3D 模型。这个问题可以通过使用高质量的 GPU 来解决[2]。

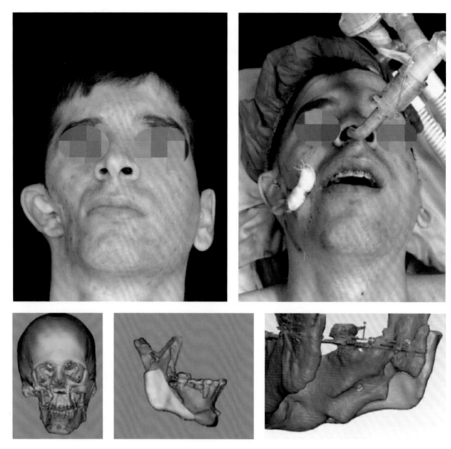

▲ 图 11-7　应用 **CAD/CAM** 和 **3D** 设计技术制作 **24** 岁半面巨大症患者下颌角假体 [8]

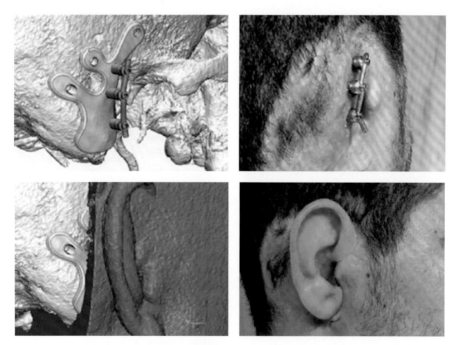

▲ 图 11-8　利用 **CAD/CAM** 设计和制作耳假体。独特的方案称为 **S3PP**，用于制作耳郭上盖（左）和插入上盖（右）的亚结构 [8]

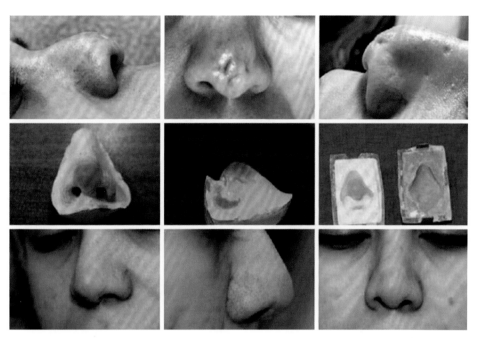

▲ 图 11-9　无法进行鼻尖重建手术的女性使用鼻假体装置重建鼻尖[9]

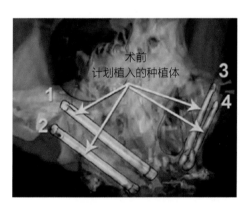

▲ 图 11-10　动态导航系统在颧骨植入中的应用
（引自 Ramezanzade S et al. Dynamic-assisted navigational system in zygomatic implant surgery: a qualitative and quantitative systematic review of current clinical and cadaver research. *Journal of Oral and Maxillofacial Surgery*. 2021 Apr 1;79(4): 799-812）[12]

一般来说，安全性、免提性、非侵入性、准确性（在 1.4mm 的正常误差范围内从 0.9mm 扩展到 2mm）、缩短手术时间、降低复杂性、升级材料和可见数据、增强医生对解剖结构的概念和手术信心可以作为 VR/AR 创新的优点。这些方法的缺点包括操作领域的限制，一些小工具的大型化，以及在有限空间（包括口腔）中的运动范围[13]。

六、虚拟手术设计和计算机辅助设计 / 计算机辅助制造

随着 3D 成像软件的使用，重点已经从外科医生的主观分析转向术前治疗计划和术中表现之间更方便的联系起来，从而改善了治疗效果。对于正颌手术，虚拟手术设计（VSP）消除了传统模型手术中必不可少的模型外科过程。通过消除导致错误的模型外科误差，预计 VSP 将确保更好的结果[16, 17]（图 11-13 至图 11-15）。

虚拟手术设计应用于颅颌面外科手术的好处可以总结如下。

1. 准确全面的诊断。

2. 术前程序模拟。

3. 提供设计模板或个性化预成型植入物的数据。

4. 预测手术结果及评估手术可行性（图 11-16 至图 11-18）。

虚拟手术设计的步骤

1. 数据采集 [CT、数字体层摄影（DVT）、MRI]。

2. 用于 3D 建模、诊断和模型生产目的的扫

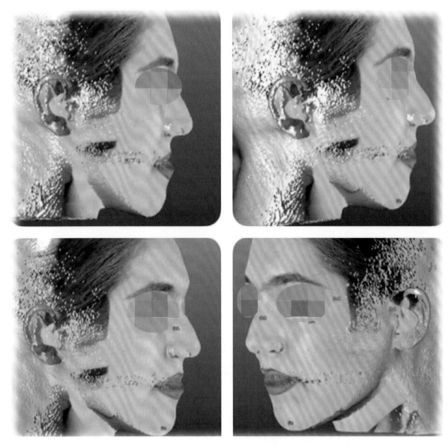

▲ 图 11-11　患者 3D 面部扫描和正颌手术后的预后预测

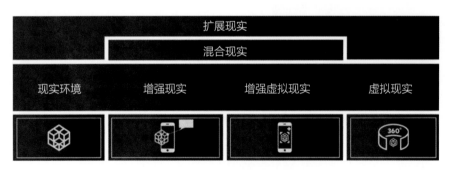

▲ 图 11-12　混合现实技术图谱[13]

描数字成像和医学通信（DICOM）文件。

3. 使用或不使用镜像方法的虚拟分割、截骨或复位。

4. 创建模板、植入物、快速成型技术和 3D 立体光固化模型（SLA 模型）。

5. 将虚拟规划数据输入外科医生或机器人引导系统的导航系统。

尽管 VSP 在牙科中得到了广泛使用，并且比旧方法具有显著优势，但 VSP 存在成本高、学习曲线大和时间浪费等缺点，限制了其常规使用。一般来说，CAD 系统在颅颌面外科手术中的基本功能包括医学图像分割、融合和体渲染的能力。图形切割算法可以生成高质量的体积和精确分割的软组织肿瘤。从 CT 数据中提取的肿瘤可以通过 3D 进行观察，其体积测量与实际肿瘤体积的吻合性高达 99.5%。

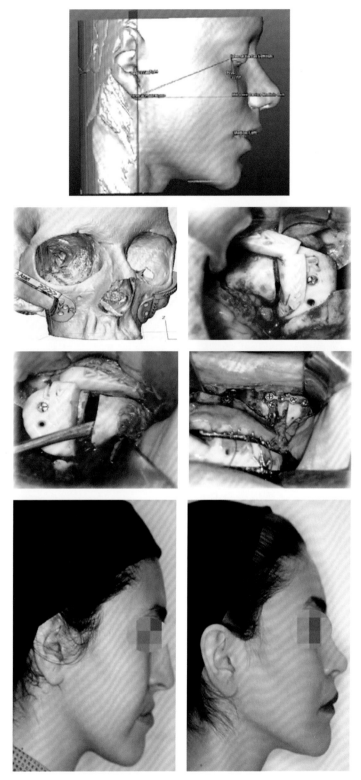

▲ 图 11-13 丰太阳穴的"美人弓"分析 [9, 18]

面部的三维计算机断层扫描将原始数据输入 KAVEH 软件（KAVEH Package，德黑兰，伊朗）进行虚拟颧骨截骨。颧骨夹层截骨是在 KAVEH 软件提供的虚拟三维模型上进行的。使用快速成型技术（SLA 技术 –runa CO.，德黑兰，伊朗）制作了两个颧骨手术模板。将左右模板分别固定于颧骨区域，利用模板边缘进行截骨 [18]。24 岁女性面中部缺陷，接受颧骨夹层截骨术的术前和术后侧位照片，使用 3D 打印手术夹板进行颧骨隆突手术。这种方法可以防止颧骨隆突手术并发症发生，包括神经损伤、眶底骨折和上颌窦外壁不必要的骨折 [18]

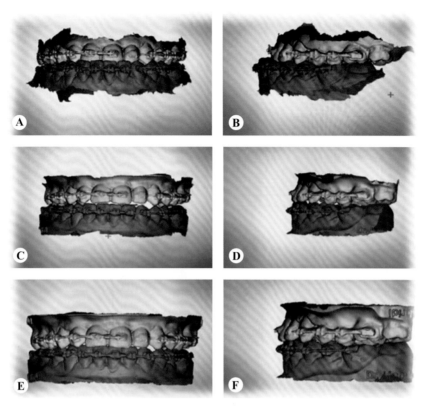

▲ 图 11-14　虚拟模型手术

A 和 B. 术前咬合；C 和 D. 中间咬合；E 和 F. 最终咬合

CAD 的另一个特点是 CT/MRI 图像融合和创建具有更准确细节的新图像。它还可以融合其他成像设备捕获的图像，例如，将 CT 数据与牙列的口扫图像数据合并[19]。

快速成型 3D 模型（RP）可以直接从 CAD 的数据源创建实物。可以达到比传统的手工原型技术更快地设计和制造模型。这种技术是基于不同的累积成型理论，逐层制造材料。根据 CT 扫描数据，以 1 : 1 的比例制作模型。

3D 模型制作可以总结如下：①高质量扫描数据的集合；②三维图像配置；③解剖表面的数学表面建模；④数据合成和快速成型技术模型制作。

RP 作为一种制作实体模型的方法，目前在许多医学专业中得到应用，它包括立体光固化、选择性激光烧结、熔融沉积等。立体光固化的精度主要用于医用 RP，是颅颌面重建手术中最常用的方法[16]。

七、内镜辅助手术

内镜检查是一种微创方法，医生可以通过开窗口到达和操作常规操作无法到达的目标器官。内镜包括镜头、光源和传送线。根据线的长度、透镜的质量和角度，有几种内镜可供选择；镜头角度为 0°、30° 和 45°，直径为 4～7mm 的内镜是最常用的内镜。内镜在提眉和上睑提升术中是最受欢迎的。虽然传统的经冠状面抬高术的并发症会减少，但抬高术的矫正不足是内镜下抬高术最初的局限性之一。在治疗眼眶、颧弓骨折、额窦骨折和髁突骨折方面，内镜入路治疗颌面部创伤的效果尚可。内镜复位效果根据骨折的尺寸、延伸、位置和外科医生的经验来确定。内镜辅助下眶底骨折手术可减少常规手术引起的下睑移位、眼球内陷等并发症。该手术的总体理念是创伤小、并发症少、减少患者发病率（疼痛、住院、感染），患者恢复更快。缺点是学习

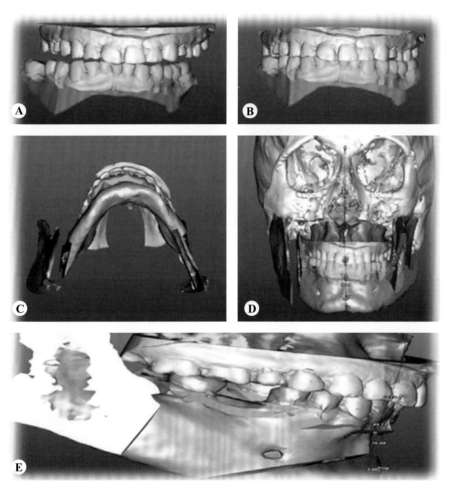

▲ 图 11-15 手术先行双颌正颌手术患者虚拟治疗方案设计

A. 上颌位置矫正后的中间咬合；B. 下颌骨放置到合适的咬合位置；C 至 E. 评估左右近段位置和是否需要进行颏成形术

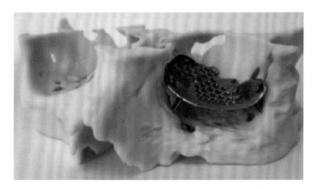

▲ 图 11-16 快速金属原型眶底植入物[7]

难度大、市场价格高、定期的机器更新和技术依赖[20,21]。在从常规手术到内镜手术的转变过程中，我们提出了 9 个关键点，以使学习曲线更加流畅（表 11-1）。随着技术的进步，内镜的图像质量和可靠性不断提高。内镜手术、3D 成像和导航系统的未来是令人期待的[22]。

八、压电技术

利用压电装置代替传统的旋转装置进行骨成形术或截骨术是一种先进的超声技术。因为它没有微振动，使用方便，更安全的切割，特别是在复杂的身体部位，因此它比传统的方法更有优势。它的机械和物理特性获得了许多临床优势，包括精确切割，无血手术视野，并保留了重要的神经血管束。压电装置通过促进骨形态发生蛋白的消耗、刺激骨重塑和控制炎症过程，在骨愈合

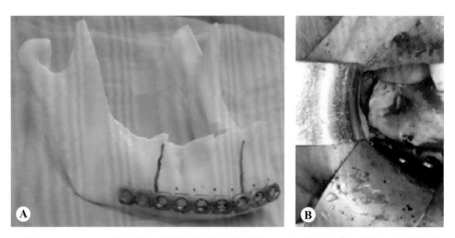

▲ 图 11-17　A. 下颌下缘切除前预弯曲重建钢板；B. 考虑预弯曲钢板与下颌边缘的精确解剖对齐 [7]

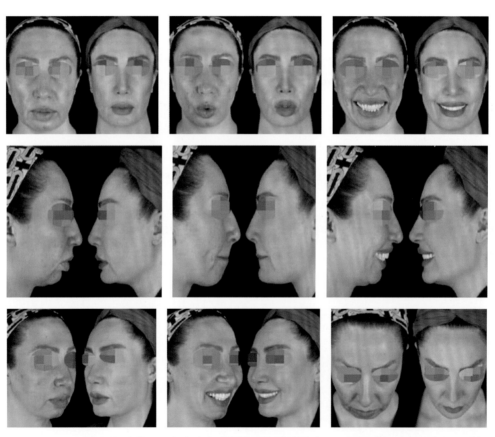

▲ 图 11-18　一名下颌缺损、下颌发育不全导致唇部功能不全、下颌软组织过多的患者，进行适当咬合的术前和术后照片。手术方案包括颏部成形术、双侧预制下颌角植入、微创鼻成形术和唇部填充物注射

方面更有效 [23]。用于超声波切割骨的压电效应最早是在 1880 年提出的。这是一种金属尖端的高频振动，用于选择性地切割骨，同时保留周围的软组织。"piezo" 这个词来源于希腊语 "piezein"，意思是"压紧，挤压"。1880 年，Jacques 和 Pierre Curie 首次发现了压电现象，他们发现对各种晶

表 11-1　为更平稳的学习曲线推荐的 9 个关键点
1. 针对不同面部单元的内镜手术,总结(书籍、文章)和重新评估(尸体解剖)面部解剖
2. 在常规手术中,使用内镜检查面部结构,如鼻内镜和外部 DCR
3. 针对不同的内镜入路(美容、泪道、眼窝),接受 3～6 个月的课程学习
4. 从一个简单的案例开始,例如,为发际线低、皮肤相对较薄的女性做内镜提眉术
5. 正确设置内镜设备,熟悉内镜的使用方法。调整合适的焦距和照明。没有什么比在内镜检查过程中由于镜头或相机不好而无法看到准确的解剖结构更糟糕的了
6. 确保良好的止血。止血是内镜入路的关键,如果不止血,手术就变得具有挑战性,成功率很低
7. 有一个训练有素的助手来调整内镜,纠正过程中任何意想不到的问题,并偶尔评论使用不同的工具
8. 由于内镜干预高度依赖仪器,因此应核实所有所需仪器的可用性和无菌性
9. 由于维修和更换的费用很高,内镜设备必须小心处理,清洁和消毒,并且必须遵守公司的消毒、维护和清洁政策

体、陶瓷或骨施加压力会产生电。这种压电效应是基于物理相互作用和基本电和机械维度的现象,如电场强度、极化、张力和晶体场中的延伸,这表明晶体在通过电流时的变形会导致超声波频率的振荡。所获得的振动被放大并传递到振动尖端,当对骨组织施加轻微压力时,会产生空化现象,这是一种专门针对矿化组织的切割效应。换句话说,软组织的损伤发生在 50kHz 以上的频率上。压电装置通过蠕动泵提供 0～60ml/min 可调射流的灌洗液。碎片将被精确切割去除。由于空化效应,它还提供了一个无血的手术部位。压电手术的切割运动应在较小的压力下高速连续地向前和向后移动。

压电手术的突出优点如下。

1. 通过空化作用止血和清除手术野。

2. 高精度的骨外科手术。

3. 避免损坏邻近的重要结构。

4. 由于先前骨形态发生蛋白的释放而快速愈合。

5. 方便口内或口外植骨。由于其切割物具有不同的角度,它可以有效地利用在难以看到和触及的区域。

6. 在诊室操作过程中,患者没有大幅度振动和恼人的感觉。

7. 高成本、耗时和学习曲线是压电手术的主要缺点[23]。

压电装置可应用于鼻整形手术的不同步骤,从解剖到鼻中隔成形术和骨性部位操作。应用压电装置,可沿截骨线进行外侧截骨,有或无骨膜下隧道形成。此外,任何骨刺或不光滑骨边缘都可以使用压电装置直接切除,即使是在离体的骨上。压电手术可以精确选择目标组织,提供最佳的骨膜剥离和软组织层剥离。完整的骨膜保留了其功能,因此,瘀斑、出血和水肿变得可以忽略不计。与传统的骨膜剥离器操作相比,不会发生骨凝固性坏死,改善了术后微循环[23](图 11-19 至图 11-21)。

九、等离子体科学

等离子体是物质的第四种状态,由带电粒子在导电介质中产生的电离原子组成(图 11-22)。1929 年,Irving Langmuir 博士首次将"等离子体"描述为电离气体。目前,等离子体与真核细胞的相互作用、在皮肤表面修复、伤口愈合、皮肤病以及通过诱导细胞凋亡控制某些癌症中的应用等方面的研究正在扩展。在大气压力下,有两种类型的等离子体:热和非热等离子体。在初级等离子体应用中,所需的效果是由等离子体的热能引起的,实际上就是高温和高热。热等离子体(低于 80℃)已用于热稳定医疗器械的组织

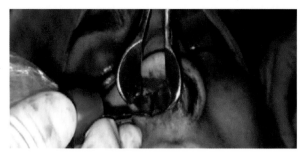

▲ 图 11-19　采用压电手术装置的内外侧截骨术[24]
（引自 Fallahi et al. Piezo surgery Versus Conventional Osteotomy. J Oral Maxillofacial Surg 2019）

破坏、消融、烧灼、切割和灭菌。它现在也用于美容手术。低温大气等离子体（cold atmospheric plasma，CAP）在医学上是一种有希望的新治疗技术，用于灭菌，伤口愈合，止血，癌症治疗，牙科手术，脱发治疗，皮肤再生，以及治疗皮肤疾病，如鼻肿、湿疹、瘢痕、瘙痒症和浅表细菌或真菌皮肤感染。等离子广泛应用于皮肤病学，其他潜在适应证将在多学科研究中揭示。等

离子的杀菌作用是肯定的，临床报告显示，在任何原因引起的严重感染的伤口或皮炎的治疗中，等离子的杀菌作用均有积极发现。大气压低温等离子体的主要优点是：①对周围组织损伤的可能性低；②最小的热渗透深度；③可操作的等离子流长度在 μm 水平；④焦痂和气味程度较轻；⑤不需要导电电流；⑥对任何组织条件都很熟练。

早在 2012 年，冷氦等离子体设备就被美国食品药品管理局（FDA）批准用于凝固、消融和软组织切割的商业用途。此外，硝基等离子工具（Portrait）也已获得 FDA 的批准，可用于治疗 Fitzpatrick 皮肤分型Ⅰ～Ⅳ型的面部和非面部皱纹、瘢痕、痤疮和表浅良性皮肤病变，如脂溢性角化病、病毒性乳头状瘤和光化性角化病。最近，有报道对氦等离子工具和氮等离子工具进行了比较。与氮等离子体设备相比，氦等离子体工具显示出更低的热效应深度和更显著的皮肤组织收缩百分比。此外，还提出了该方法在皮肤换肤

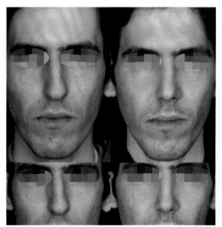
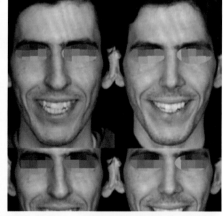
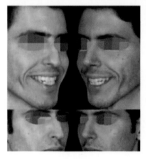
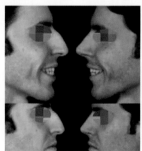
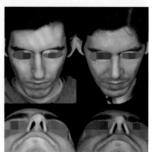

▲ 图 11-20　使用压电装置进行鼻部整形术的术前和术后 1 年照片

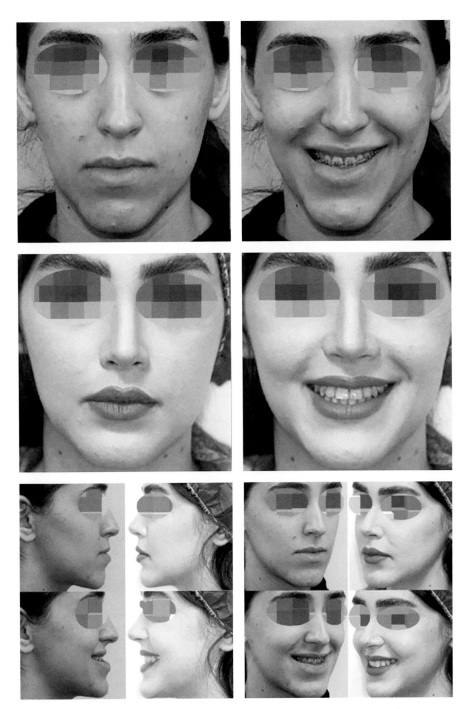

▲ 图 11-21 一名经双颌手术和同时使用压电装置进行背侧保存的微创鼻成形术的 21 岁女性的照片

手术应用中的可能的相关性。

　　尽管在已有的报道中与等离子相关的并发症很少，但基础的生物学和体内研究对于理解活细胞与等离子之间的各种相互作用及特定的等离子应用至关重要。等离子药物可能成为未来疾病控制的主要手段[25]。

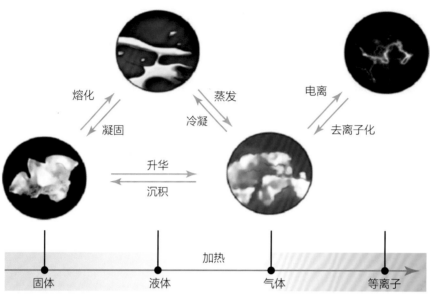

▲ 图 11-22　物质的四种状态，由 **Hoffmann** 等创作（**2013 年**）
A. Babaei 绘制，2021 年，经许可转载

参考文献

[1] Rousso JJ. Practical considerations in adopting new technology for facial cosmetic procedures. Facial Plast Surg. 2020;36(06):684-7.

[2] Jo YJ, Choi JS, Kim J, Kim HJ, Moon SY. Virtual reality (VR) simulation and augmented reality (AR) navigation in orthognathic surgery: a case report. Appl Sci. 2021;11(12):5673.

[3] Kokosis G, Davidson EH, Pedreira R, Macmillan A, Dorafshar AH. The use of computer-aided design and manufacturing in acute mandibular trauma reconstruction. J Oral Maxillofac Surg. 2018;76(5):1036-43.

[4] Keyhan SO, Azari A, Yousefi P, Cheshmi B, Fallahi HR, Valipour MA. Computer-assisted horizontal translational osseous genioplasty: a simple method to correct chin deviation. Maxillofac Plast Reconstr Surg. 2020;42(1):1-5.

[5] Keyhan SO, Jahangirnia A, Fallahi HR, Navabazam A, Ghanean S. Three-dimensional printer-assisted reduction genioplasty; surgical guide fabrication. Ann Maxillofac Surg. 2016;6:278-80.

[6] Keyhan SO, Navab Azam A, Nassiry M, Ghanean S, Khiabani K. Customized lateral nasal osteotomy guide: three-dimensional printer assisted fabrication. Regen Reconstr Restor. 2016;1(1):29-30. https://doi.org/10.7508/rrr.2016.01.006.

[7] Keyhan SO, Ghanean S, Navabazam A, Khojasteh A, Iranaq MH. Three-dimensional printing: a novel technology for use in oral and maxillofacial operations. In: A textbook of advanced oral and maxillofacial surgery. IntechOpen; 2016. p. 3.

[8] Yousefi P, Yeganeh F, Cheshmi B, Keyhan SO, Azari A, Mosharraf R. Facial prosthesis: conventional methods versus 3D concepts. In: Integrated procedures in facial cosmetic surgery. Cham: Springer; 2021. p. 209-19.

[9] Mommaerts MY, Abeloos JV, De Clercq CA, Neyt LF. The "sandwich" zygomatic osteotomy: technique, indications and clinical results. J Craniomaxillofac Surg. 1995;23(1):12-9.

[10] Zhang X, Han CY, Dai MJ, Chen JL, Zheng XH, Long J, Tang W, Tian WD, Liu L. Application of computer-assisted surgery techniques in the management of zygomatic complex fractures. Chin J Traumatol. 2018;21(5):281-6.

[11] Herford AS, Miller M, Lauritano F, Cervino G, Signorino F, Maiorana C. The use of virtual surgical planning and navigation in the treatment of orbital trauma. Chin J Traumatol. 2017;20(1):9-13.

[12] Ramezanzade S, Keyhan SO, Tuminelli FJ, Fallahi HR, Yousefi P, Lopez-Lopez J. Dynamic-assisted navigational system in zygomatic implant surgery: a qualitative and quantitative systematic review of current clinical and cadaver studies. J Oral Maxillofac Surg. 2021;79(4):799-812.

[13] Fallahi HR, Keyhan SO, Cheshmi B, Zandian D, Moghadam PJ. Augmented reality: new horizons in oral and maxillofacial surgery. In: Integrated procedures in facial cosmetic surgery. Cham: Springer; 2021. p. 593-7.

[14] Kazan R, Cyr S, Hemmerling TM, Lin SJ, Gilardino MS. The evolution of surgical simulation: the current state and future avenues for plastic surgery education. Plast Reconstr Surg. 2017;139(2):533e-43e.

[15] Xia J, Ip HH, Samman N, Wong HT, Gateno J, Wang D,

Yeung RW, Kot CS, Tideman H. Three-dimensional virtual-reality surgical planning and soft-tissue prediction for orthognathic surgery. IEEE Trans Inf Technol Biomed. 2001;5(2):97-107.

[16] Keyhan SO, Poorian B. Commentary on computer-assisted orthognathic surgery. In: Integrated procedures in facial cosmetic surgery. Cham: Springer; 2021. p. 853-5.

[17] Qureshi UA, Calaguas S, Frank E, Inman J. Implications of applying new technology in cosmetic and reconstructive facial plastic surgery. Facial Plast Surg. 2020;36(06):760-7.

[18] Keyhan SO, Fallahi HR, Azari A, Cheshmi B. Early assessment of computer-assisted malarplasty: a novel methodology for both reduction and augmentation. Am J Cosmet Surg. 2019;36(3):111-6.

[19] Takahashi N, Sasaki K, Suzuki O. Interface oral health science 2016: innovative research on biosis-abiosis intelligent interface. Singapore: Springer; 2017.

[20] Lee C, Czerwinski M (2008) Applications of the endoscope in facial fracture management. In: Seminars in plastic surgery. New York, NY: Thieme Medical Publishers. 22(01):029-036.

[21] Schubert W, Jenabzadeh K. Endoscopic approach to maxillofacial trauma. J Craniofac Surg. 2009;20(1):154-6.

[22] Kashkouli MB, Beigi B. Endoscopy in the field of oculofacial plastic surgery. J Curr Ophthalmol. 2018;30(2):99.

[23] Keyhan SO, Poorian B, Fallahi HR. Piezoelectric technology in rhinoplasty. Oral Maxillofac Surg Clin North Am. 2021;33(1):23-30.

[24] Fallahi HR, Keyhan SO, Fattahi T, Mohiti AK. Comparison of piezosurgery and conventional osteotomy post rhinoplasty morbidities: a double-blind, randomized controlled trial. J Oral Maxillofac Surg. 2019;77(5):1050-5.

[25] Poorian B. Plasma science in medicine. In: Integrated procedures in facial cosmetic surgery. Cham: Springer; 2021. p. 431-5.

第12章 预制结构式牙种植体
Fabricating Dental Implants with Predesigned Structure

Seied Omid Keyhan Shaqayeq Ramezanzade Abbas Azari Parisa Yousefi Hamid Reza Fallahi 著

目前种植牙修复因为其可靠的功能和美观效果以及长期的成功率而被口腔医生和患者所接受。然而，由于成功的治疗需要种植区有足够好的骨量和骨质，使用螺纹型植入体的现代治疗方法对严重萎缩颌骨的病例效果往往不佳[1]。

对于牙槽骨丧失严重病例，有以下可供选择的解决方案。

采用不同的骨增量技术，如自体骨骨移植、骨劈开、上颌窦提升、引导骨再生等。虽然目前骨增量技术取得了良好的效果，但其不足之处在于：手术的复杂性、术后并发症和患者术后不适感，且有时需要供区[2, 3]。

特殊种植体或种植技术是一种无须植骨的解决方案，如短植体、窄植体、倾斜植入、穿颧骨及穿翼种植等[4-6]。虽然它们的存活率很高，但在临床上并不常见。

在无法或患者不愿意进行骨增量的时候，利用现代数智化技术制作完全匹配缺牙部位形态和解剖结构的定制式种植体是一种可行的治疗方案。这对于需要固定义齿修复但无法忍受复杂骨增量手术的老年人尤其使用[7]。

一、定制式种植体

自骨结合概念提出以来，种植牙修复一直被认为是一种可靠的口腔缺牙的修复方法。考虑到每位患者牙槽骨的个体化差异及提高种植体植入位置精准性的需要，近年出现了一种新的治疗理念，即基于计算机辅助设计和计算机辅助制造（CAD/CAM）的患者个性化种植牙技术（图12-1和图12-2）。

二、骨膜下三维打印假体和增材制造的骨膜下颌骨植入物（AMSJI®）

骨结合种植体的锚定机制使其适合后续的上部结构的连接。这种治疗方法的成功率很高，而且临床操作并不复杂，因此在无牙颌修复病例中被广泛使用（图12-3）。一方面，严重萎缩的上颌骨修复缺牙始终是一个具有挑战性的治疗问题；为了植入足够数量的种植体，通常需要进行骨增量。另一方面，牙槽骨后部的重度吸收加上上颌窦气化的增加，往往会导致种植体固定所需

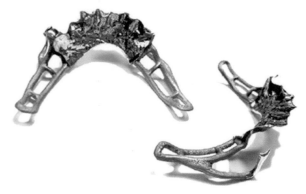

▲ 图 12-1 考虑到每位患者牙槽骨的个体差异化及提高种植体植入位置精确度的需要，引入了患者个性化植入物（一）

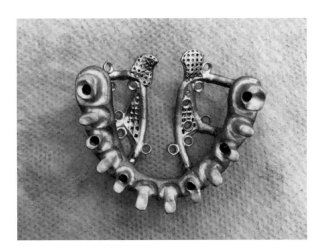

▲ 图 12-2　考虑到每位患者牙槽骨的个体表型特征及提高牙科植入物植入精确度的需要，引入了患者个性化植入物（二）（由 Kaveh 软件设计；Azari，Abbasi，Keyhan，Iran）

的骨量不足。如果存在骨开裂畸形、上颌骨发育不全和上颌骨切除术后缺损的不连续等情况，则可能使治疗更具挑战性[8]。

目前，治疗严重萎缩上颌骨的方法有多种：骨膜下植入体、颌骨旁植入体、翼管植入体、短植入体、颧骨植入体和标准植入体，以及骨移植增量技术等[9]。不同的骨增量技术各有优缺点。其中一种常用于大量骨增量的治疗方法是使用口外第二术区取骨。骨增量的口外取骨部位通常包括髂骨、胫骨近端、腓骨和肋骨。骨瓣制取相关的并发症有血肿、水肿、供区麻痹、供区部位畸形、感染和持续疼痛等[10]。

有些术式，如颧骨/翼板区植入术，对技术要求很高，且有一些严重并发症的报道。例如，颧骨种植体出现严重并发症的病例不在少数，包括眶下神经损伤（眶下神经麻痹）和手术过程中穿透眶底板。晚期并发症包括骨结合丧失、慢性鼻窦炎、软组织感染和口腔内外相通等[5, 6]。Ramezanzade 等报道称，文献中颧骨种植体的失败率为 0%～5%，在切除上颌骨的病例中失败率更高，达 21.43%[5]。

大范围的骨缺损骨瓣移植技术也有很多优点；较大的牙槽骨增量和颌骨重建可以使用口外取骨部位取骨，如胫骨近端、髂嵴、腓骨和肋骨。口外取骨的量根据患者的体型、年龄和性别而有所不同。皮质骨和松质骨的来源不同；例如，腓骨是皮质骨的主要来源，胫骨是松质骨的主要来源，而髂嵴则是松质骨和皮质骨的主要来源[10]。但是大块植骨随着时间的推移会出现不同程度的骨改建和骨吸收，甚至引发疾病，这些都使它们的远期效果难以预测[11]。

下面介绍的另一种技术通过应用快速成型技术重新定义了当前的治疗概念。Mommaerts 等[12] 推出了骨膜下增材制造的颌骨种植体（AMSJI®），适用于骨量和牙槽嵴形态受限扩展至前部区域的情况（Cawood 和 Howell Ⅴ～Ⅷ级骨萎缩[13]）。骨膜下植入体于 1943 年首次问世，引起了人们的极大兴趣[14]，不过随着时间的推移，由于种植体暴露、植体松动和种植体脱落等一系列异常问题，它们逐渐失去了人们

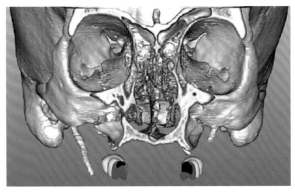
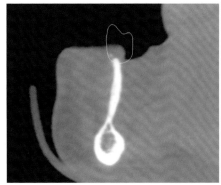

▲ 图 12-3　牙槽骨轮廓不佳，很难使用成品根状牙种植体

的青睐。近年来，数字技术在常规口腔实践中得到广泛的应用，包括锥形束计算机断层扫描（CBCT）、三维（3D）种植设计软件，计算机辅助设计/计算机辅助制造（CAD/CAM）技术，使得种植治疗的个性化成为可能[15]。新一代的骨膜下种植体是利用数字技术根据患者的牙槽嵴解剖结构定制的[16]。对于 Cawood 和 Howell Ⅴ～Ⅷ级骨萎缩病例，骨膜下种植体可能是植骨或颧骨种植治疗方法的有效替代方案。这种技术被提倡用于制造个性化种植体，并以快速个性化的方式应对面临的挑战[17]。植入物设计和化学/物理操作的自由度使这种技术成为定制技术的有效替代品。通过增材制造技术，孔隙度、微糙度和纳米糙度等在促进新骨形成和骨结合方面发挥关键作用的一些特性得到了改善[18]。

尽管这种技术存在包括结构坍塌、渣滓形成和孔洞的悬空结构在内的一些缺陷。也有报道称在增材制造的植入体上存在大量未熔化的合金颗粒，降低了植入体的抗疲劳度[17]。

三、预制骨膜下植入物创新设计的介绍

在这项技术中，我们展示了一种腭锚定式结构（AMSJI®）；它特别适合角化黏膜不足和黏膜纤维化瘢痕的患者，因为这些患者的角化黏膜和纤维化瘢痕会导致普通颊锚定式骨膜下植入体的失败；因此，腭锚定是首选。

在本病例中，我们面临着角化黏膜不足和纤维化瘢痕的问题，这导致选用普通颊侧固定骨膜下修复体不易获得成功。因此，我们设计了腭侧固定的骨膜下修复体，将其固定在上颌骨的腭侧部分（图 12-4）。数字模拟证实，如果不改变下颌咬合平面，上颌的任何治疗方案都会导致严重的前牙开𬌗（图 12-5）。我们设计了一种 3D 打印的导板，用于上颌骨去骨。之前的上颌骨植骨手术失败，造成了严重的骨缺损。该手术导板通过去除骨倒凹，实现了假体的正确就位。

骨膜下植入物是通过选择性激光熔融（SLM）技术，以钛为原料增材制造而成的。下颌骨的去

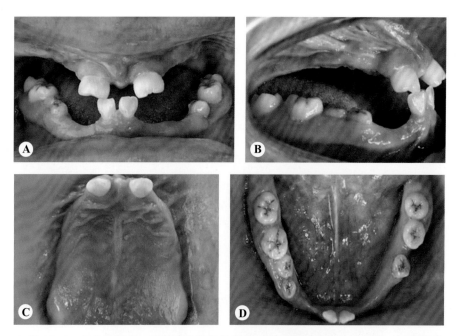

▲ 图 12-4　在此病例中，我们面临着角化黏膜不足和纤维化瘢痕的问题，这威胁着普通颊侧固定骨膜下修复体的成功。因此，我们设计了腭侧固定的骨膜下修复体，将其固定在上颌骨的腭侧

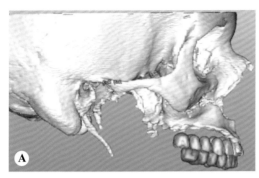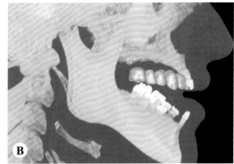

▲ 图 12-5　数字模拟证实，如果不改变下颌咬合平面，上颌的任何治疗方案都会导致严重的前牙开𬌗

（由 Kaveh 软件设计；Azari，Abbasi，Keyhan，伊朗）

骨对于创造足够的咬合空间使植入假体位于合适的平面上，以及为最终镶嵌和制作牙齿提供足够的空间而不承受来自对颌（下颌骨）的咬合力至关重要。立体光固化（STL）数据用于制作下颌骨高度修整和骨内面安装区域修整的 3D 打印导板，以及虚拟手术设计。虚拟手术可以正确创建理想的垂直高度以及下牙槽神经等重要结构的颌间关系。下颌牙龈翻瓣及骨修整后，AMSJI 部件被安放在颌骨上，并用临时固定装置固定，然后用骨合成螺钉固定在牙槽骨上（图 12-6 至图 12-9）。

在这种情况下，下颌骨去骨成型至关重要，这样才能为修复体在适当的平面上创造足够的空间，并在不承受对颌（下颌骨）咬合力的情况下最终制作和安装牙齿。STL 数据用于制作下颌骨高度降低和内侧安装区域的 3D 打印导板，并进行虚拟手术设计（图 12-10）。图 12-11 展示了患者修复后的康复情况。虚拟手术可以正确地模拟理想的垂直高度和上颌骨与下牙槽神经等重要结构之间的关系（图 12-12）。

实际上在这个过程中，最大的挑战是极度萎缩且伴有不平衡的咬合平面。我们采用数智化流程，对严重萎缩的上、下颌骨进行了修复，上颌骨采用了 AMSJI®，下颌骨采用了种植体支持的义齿。我们将来自计算机断层扫描和口内数字印模的多种数智化数据整合到一个软件程序中，该程序可进行虚拟手术设计（VSP）、指导手术，并

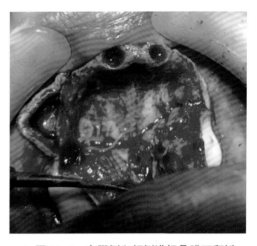

▲ 图 12-6　在腭侧和颊侧进行骨膜下翻瓣

（由 Kaveh 软件设计；Azari，Abbasi，Keyhan，Iran）

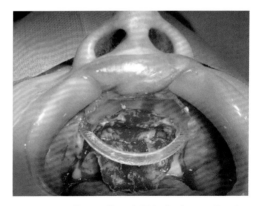

▲ 图 12-7　使用三维手术导板去除不可利用骨质

允许结合面部情况立即制作 CAD-CAM 临时修复体。该病例术后未出现并发症。术后 10 个月的随访图显示了骨结合和骨种植体结合的固定情况

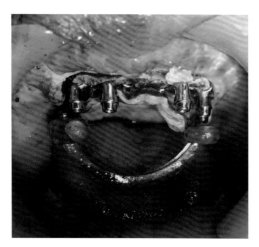

▲ 图 12-8　利用就位导板将两部分腭（左侧和右侧）骨膜下固定假体固定在腭上，以便精确植入

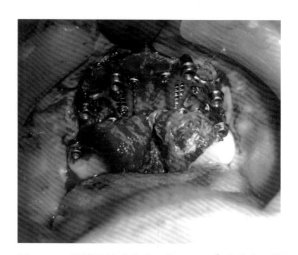

▲ 图 12-9　牙槽骨缩减术后，将 **AMSJI**® 安装在牙槽骨上，并用临时上部固定装置夹住，然后使用骨合成螺钉固定在牙槽骨上

（由 Kaveh Software 设计；Azari，Abbasi，Keyhan，Iran）

（图 12-13 和图 12-14）。

四、预制种植体的并发症及其原因

（一）与技术有关的并发症

避免在种植体周围使用自体骨粉至关重要，因为这会增加伤口裂开的概率。手术后应避免立即牵拉拍照，直至伤口完全愈合并保留手术后的照片。

（二）与设计 / 制造有关的并发症

最初的骨膜下颌种植体是颧骨 / 颊锚定植体的产物。我们以前使用传统技术的临床经验表明，该技术存在几个缺陷：首先，颧骨锚固需要进行大量的软组织剥离和牵拉暴露，这给患者术后带来了相当大的痛苦。其次，伤口开裂风险较高。在设计预制骨膜下植入物时，强烈建议避开骨嵴顶部；这可以通过改善骨膜下植入物开窗口的大小和数量来实现。

同样，为提高种植体的成功率，应避免使用厚而未经抛光的基底金属、尖角对接、尖角饰面线和超短的基底结构。一个失败的上颌骨骨膜下种植体就存在上述缺陷（图 12-15 和图 12-16）。

图中显示了早期种植失败的情况及可能的根本原因。

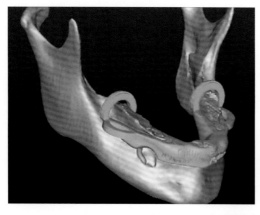
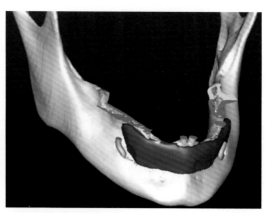

▲ 图 12-10　为正确休整下颌骨而制作的截骨导板

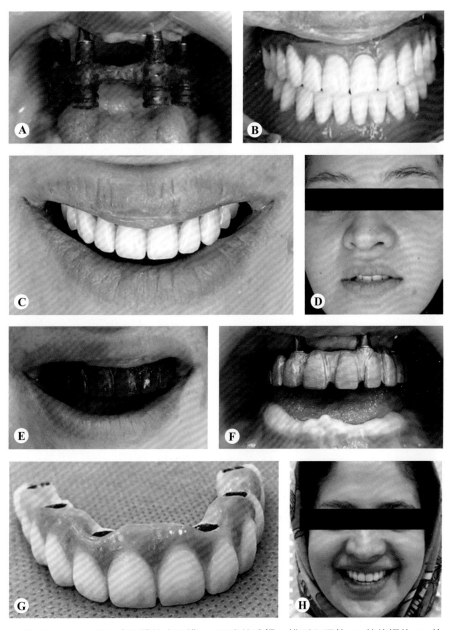

▲ 图 12-11　**A.** 开口式印模技术取模；**B.** 牙齿的选择、排列和调整；**C.** 笑线评估；**D.** 静态微笑评估；**E.** 使用 **DuraLay** 树脂验证种植牙模板；**F.** 设计和制作螺钉固位烤瓷金属固定义齿的金属种植体框架；**G.** 永久修复体；**H.** 修复后情况

五、预制式种植牙的未来

如今，数字技术的发展日新月异，在不久的将来，利用不同的打印系统将预制植入体应用于临床并非遥不可及。下一代预制种植体将减少牙科医生对种植体公司的依赖，缩短手术时间，并可能引入"自制种植体"作为替代方案。目前有关三维制造技术的报道使我们有可能在拔牙后立即进行数智化制造，并在种植体上覆盖一层薄薄的生物材料或生物活性药物，从而在 1 个月内促进愈合。新的报道结合了选择性激光熔融和立体光固化这两种技术，用于个性化种植体的三维制造，从而改变了定制种植体的柔韧性和耐受性，同时通过在系统中添加药物负载聚合物，提高了

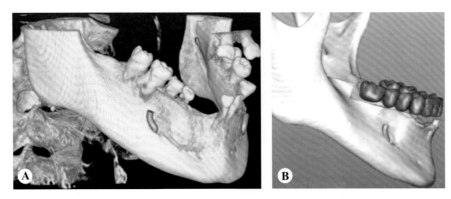

▲ 图 12-12　手术前和手术后的虚拟下颌骨

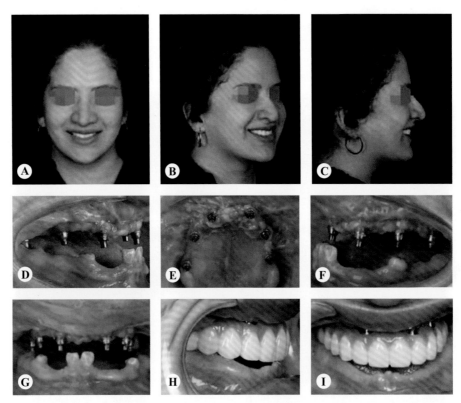

▲ 图 12-13　A. 患者修复后正面照；B. 斜面照；C. 侧面照；D 至 G. 未安装最终修复体的金属种植基底；H 和 I. 安装最终修复体后口内照片

骨结合的速度[19]。

六、结论

在极度萎缩和咬合平面不平衡的复杂修复病例中，口腔临床医生会考虑通过骨移植、引导骨再生、倾斜或短种植体以及在偏远骨质中种植（如颧骨种植体）等方法进行增量。然而，骨移植技术与供区部位的并发症有关，且骨移植技术对修复专科医生来说可能具有挑战性。在骨质严重流失的情况下，若患者无法或不愿进行骨增量手术时，利用现代数字技术制作完全符合无牙颌部位形态和解剖结构的定制种植体是一种可行的治疗方案。这特别适用于需要固定义齿修复但无法忍受复杂再生手术的老年人。基于技术的发

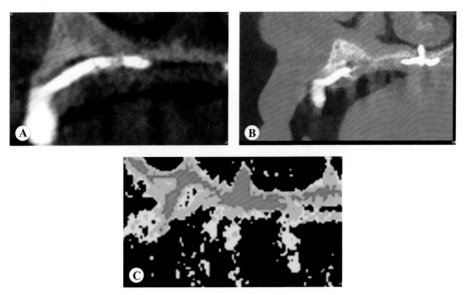

▲ 图 12-14 显示了手术后 10 个月随访的骨结合和骨 - 种植体结合的固定情况

（由 Kaveh 软件设计；Azari，Abbasi，Keyhan，Iran）

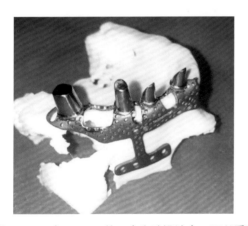

▲ 图 12-15 在 AMSJI 的一个失败设计中，可以看到厚而未抛光的基底金属、尖角对接、尖角饰面线和超短的基台结构

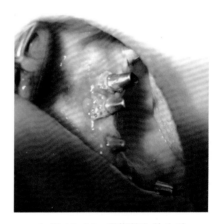

▲ 图 12-16 早期植入体失败

展，预制牙科植入体的未来前景展示出众多优势和能力；其中包括即时和个性化的临床治疗、生物活性聚合物涂层及选择基础生物材料的可能性。

参考文献

[1] Venet L, Perriat M, Mangano FG, Fortin T. Horizontal ridge reconstruction of the anterior maxilla using customized allogeneic bone blocks with a minimally invasive technique-a case series. BMC Oral Health. 2017;17(1):1-8.

[2] Wessing B, Lettner S, Zechner W. Guided bone regeneration with collagen membranes and particulate graft materials: a systematic review and meta-analysis. Int J Oral Maxillofac Implants. 2018;33(1):87-100.

[3] El Chaar E, Urtula AB, Georgantza A, Cruz S, Fallah-Abed P, Castaño A, et al. Treatment of atrophic ridges with titanium

mesh: a retrospective study using 100% mineralized allograft and comparing dental stone versus 3D-printed models. Int J Periodontics Restorative Dent. 2019;39(4):491.

[4] Ramezanzade S, Tuminelli F, Marques D, Keyhan SO, Yousefi P, Lopez-Lopez J. Short dental implants: an umbrella review of current systematic reviews and meta-analysis on survival rate of short dental implants. Journal of "Regeneration, Reconstruction & Restoration" (Triple R). 2020;(5): e23. https://doi.org/10.22037/rrr.v5i.32850. Published 29 December 2020.

[5] Ramezanzade S, Yates J, Tuminelli FJ, Keyhan SO, Yousefi P, Lopez-Lopez J. Zygomatic implants placed in atrophic maxilla: an overview of current systematic reviews and meta-analysis. Maxillofac Plast Reconstr Surg. 2021;43(1):1-15.

[6] Ramezanzade S, Keyhan SO, Tuminelli FJ, Fallahi HR, Yousefi P, Lopez-Lopez J. Dynamic-assisted navigational system in zygomatic implant surgery: a qualitative and quantitative systematic review of current clinical and cadaver studies. J Oral Maxillofac Surg. 2021;79(4):799-812.

[7] Chen J, Zhang Z, Chen X, Zhang C, Zhang G, Xu Z. Design and manufacture of customized dental implants by using reverse engineering and selective laser melting technology. J Prosthet Dent. 2014;112(5):1088-95. e1

[8] Chrcanovic BR, Abreu MHNG. Survival and complications of zygomatic implants: a systematic review. Oral Maxillofac Surg. 2013;17(2):81-93.

[9] Ren Z-H, Fan T-F, Zhang S, Wu H-J. Nonvascularized iliac bone reconstruction for the mandible without maxillofacial skin scarring. J Oral Maxillofac Surg. 2020;78(2):288-94.

[10] Zouhary KJ. Bone graft harvesting from distant sites: concepts and techniques. Oral Maxillofac Surg Clin North Am. 2010;22(3):301-16.

[11] Misch CM. Maxillary autogenous bone grafting. Dent Clin N Am. 2011;55(4):697-713.

[12] Mommaerts M. Additively manufactured sub-periosteal jaw implants. Int J Oral Maxillofac Surg. 2017;46(7):938-40.

[13] Cawood J, Howell R. A classification of the edentulous jaws. Int J Oral Maxillofac Surg. 1988;17(4):232-6.

[14] Dahl G. Om mojligheten for implantation i kaken av metallskelett som bas eller retention for fasta eller avtagbara proteser. Odontol Tidskr. 1943;52:440-6.

[15] Rinaldi M, De Neef B, Loomans NA, Mommaerts MY. Guidelines for the use of resection guides for subperiosteal maxillary implants in cases of terminal dentition-a novel approach. Ann Maxillofac Surg. 2020;10(2):467.

[16] Angelo DF, Ferreira JRV. The role of custom-made subperiosteal implants for rehabilitation of atrophic jaws-a case report. Ann Maxillofac Surg. 2020;10(2):507.

[17] Oliveira TT, Reis AC. Fabrication of dental implants by the additive manufacturing method: a systematic review. J Prosthet Dent. 2019;122(3):270-4.

[18] Cohen DJ, Cheng A, Kahn A, Aviram M, Whitehead AJ, Hyzy SL, et al. Novel osteogenic Ti-6Al-4V device for restoration of dental function in patients with large bone deficiencies: design, development and implementation. Sci Rep. 2016;6:20493.

[19] Silva M, Felismina R, Mateus A, Parreira P, Malça C. Application of a hybrid additive manufacturing methodology to produce a metal/polymer customized dental implant. Procedia Manuf. 2017;12:150-5.

第13章 口腔颌面外科与机器人手术：定义、历史和适应证

Definition, History, and Indications of Robotic Surgery in Oral and Maxillofacial Surgery

Nasser Nadjmi 著

一、定义

机器人手术或辅助机器人手术可能比传统的外科技术提供了更多的灵活性、精确性和控制性。它主要与通过小切口进行的微创手术程序有关。然而，它也可以作为一种混合程序，在执行某些传统的开放式外科手术方法时使用。

大多数临床机器人外科系统有不同的手臂，用来携带相机和其他外科手术工具。外科医生坐在距离手术台一定距离的地方，通过使用计算机（外科手术使用的）控制台控制这些手臂。这个控制台为外科医生提供了手术部位的高清放大3D视图。

二、历史

"机器人"这个词最初是由捷克科幻作家卡雷尔·恰佩克在他1921年的舞台剧《罗索姆的通用机器人》中首次使用的。在这部讽刺剧中，机器人被创造出来做平凡的工作，而人则被解放出来进行更有创造性的工作。单词"robot"的语法起源可以在捷克语单词"robota"中找到，意为"义务劳动"，它来自于古老的教会斯拉夫语"rabota"或"奴役"[1]。在卡雷尔·恰佩克的这

个虚构介绍之后[2]，机器人技术得到了广泛的发展。

目前，机器人系统被广泛用于在工业和研究的不同领域执行高度专业化、高度精确甚至是危险的任务。在工业中，机器人常规用于执行人力无法完成的工作。它们被用于制造计算机中使用的微处理器、探索深海，在危险环境中工作等。然而，机器人技术进入医疗领域的步伐较慢。但在近年来，外科机器人已进入医疗领域，尤其是手术领域。甚至报道了使用机器人远程手术设备进行的跨洲胆囊切除术[3, 4]。在过去几年中，结合远程操控且足够安全的机器人辅助手术创新已展现其应用价值[5]。

当前机器人技术的起源可追溯到20世纪80年代，当时美国国家航空航天局（National Aneronautics and Space Sdministration，NASA）的研究人员提出了由外科医生控制的机器人手术器械的概念，作为NASA开发的虚拟现实技术的延伸。美国国防部发现，通过远程遥控结合远程通信和机器人技术，让外科医生能够对受伤士兵进行操作的想法是一个有前景的想法。虽然这一最初的愿景已经实现了，但并非在战场上[6]。

机器人外科系统的制造旨在克服腹腔镜手术

的局限性，包括颤抖、疲劳、2D 成像和有限的自由度。更有希望的是，通过应用远程通信和机器人系统可以实现患者和外科医生分离的手术干预。自 20 世纪 80 年代中期第一个机器人外科系统 Puma 560[4] 引入以来，已经有三代机器人系统相继问世。Puma 560 被用来定位大脑活检的针头。

（一）第一代

CMI 的自动内镜最优定位系统（automated endoscopic system for optimal positioning，AESOP）：AESOP 是一个声控机器人，开发的目的是作为一个稳定的摄像机平台，而不是多臂装置，以消除额外的外科助手的需要。AESOP 1000 在 1995 年被美国食品药品管理局（FDA）批准用于手术。AESOP 显示出几个缺陷，并需要进行一些改动才能与外科医生的操作风格协作。一直到 1999 年，AESOP 才被应用于心脏病学、泌尿学和妇科学[7]。

（二）第二代

远程机器人宙斯（Zeus）：宙斯在 2000 年被 FDA 批准，作为外科医生和患者侧操纵器之间的一种主从式远程操作系统。宙斯于 1995 年引入，以提高腹腔镜外科医生的精确度。宙斯由一个 AESOP 机器人摄像系统和两个额外的手臂组成，用于持握外科手术工具。摄像系统和两个手臂安装在手术台上。这个机器人系统具有远程控制、三维可视化、震颤抑制的优势，并允许外科医生在远程区域执行外科手术程序，如医院对医院的设置。然而，当达·芬奇手术系统开始在全球范围内使用后，它的技术支持很快就停止了。

（三）第三代

达·芬奇手术系统：与主要被腹腔镜外科医生采用的 Zeus 系统不同，达·芬奇手术系统旨在重现开放手术的感觉，并且更受开刀外科医生的欢迎。最初的达·芬奇机器人是由直觉外科公司（Intuitive Surgical）在 1999 年发明并制造的。它由三个主要部分组成：一个提供高清晰度三维

手术视野的外科医生控制台、患者侧的机器人手推车，以及一个视觉塔[8]。外科医生控制台源自斯坦福研究所开发的 M7 系统的一部分——一种用于开放手术的外科机器人，使得使用主控制来管理相应的工具成为可能[9]。外科医生在坐姿舒适的操作台上能够获取患者体内的高清实时视图。患者侧的手术车由 3 个或 4 个手臂组成，最初是从黑隼系统开发的。

其中一个手臂操纵通过 12mm 套筒的内镜相机，而其他 2 个或 3 个手臂持有通过 8mm 套筒的 EndoWrist 工具。这些工具提供了更大的移动自由度，允许在手术中进行大范围的移动，如解剖和缝合所需的动作。内镜相机提供出色的 3D 成像和逼真的立体视觉图像，这被传送到旁边外科助手的外科医生控制台和视觉塔[8]。此外，视觉塔可为手术助理和手术室内的实习生提供广阔的视角和手术程序的可视化。

最近，为了增强这个机器人系统的性能，已经进行了几项发展。首先，制成了两个外科控制台与一个患者侧机器人配合使用；因此，提供了器械的"交换"功能。其次，现在有了更小的 5mm 直径的器械。再次，引入的激光定位系统可以简单地将视野对准目标解剖部位。另外，更小的机器人手臂和更紧凑的设计，以及改进的关节运动提供了更大的灵活性和减少了手臂碰撞。最后，单孔机器人技术已经推出并上市，它消除了多个通道口，但不幸的是它还没有应用于颌面外科手术。除了上述内容，还有几种其他的机器人外科系统普遍应用于骨科手术，如关节置换手术。这些包括 ROBODOC、计算机辅助外科规划和机器人技术、交互式骨科机器人手臂系统（MAKO Surgical Corp. RIO）等[9]。

自从 Pasticier 等[10] 以来，达·芬奇手术系统已经在多个解剖区域被广泛利用。它目前被认为是市场上最成功的机器人外科系统。这个系统首次被用于颌面外科手术是在 2005 年，并且在 2009 年被美国食品药品管理局批准。目前，达·芬奇机器人被用于执行许多在头颈区域进行

的外科手术程序。

三、概述

虽然不断努力推动微创手术（minimally invasive surgery，MIS）的发展，但直到最近，口腔颌面外科应用的微创技术才有了显著的进步。这主要是因为颌面部神经血管结构的结扎难度、手术视野的观看难度，以及头颈区域解剖结构的临近性。此外，接近这一解剖区域的病变所需的切口可能会留下长而明显的瘢痕。

颅颌面外科手术的特点在于复杂的解剖结构、狭窄的手术空间和容易对神经、血管和其他结构造成损伤。在传统的手动操作中，切除和清除大量的正常组织可能会导致显著的外科并发症、语言功能障碍和消化不良。预计机器人辅助的颅颌面手术能够实现更稳定、更精确的手术操作，采取更少侵入性的方法，因而术后恢复更快[11]。

最初的微创手术方法之一，即腹腔镜胆囊切除术，是由Mouret于1987年执行的。从那时起，外科技术得到了显著的发展。现代外科程序的主要关注点是保留功能、降低术后并发症，以及改善生活质量。然而，将MIS应用于颌面外科却带来了多重挑战。这些挑战主要与神经血管控制、手术视野观察，以及保护周围结构有关。Steiner在2000年使用经口激光显微手术展示了优越的结果。但他的方法的缺点是视线受阻，因为视野只能通过显微镜提供。因此，无法获得充分的手术视野以便在颅部和轴向上进行切除。为了克服上述限制，机器人外科系统得以被创新并引入到外科实践中。

McLeod和Melder[12]首次引入并在临床上使用经口机器人手术（transoral robotic surgery，TORS）来切除会厌囊肿。受其在其他外科领域使用的启发，机器人辅助颌面区域的手术的受欢迎程度已逐步增长。对外科医生而言，其好处包括三维放大视图、精确的动作以及带有关节臂的双手操作。它也增强了外科医生的体能能力并

提高了其手术表现的质量。人们可能会得出这样的结论：与标准的开放式手术技术相比，机器人辅助的手术能够以更少的失血、更少的并发症、更短的住院时间以及更好的美容效果来执行。因此，机器人外科手术在治疗颅颌面条件方面可能是有前景的，比如头颈部肿瘤、罕见的先天性畸形、腭裂等。

在颌面外科手术中使用机器人作为一种为外科医生服务的"智能工具"，而不是一台完全自动的机器人。医疗器械的位置、方向、力量和扭矩被预先定义为受限的工作空间。是外科医生通过"交互式规划""编程"和"教学"来定义限制参数，以实现机器人的最佳使用[13]。

四、口腔颌面外科中机器人手术的适应证

外科手术机器人提供了真正的三维内镜视觉和最佳的深度感知。这增加了微创内镜工具的运动自由度，包括仿真的弯曲、伸展、旋前和旋后。因此，它促进了对软组织的更细致处理和提高了手术的精度[14]。颌面区域有限的手术领域和紧凑的周围解剖结构导致在这一领域中发展机器人外科手术系统的显著延迟。根据刘等在2017年的文献综述[15]及本章作者的临床经验，头颈区域机器人手术的适应证可列举（但不限于）如下几种：①通过机器人手术的方式能够充分显露，从而完成头颈部肿瘤或囊肿的切除术；②治疗性和选择性颈部清扫术；③阻塞性睡眠呼吸暂停综合征（obstructive sleep apnea syndrome，OSAS）；④甲状腺和纵隔旁甲状腺切除术；⑤甲状舌管囊肿切除术；⑥唾液腺切除术；⑦消融后缺陷重建术；⑧腭裂修复术；⑨某些罕见先天性畸形的切除术。

然而，侵犯颌骨或颈内动脉的肿瘤尚不适宜采用机器人辅助切除[16]。

（一）头颈肿瘤

1. 口腔、口咽、鼻咽和喉咽

Haus等首次报告了机器人手术系统在切除

颌面肿瘤中的应用[16]。他们介绍了在动物模型中切除颌下腺的手术。自那时起，机器人手术在头颈病变治疗中的应用逐渐增加。McLeod 和 Melder[17] 于 2005 年首次成功执行了在临床前试验中喉中囊肿的机器人辅助切除。之后，O'Malley 及其同事[18] 报道了机器人辅助手术在切除舌根部肿瘤方面的技术可行性。Weinstein 及其同事[19] 在尸体上进行机器人手术之后，于 2007 年成功进行了机器人辅助的根治性扁桃体切除术。这成为后续研究的基础，这些研究关注 TORS 在各种类型的肿瘤，包括鳞状细胞癌[20, 21]、黏液表皮样癌[20, 22-26]、恶性黑素瘤[27]、滑膜肉瘤[28, 29]、腺样囊性癌[22-25, 28, 30]、多形性腺瘤[22, 31-33]、脂肪瘤[28]和神经鞘瘤[30]的应用。

在此期间，多项研究已经证明了机器人辅助手术在口腔、口咽、鼻咽和喉咽的原发性或复发性肿瘤治疗中相较传统开放手术或放化疗有更好的结果，具体表现为术中或术后并发症较少[34-37]。他们表现出更好的功能恢复，更高的阴性切缘率，无复发存活期，无病存活期及总体生存率。此外，出血、胃造瘘管和气管造瘘管依赖的风险较低。

另外，Blanco 等[32] 报道了 TORS 在治疗复发性口咽鳞状细胞癌的应用，在其中 4 个病例中，3 个病例经历了术后区域性或远端转移。此外，与包括计算机断层扫描、正电子发射断层扫描和定向活检等传统方法相比，TORS 在检测和诊断原发不明肿瘤方面似乎更有效，尤其是对人乳头瘤病毒（human papillomavirus，HPV）阳性患者而言[38-41]。

此外，Park 等[34] 比较了接受机器人手术的患者与接受开放手术的患者在术后的疼痛、焦虑和食欲方面，得出前一组明显更好的结果。此外，术后功能恢复的时间似乎与术前 T 分期、肿瘤位置、肿瘤大小、肿瘤状态（原发或复发）以及治疗前的 MD 安德森吞咽困难指数（M.D. Anderson Dysphagia Inventory，MDADI）得分相关[40]。

不同的研究显示，在使用激光器械（装置在机器人手臂上）进行切割时与使用电凝术相比，在出血、术后疼痛和手术时间方面有更佳的手术结果[41, 42]。这种差异可能与使用激光时减少了热损害有关[41]。

2. 咽旁空间

咽旁空间是头颈区一个潜在的深处且解剖结构紧凑的空间。它包含重要结构，如颈内动脉和脑神经Ⅸ、Ⅹ 和Ⅺ。传统上，扩展面窝途径、经耳蜗途径及经颞下窝途径被用来处理该区域的肿瘤[43]。然而，这些途径会造成可见的瘢痕，并且与严重的病理变化有关。机器人辅助途径首次由 O'Malley 和 Weinstein[44] 引入，用于基于尸体和动物机器人手术的咽旁空间良性肿瘤的切除。随后，多份报道显示，使用机器人切除咽旁肿瘤（鳞状细胞癌、脂肪瘤、多形性腺瘤、腺样囊性癌、软骨性肿瘤和神经鞘瘤）时取得了令人满意的结果[26, 45-48]。它们住院时间短、功能恢复快及没有明显并发症。然而，Chan 等[49] 报道称，24% 的多形性腺瘤患者在手术中经历了意外的包膜破裂或肿瘤断裂，这可能是由于无法安全抓握肿瘤、锋利的工具，以及缺乏触觉和触觉反馈所致。

3. 甲状腺和纵隔旁甲状腺

Bodner 等[50] 于 2004 年首次使用了跨腋下的机器人辅助外科手术方法来切除纵隔旁甲状腺。他们得出结论，跨腋下机器人手术是一种微创、有效和安全的过程。后来，Lewis 等[51] 和 Miyano 等[52] 研究了跨腋下机器人甲状腺切除术的可行性。手术过程中或术后都没有发生明显的出血或水肿。最近，Byeon 等[53] 对临床上可疑的甲状腺乳头癌进行机器人辅助耳后甲状腺切除术。其他先前的研究发现，通过耳后切口的机器人甲状腺切除术是一种安全的、技术上可行的方法，具有满意的美容效果[54-59]。然而，他们的结果表明，由于远程访问，与内镜手术和开放手术相比，这种方法需要更长的手术时间、更长的住院时间和术后引流时间。

4. 唾液腺

传统上使用颈部切口手术来切除颌下腺肿瘤。这总是会留下可见的瘢痕，甚至可能在颈部留下增生性瘢痕。相比之下，通过耳后切口或改良提升术切口进行机器人辅助的颌下腺切除可以产生不可见瘢痕，使患者更加容易接受[60-63]。Yang 等[63] 的研究显示，与传统的颈部跨颈手术相比，保腺机器人手术在术中出血、切缘阳性和术后功能性神经缺损方面的风险可能更低。然而，这种方法的缺点是，因为瓣膜范围的原因，机器人手术较开放手术的术后住院时间和引流持续时间延长。此外，还有一些外科医生报告了使用 TORS 来治疗口咽部小唾液腺肿瘤、腮腺肿瘤和舌下腺囊肿。他们均展示了良好的肿瘤学、手术和功能结果，包括没有明显的神经血管损伤、低阳性切缘率，以及快速的功能恢复和极好的美容效果[22-49, 64, 65]。

5. 颈部清扫术

为了减少局部区域复发，通常需要伴随头颈肿瘤切除进行颈部清扫术。Kang 等[66] 首次应用机器人外科手术系统进行甲状腺癌的外科治疗及根治性颈部清扫术。入口点是通过跨腋下通道。这样做是为了优化深处和角落的解剖，同时避免在颈部区域留下长且明显的瘢痕和肌肉变形。但由于通过这种方法难以到达Ⅰ区，已有报道使用耳后或改良的提升术方法[67-76]。尽管机器人辅助颈部清扫术（robot-assisted neck dissection，RAND）的淋巴结取出、引流量、术中出血、住院时间及相关并发症与传统开放颈部清扫相似，但机器人辅助手术所需时间比传统手术要长。此外，接受机器人辅助手术的患者在术后的美观度方面更容易被接受。其他研究表明，与传统颈部清扫术相比，RAND 可能具有更低的淋巴结复发和淋巴水肿的风险[70, 75]。

6. 术后缺陷重建

Genden 等[77] 首次运用机器人手术系统在消融后缺损重建中进行黏膜前移瓣、2 个梨状窦黏膜瓣及 3 个咽后壁瓣的手术。随后，机器人外科系统在头颈术后缺陷的重建中的使用日益增加。不同类型的瓣膜用于重建，包括黏膜肌肉瓣、前臂桡侧皮瓣和游离股前外侧皮瓣[25, 27, 78-80]。在 Genden 等[79] 进行的一项研究中，除了 4 个黏膜肌肉瓣外，所有其他瓣膜都很好的存活。这些研究表明，与传统手术相比，机器人重建手术具有更短的手术时间、更好的功能恢复和更令人满意的美观效果。Kim[81] 也使用了机器人外科系统及同时进行的虚拟手术设计（VSP）进行下颌骨重建，并使用腓骨瓣。他建议，相较于传统手术，这项技术可能具有更高的皮瓣存活率，且所需的时间和努力更少。

（二）先天性唇腭裂

经口机器人腭裂手术（transoral robotic cleft palate surgery，TORCS）的临床使用首次由 Nadjmi[13, 82] 介绍。根据连续对 10 名平均年龄为 9.5 个月的患者进行的手术结果，他表明机器人辅助腭裂患者的软腭肌肉重建在技术上和临床上都是可行且安全的。腭裂重建的主要目标是实现正常的言语和听力，同时避免瘘管形成，并确保最佳的颌面生长。腭肌的解剖学重建能够获得良好的腭咽闭合能力和咽鼓管功能。在大多数患有腭裂的儿童中，咽鼓管的功能只有在多年后才会正常化[83]。

Nadjmi 等[84] 在 2013 年报道，在中长期随访期间，使用基础性改良的双反对 Z 成形术技术取得了良好的言语结果和正常的上颌生长，同时没有瘘管形成。作者强烈相信，适当的解剖学上的腭肌修复有助于腭咽闭合能力和正常的咽鼓管功能。Cutting 和 Sommerlad 采用了一种激进的鼻咽部成形术技术，它包括分离张腭肌腱并在软骨钩处重新定位肌肉，从口腔和鼻腔黏膜广泛解剖提升肌[85, 86]。他们在软骨钩内侧切断张腭肌腱，并重叠提肌以提供适当的张力进行闭合。后来 Sommerlad 采用了一种激进的腭肌后退和张腭肌腱切除技术，使用手术显微镜来允许精确的提肌重建。通过采用这一技术，他能显著降低连续 5 年期的再次鼻咽部手术率（即从 10.2% 降至

4.9% 再降至 4.6%）[87]。在这里介绍的方法中，努力最低程度地从鼻和口腔黏膜分离提升肌，同时创造适当的肌肉后退位置。机器人辅助便于识别并解剖前方的提升肌和张腭肌腱以及后方的腭舌肌和腭咽肌。Nadjmi 提出了一个假设，即机器人辅助分离腭肌能有助于在分割过程中保留腭肌的神经支配和血管化，进而优化咽鼓管的功能（图 13-1）。

通过提供三维内镜视觉、为外科医生提供真正的深度感知，以及为微型内镜工具提供更大的运动自由度，这种精确的解剖成为可能。这些优势使得软组织的处理更加精细，提高了手术精度[16, 88]。此外，机器人设备通过运动的缩放来过滤震颤，将手的大动作转换成工具的小动作。另一个重要的优势是外科医生控制台上的人体工学位置，这避免了在传统腭手术期间出现的不自然和不舒适的身体姿势。Nadjmi 认为在尸体研究中的临床前实验支持了 TORCS 技术上是可行的，且可以应用于腭肌吊素的重建。基于这一尸体研究，他们发现最佳的暴露和足够的运动范围可以

通过结合使用 Dingman 开口器、三维 30° 内镜，以及 5mm 和 8mm 的工具在软腭上进行操作而实现。30° 的高放大倍率三维相机光学系统提供了极佳的可视化，有助于仔细识别和分离腭肌。

在他们最近的观察性研究中，Nadjmi 等[89]研究了在使用其改良的 Furlow 双对抗 Z 形腭成形术技术时，与手术相比，经口机器人手术修复腭部是否能在咽鼓管功能的快速和更完全恢复方面取得更好的效果。在一个组中使用达·芬奇机器人进行腭肌的解剖，在另一个组中使用外科放大镜进行。效果参数包括 2 年随访期间渗出型中耳炎（otitis media with effusion，OME）的就诊次数、插入的鼓室通气管数量和听力损失。当使用达·芬奇机器人进行肌肉识别和解剖时，记录到更低的听力阈值和 OME 的更快消解。这些结果表明，与手术相比，机器人增强的手术有助于咽鼓管功能的更快恢复。

（三）先天性罕见畸形

1. 畸胎瘤

畸胎瘤是一种罕见的肿瘤类型，由来自胚胎

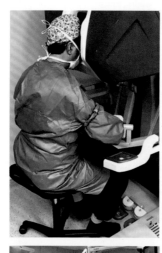
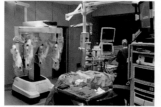
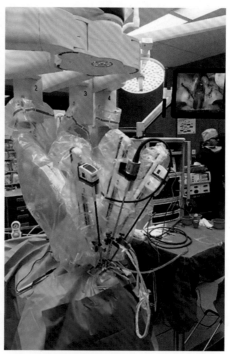

▲ 图 13-1　机器人辅助设备

组织所有3层（外胚层、内胚层和中胚层）的细胞组成。它们可以发生在头颈区域，但被认为是良性病变。然而，新生儿畸胎瘤可以导致重大健康问题，甚至死亡，如胎儿水肿、早产、呼吸困难、吞咽困难、面部畸形或眼眶侵犯[90]。畸胎瘤最常见于鼻咽部黏膜，较少见于口腔（扁桃体、舌、腭）、鼻窦、耳和颞骨[91]。手术切除是推荐的治疗方法，但由于其位置，鼻咽部肿块可能难以完全切除[92]。Nadjmi等使用达·芬奇机器人首次完成了一个5天大婴儿的畸胎瘤完整切除。由于婴儿的鼻咽和口咽部上呼吸道阻塞，他被送往新生儿重症监护病房（neonatal intensive care unit，NICU）并出现了呼吸窘迫。婴儿不得不进行口腔插管，并被转移到NICU科

室。磁共振成像（MRI）显示鼻咽和口咽有一个软组织团块，与鼻骨和颅底相连，该团块含有脂肪和多囊性成分（图13-2）。其大小大约为1.6cm×1.9cm×3.6cm（图13-3）。

2. 手术管理

手术过程中，在鼻咽部观察到一个肿块凸出到口腔内，特别是在软腭后部并位于舌根上。为了进入口腔，将气管插管置于下唇中线，并使用Dingman牵开器来提供视野和通道。手术中沿中线切开软腭以显露肿瘤。不幸的是，这还不足以达到肿瘤基部。因此，口腔内软腭的切口向前延续至硬腭的1/2处，显露了腭架和后鼻棘（posterior nasal spine，PNS）。手术继续，使用圆形金刚石车针去除PNS和部分后腭骨，接着用骨

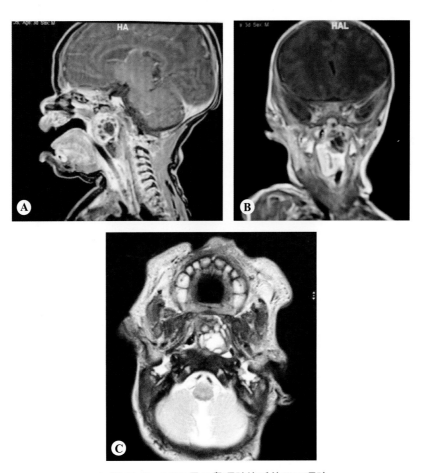

▲ 图 13-2　**MRI 显示鼻咽肿块延伸至口咽腔**
A. 矢状 T_2 加权视图显示脂肪和多囊性成分，怀疑与鼻垂和颅底有粘连；B. 冠状 T_2 加权视图中可见肿块向口腔延伸；C. 轴向 T_2 加权视图显示了肿块的整体范围

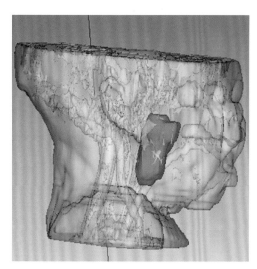

▲ 图 13-3　MRI 影像的三维重建显示鼻咽部有肿块延伸至口咽部

钳部分移除犁骨的后部。然后安装并使用达·芬奇机器人来剥离附着在犁骨和颅底上的肿瘤基部。使用达·芬奇系统将肿瘤的剩余部分从颅底剥离（图 13-4）。摘除的肿块随后送去进行组织病理学检查。

肿瘤摘除后，进行了多层次的软腭重建。手术持续了 2h 20min。婴儿被转移到 NICU 接受术后护理，并在术后第 2 天拔除气管插管。患者出院时需额外使用鼻胃管喂食 2 周。手术边缘的组织学检查证实肿块已在手术中被完全切除（图 13-5）。

3. 甲状舌管囊肿

使用机器人手术系统通过口腔途径或耳后途径切除甲状舌管囊肿的手术也有报道，没有并发症或复发[93-95]。甲状舌管囊肿是一种先天性囊肿，由持续存在的甲状舌管形成，传统上通过横颈途径切除。然而，传统手术总是与颈部的瘢痕和高复发率相关联。在 Kim 等[95]看来，机器人的三维放大视觉结果对周围正常组织的损害较小，术中出血和感染较少，并且在仔细追踪导管后能够进行结扎。

4. 喉囊肿

Ciabatti 等[96]报道使用 TORS 切除一个大型混合性喉囊肿，手术时间短且美观效果令人满意。术后 1 天开始口服饮食，术后 2 天患者出院，没有术后并发症。

5. 异位舌下甲状腺

甲状腺腺体在胚胎发育时异常迁移导致舌下甲状腺。可能的症状有吞咽困难、呼吸道阻塞、声音嘶哑和异物感；然而，通常无症状。Newman 等[97]在 2011 年 5 月报道了 3 位患者使用机器人辅助的舌下甲状腺切除术，这些患者的术后并发症较少，功能恢复良好。最近，越来越多的异位舌下甲状腺通过机器人手术系统切除[23, 98, 99]。这一技术结果使患者在术后第 1 天开始经口饮食，在 2 个月的随访期内没有观察到复发。其他作者建议将 TORS 作为治疗异位舌下甲状腺的有效选项[99]。

（四）颌面外科创伤学

据我们所知，目前还没有关于在颌面部骨折中应用机器人手术系统的临床报告。这主要是由于缺乏触觉和触觉反馈，这使得难以提供精确的导航。因此，在固定期间提供适当的阻力是不可能的。作者认为，机器人辅助的虚拟现实在手术治疗规划及其实施中将是未来的发展方向。

（五）矫正颌面手术

在 2010 年，Chen 等[100]提出了机器人辅助矫正颌面手术的理论可行性。他们编程了一个导航系统，利用拥有六自由度的 MOTOMAN 机器人来执行切割和钻孔操作。尽管后来北京大学开发了一个用于矫正颌面手术设计、骨骼重建和术中导航的机器人手术系统，但它仍然处于实验阶段。目前初步研究已进行，以调查机器人辅助矫正颌面手术的优势。这些研究还未在临床实践中应用，但在进一步研究之后非常有前景[101]。

（六）阻塞性睡眠呼吸暂停综合征（OSAS）

在许多情况下，持续气道正压通气（continuous positive airway pressure，CPAP）被认为是 OSAS 的首选治疗方法。然而，有许多 OSAS 患者不愿意或不能遵守这种治疗选择。对上呼吸道解剖的患者特定分析和正确选择的手术治疗可能是

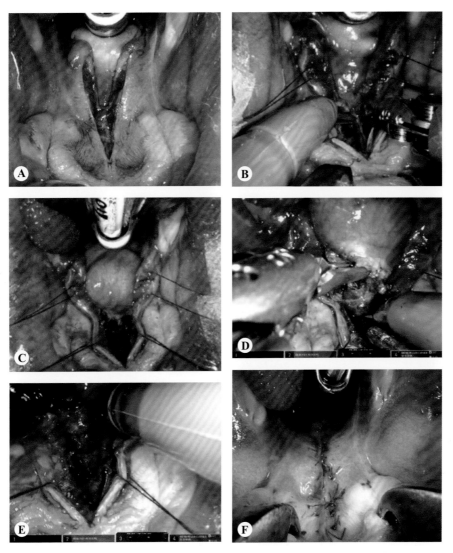

▲ 图 13-4 该程序包括使用达·芬奇机器人进入并移除鼻咽部的畸胎瘤，并执行了以下步骤

A. 进行横腭切口并剥离提帆肌以接近肿瘤的鼻咽基底；B. 剥离犁骨处的粘连；C 和 D. 观察畸胎瘤的颈部并移除囊性成分；E. 在达·芬奇机器人提供的放大视图协助下，进一步剥离颅底的附着；F. 闭合鼻黏膜，根据之前详细的剥离重新修复提帆肌和口腔黏膜

一个替代方案[102]。手术治疗包括扁桃体切除、悬雍垂腭咽成形术（uvulopalatopharyngoplasty，UPPP）、舌下神经刺激器、舌根部（tongue base，BOT）的减小、上下颌骨前移及舌骨悬吊术。

Vicini 等[103] 在 2010 年首次报道了采用 TORS 的临床应用，避免了传统舌根部减小术的术中和术后并发症。他们结合使用了 TORS 和传统的鼻中隔矫正术、UPPP 或声门上成形术，结果显示患者恢复了良好的功能。术后的睡眠呼吸暂停 – 低通气指数（apnea–hypopnea index，AHI）

和嗜睡量表（epworth sleepiness scale，ESS）与术前相比显著降低，90% 的患者对结果感到满意。

随后，TORS 被广泛应用于扁桃体切除术、声门上成形术和舌切除术，作为 OSAS 患者宝贵的手术治疗选择[104-114]。大多数研究表明，经 TORS 治疗的患者在治疗效果上与传统手术相似，同时减少了术后疼痛、住院时间和吞咽困难的发生率。然而，治愈率仍然维持在 45%～90%。

Hoff 等[108] 发现，身体质量指数（body mass

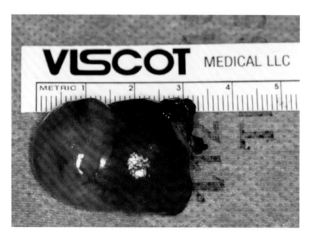

▲ 图 13-5 肿瘤的切除部分

index，BMI）可能有助于临床医生预测 TORS的成功。他们的研究表明，BMI< 30kg/m² 的舌扁桃体切除术患者的成功率显著高于 BMI>30kg/m² 的患者。Friedman 等 [106, 107] 通过比较 OSAHS 成果与其他已建立技术，如黏膜下微创舌切除和射频 BOT 缩小术，评估了机器人辅助部分舌切除术的可行性。他们得出的结论是，机器人辅助中线舌切除术可以安全执行，无须术前气管切开。他们的结果是 AHI 显著降低，但与其他传统技术相比恢复功能期更长。

文献中报道的使用 TORS 特定的不良事件如下：Lee 等 [110] 在机器人舌扁桃体切除术后报道了 12.5% 的瞬时味觉障碍率。Lin 等 [111] 报道了在他们的研究中，12 名患者中 3 名在机器人 BOT 切除术后出现味觉障碍。此外，在 Crawford 等 [112] 的研究中，18.3% 的患者在经机器人辅助的 BOT 切除术后体验到瞬时味觉减退，同时所有接受 Toh 等 [113] 研究的患者报道了暂时的舌前部麻木和暂时性舌痛。同时，35% 的患者报告了暂时的术后味觉变化。此外，Muderris 等 [114] 报道称所有 6 名接受机器人辅助的舌扁桃体切除术的患者均出现舌水肿。林和 Crawford 认为这些并发症与舌片或口腔张口器的压力有关 [111, 112]。

（七）牙外科

牙科手术中的机器人手术也在不断地发展，它的应用正在持续扩大。最近，一个提供用于规划和对手术器械导航指导的软件的机器人辅助手术系统已被引入并用于牙齿植入手术。有趣的是，这个系统提供力觉反馈，并控制植入体骨切除的位置、深度和角度。然而，必须全面验证机器人手术在种植牙科学中的成本效益和成本效率。

机器人进行的骨切除偏差<1mm，角度偏差 2° 或更小，这表明技术具有重大的前景。然而，能够决定植入体插入扭矩的机器人应用仍不可用。尽管存在限制和早期发展上的困难，机器人在这一领域的未来似乎注定会随着系统的改善和成本的降低而繁荣 [115]。

机器人手术系统的一个潜在缺点是缺乏"自然"的触觉反馈。虽然在这一系列案例中没有重大并发症，但在缺乏经验的外科医生手中确实存在撕裂脆弱的腭部组织的真实风险。机器人系统的高分辨率 3D 成像兼容性强调了视觉提示的重要性，并为缺乏触觉提供了极好的补偿 [14]。

总的来说，机器人手术，特别是 dVSS，已经扩展了外科技能，这得益于提高了手术的准确性和精确性，手术操作超出了人手可以实现的操控，减少了手颤，放大了手术领域的 3D 视图，运动缩放，人体工程学优势，以及远程操作。模型、尸体以及临床研究显示了不同机器人设备在手术精确性上的逐步提高。关于临床可行性，研究揭示了机器人手术在口腔颌面、颅颌面及头颈外科领域的以下主要适应证：TORS 用于上消化道和呼吸道病变，TORS 用于颅底手术，以及 TORS 用于腋下甲状腺和内分泌外科手术。在儿科手术中，仍需对工具进行调整 [1]。

五、优势和局限性

（一）优势

1. 放大的三维视觉

这增强了外科医生区分解剖结构的能力，因此能够最大限度地区分正常组织和病理组织。这是因为由 2 个或更多集成摄像头在手术空间提供的 10～15 倍放大。因此，明确且精确的切除操作减少了对周围组织的偶发损伤。这将导致最小的发病率和加速功能恢复。

2. 打破人手的限制

通过安装在机器人手臂上的关节手术器械提供增加的自由度和扩展的运动范围。因此，手术流程的稳定性和准确性得到了改善。

3. 微创技术

微创手术的目标是减少手术并发症，并提高功能恢复速度和美观效果。机器人辅助手术在多个肿瘤手术和腭裂手术中提供了一个出色的经口方法。在机器人手术中，在头颈部肿瘤切除手术中偏好采用耳后途径，而非颈部横切途径（有或无颌下切开或唇部分裂刀口），后者通常伴随着较高发病率以及术后吞咽和语言功能差的问题。

4. 极佳的操控性

机器人手术的最大潜力之一是其可以进行远程手术和通过互联网及卫星技术实现实时共享手术的可能性。

（二）机器人手术的局限性

1. 缺乏触觉感知和本体感觉

由于缺少触觉感知和本体感觉，在使用机器人手术系统时无法感觉到组织的力量和弹性，或者通过机器人系统感觉到动脉搏动。因此，在适时控制意外出血方面非常困难。在没有经验的外科医生手中，柔软组织的无事件处理可能是一个挑战。

2. 缺乏力觉反馈

在进行机器人辅助手术时，如果要执行精细动作，缺乏力觉反馈可能会造成问题。例如，由于不受控制和过度的张力，可能会发生缝合线断裂。在腭裂手术期间，将软组织从骨结构中释放可能是另一个挑战。然而，随着经验的增长和机器人系统的3D可视化，这种缺乏力觉反馈可以得到补偿[15]。

3. 复杂的程序

正确使用机器人进行手术程序需要将手术车适当地对接到位。这个耗时的程序可能会增加手术时长，特别是在早期阶段。然而，随着对机器人手术程序的经验增加，其时长将变得与开放手术相当。

4. 费用昂贵

成本是机器人手术广泛应用的主要障碍。一套机器人系统的费用大约为150万美元，年维护费用约为10万美元，另外每个患者还需支付200美元的一次性使用仪器费用，这使得手术费用更加昂贵[8]。最初，系统成本、通信、培训人员和基础设施的费用可能不会带来成本节省[9]。然而，一些研究表明，减少的发病率和住院时间，以及减少了气管切开术的需求，可能部分抵消了机器人手术系统增加的成本[24, 28, 35]。

5. 大尺寸

机器人手术系统笨重并且占据了大量空间。由于器械体积庞大，使得在头颈区域的不同应用中难以使用。例如，在喉癌患者有限的开口或颌骨后缩情况下，以及在经鼻和耳科手术中，就会遇到这种情况。

6. 缺少专门的口腔颌面外科手术器械

例如，电动骨锯和钻头笨重不便。这个问题需要在不久的将来得到解决。

六、颈部和颌面区域机器人手术的前景

机器人手术系统是一种新型、微创的方法，具有潜在的好处，但尚处于发展的早期阶段。目前，广泛采用这项技术还存在各种挑战和障碍。在机器人手术可广泛用于颈部和颌面肿瘤，以及非癌症病症的颌面外科治疗之前，还需要进一步改进[5]。

从临床角度看，机器人在头颈部手术中的广泛采用是不可避免的。研究表明，使用机器人治疗头颈肿瘤患者在手术结果、癌症控制和功能恢复方面显示出非常好的效果。但是，机器人手术还存在一些挑战和不确定性。如前所述，机器人手术过程中囊膜损伤或肿瘤破裂的频率相对较高。

机器人头颈肿瘤手术需要更长的手术时间或引流，特别是在耳后或面部提升手术中由于翻瓣

扩展。HPV 阴性患者通过机器人手术的预后改善尚不明确。

头颈部肿瘤的机器人手术存在区域性 / 远处转移率的变化，并且需要进一步研究其长期效果和成本效益。未来希望改善机器人手术的发展包括专业化的器械、小型化、力觉反馈、多外科医生的操作能力和灵活的接入装置。

腭裂手术可以通过机器人辅助系统成功进行，最初口腔获取软腭的挑战已得到解决。然而，技术的进步及更小、更灵活的器械可能会改善腭部手术的机会。目前可获得的研究资料中，唇腭裂的机器人手术很有限，只有一项临床研究证明其相比传统手术，有住院时间短和功能恢复好的益处。未来仍需要更多大样本量的研究来确保安全性和可行性。

VSP 增强了机器人手术的指导，可能提高准确性和效率。预计将 VSP 与机器人手术相结合，将导致手术时间更短和更好的重建情况，这是未来机器人手术的发展趋势。

机器人手术已用于 OSAS 患者，并对不能耐受 CPAP 治疗的患者来说是有前景的，但由于 OSAS 患者的多重风险因素，成功率仍不令人满意。

机器人手术用于 OSAS 应在认真的患者选择之后进行。应考虑诸如严重程度、潜在的牙骨骼缺陷、年龄、BMI 和软组织结构等因素。目前，在颌面部骨折和正颌外科手术中使用机器人手术系统有限，因为缺乏触觉和机械手感反馈。

当前的机器人手术技术缺乏适当的阻力来防止在治疗颌面骨折和正颌手术时造成额外的损伤。需要更多工作来推进技术，使其适合于这些程序。颅面和正颌手术中的机器人手术系统的理论可行性和临床应用需要进一步发展。

机器人手术的长期效果和在异位舌甲状腺和涎石病等条件下的安全性需要更多研究。为系统选择正确的手术程序也是一个挑战，需要精心设计的研究。为了在颌面外科领域成功应用手术机器人，需要标准化颌面外科手术程序。这将有助于克服颌面外科手术多样性带来的挑战，并促进机器人手术的更广泛采用。为了推进颌面外科中的机器人手术，需要专门的仪器、改进手术导航，以及更广泛的各种颌面程序的大样本研究。震动和手术钻在机器人关节成形术中的应用尚未应用于颌面外科手术。从技术角度看，机器人对接、更换工具和插入补给的延长时间是机器人手术的主要缺陷之一。为解决这个问题，最近提出了两个技术项目[9]。一个是"机器人系统"，指的是将多个外科机器人集成到单一操作单元中，以提高手术的效率和精确度。使用机器人工具更换器或供应分发器可以减少对人工干预的需求，导致手术过程更快更准确。

另一个技术项目是"自主或自动手术"，指的是使用技术来执行一个预先编程的手术任务，而不需要直接人工干预。实现这一技术面临的挑战在于生物系统的变化性和不可预测性，但理论上，通过收集足够的以往手术数据，可以使其成为可能。

缺乏力感反馈可能会限制外科医生的触觉能力，导致在诸如机器人辅助的腭裂手术中腭肌等不想触及的组织损伤风险较高。力感反馈还可以提供关于组织硬度、抵抗力和其他重要特征的重要信息，这些信息对于精确的手术程序至关重要。

目前，大多数机器人手术仪器是简单的机械装置，它们依赖于视觉信息和外科医生的主观触觉感知来指导其运动。这可能限制了外科医生感知重要组织特性的能力，并可能增加无意中对组织造成损伤的风险。

尽管机器人手术中的力感反馈具有潜在的好处，但目前还没有一种广泛采用的纳入商业机器人手术系统的力感传感技术。一些早期尝试解决这一问题的系统，如 Tsang 介绍的 VerroTouch 系统，已经开发出来，但并未被广泛采用。一些专门的机器人系统，例如，在骨科手术中使用的 ACROBOT 和 MAKO RIO，通过使用预定义的安全区域整合了力感反馈，但这些系统在应用方面是有限的，并且没有向外科医生提供完整的力感反馈。手术操纵器中的控制和驱动系统（如MAKO RIO）施加的阻力，防止了外科医生超出预先设定的手术方案。使用类似的技术在头颈手术中的应用，可能会随着计算机辅助设计 / 计算机辅助制造（CAD/CAM）的进步而成为可能。还有其他一些工程障碍阻碍了机器人手术系统更广泛的应用：①易用性，因为目前的系统复杂，需要高级培训；②远程操作的通信可靠性，因为低的数据包丢失及有限的延迟对于安全非常关键。

目前，机器人手术设备的高成本是其在全球手术室中广泛使用的限制。作者建议需要开发更小、更便宜和对用户更友好的机器人平台，以及专门针对头颈手术的仪器，来克服这一限制，并认为更小型的仪器的发展，以及进一步改进和修改将使得机器人设备更易于整合进经口机器人辅助腭裂手术（transoral robotic cleft palate surgery，TORCS）。文章还提到了机器人成像功能在培训和教学方面的潜在优势。与20世纪90年代内镜手术的引入类似，需要开发正规的培训课程来提高机器人手术的安全性。

通信和手术车提供的3D成像方面的近期进展，可以让手术视图传输到世界任何地点的大型3D屏幕上。

参考文献

[1] De Ceulaer J, De Clercq C, Swennen GRJ. Robotic surgery in oral and maxillofacial, craniofacial and head and neck surgery: a systematic review of the literature. Int J Oral Maxillofac Surg. 2012;41(11):1311.

[2] Marescaux J, Leroy J, Rubino F, et al. Transcontinental robot-assisted remote telesurgery: feasibility and potential applications. Ann Surg. 2002;235:487-92.

[3] Cheah WK, Lee B, Lenzi JE, et al. Telesurgical laparoscopic cholecystectomy between two countries. Surg Endosc. 2000;14:1085.

[4] Kwoh YS, Hou J, Jonckheere EA, et al. A robot with improved absolute positioning accuracy for CT guided stereotactic brain surgery. IEEE Trans Biomed Eng. 1988;35(2):153-60.

[5] Liu H-H, Li L-J, Shi B, Chun-Wei X, Luo E. Robotic surgical systems in maxillofacial surgery: a review int. J Oral Sci. 2017;9(2):63-73. https://doi.org/10.1038/ijos.2017.24.

[6] Gourin CG, Terris DJ. Surgical robotics in otolaryngology: expanding the technology envelope. Curr Opin Otolaryngol Head Neck Surg. 2004;12:204-8.

[7] Butner SE. A real-time system for telesurgery. In: Mesa: Proceedings of the IEEE international conferences on distributed computing systems; 2001. p. 236-43.

[8] Talamini M, Campbell K, Stanfield C. Robotic gastrointestinal surgery: early experience and system description. J Laparoendosc Adv Surg Tech A. 2002;12(4):225-32.

[9] Rosen J, Hannaford B, Satava RM, et al. Surgical robotics. Philadelphia: Springer; 2011.

[10] Pasticier G, Rietbergen JB, Guillonneau B, et al. Robotically assisted laparoscopic radical prostatectomy: feasibility study in men. Eur Urol. 2001;40(1):70-4.

[11] Xu C, Lin L, Zhou C, Xie L. A compact surgical robot system for craniomaxillofacial Surgery and its preliminary study. J Craniofac Surg. 2021;32(1):101-7.

[12] Lueth TC, Hein A, Albrecht J, Dimitras M, Zachow S, Heissler E, et al. A surgical robot system for maxillofacial surgery. In: IEEE international conference on industrial electronics, control and instrumentation (IECON); 1998. p. 2470-5.

[13] Nadjmi N. Transoral robotic cleft palate surgery. Cleft Palate Craniofac J. 2016;53(3):326-31.

[14] Wu J, Hui W, Chen S, et al. Error analysis of robot-assisted orthognathic surgery. J Craniofac Surg. 2020;31(8):2324-8.

[15] Liu HH, Li LJ, Shi B, et al. Robotic surgical systems in maxillofacial surgery: a review. Int J Oral Sci. 2017;9: 63-73.

[16] Haus BM, Kambham N, Le D, Moll FM, Gourin C, Terris DJ. Surgical robotic applications in otolaryngology. Laryngoscope. 2003;113(7):1139-44.

[17] Mcleod IK, Melder PC. Da Vinci robot-assisted excision of a vallecular cyst: a case report. Ear Nose Throat J. 2005;84(3):170-2.

[18] Weinstein GS Jr, O'Malley BW, Snyder W, et al. Transoral robotic surgery: radical tonsillectomy. Arch Otolaryngol Head Neck Surg. 2007;133(12):1220-6.

[19] O'Malloy BW Jr, Weinstein GS, Snyder W, et al. Transoral robotic surgery (TORS) for base of tongue neoplasms. Laryngoscope. 2006;116(8):1465-72.

[20] Boudreaux B, Rosenthal E, Magnuson JS, et al. Robot-assisted surgery for upper aerodigestive track neoplasms. Arch Otolaryngol Head Neck Surg. 2009;135(4):397-401.

[21] Byrd JK, Smith KJ, de Almeida JR, et al. Transoral robotic surgery and the unknown primary: a cost-effectiveness analysis. Otolaryngol Head Neck Surg. 2014;150(6):976-82.

[22] Weinstein GS Jr, O'Malley BW, Magnuson JS, et al. Transoral robotic surgery: a multicenter study to assess feasibility, safety, and surgical margins. Laryngoscope. 2012;122(8):1701-7.

[23] Park YM, Kim WS, Byeon HK, et al. Oncological and functional outcomes of transoral robotic surgery for oropharyngeal cancer. Br J Oral Maxillofac Surg. 2013;51(5):408-12.

[24] Richmon JD, Quon H, Gourin CG. The effect of transoral robotic surgery on short-term outcomes and cost of care after oropharyngeal cancer surgery. Laryngoscope. 2014;124(1):165-71.

[25] Mukhija VK, Sung CK, Desai SC, et al. Transoral robotic assisted free flap reconstruction. Otolaryngol Head Neck Surg. 2009;140(140):124-5.

[26] Cognetti DM, Luginbuhl AJ, Nguyen AL, et al. Early adoption of transoral robotic surgical program: preliminary outcomes. Otolaryngol Head Neck Surg. 2012;147(3):482-8.

[27] Bonawitz SC, Duvvuri U. Robot-assisted oropharyngeal reconstruction with free tissue transfer. J Reconstr Microsurg. 2012;28(7):485-90.

[28] Aubry K, Yachine M, Lerat J, et al. Transoral robotic surgery for the treatment of head and neck cancer of various localizations. Surg Innov. 2011;19(1):60-6.

[29] Wine TM, Duvvuri U, Maurer SH, et al. Pediatric transoral robotic surgery for oropharyngeal malignancy: a case report. Int J Pediatr Otorhinolaryngol. 2013;77(7):1222-6.

[30] Asher SA, White HN, Kejner AE, et al. Hemorrhage after transoral robotic-assisted surgery. Otolaryngol Head Neck Surg. 2013;149(1):112-7.

[31] Hans S, Badoual C, Gorphe P, et al. Transoral robotic surgery for head and neck carcinomas. Eur Arch Otorhinolaryngol. 2012;269(8):1979-84.

[32] Blanco RG, Fakhry C, Ha PK, et al. Transoral robotic surgery experience in 44 cases. J Laparoendosc Adv Surg Tech A. 2013;23(11):900-7.

[33] Chan JY, Richmon JD. Transoral robotic surgery (TORS) for benign pharyngeal lesions. Otolaryngol Clin N Am. 2014;47(3):407-13.

[34] Park YM, Byeon HK, Chung HP, et al. Comparison study of transoral robotic surgery and radical open surgery for hypopharyngeal cancer. Acta Otolaryngol. 2013;133(6):641-8.

[35] Karim Hammoudi MD, Eric Pinlong MD, Soo Kim MD, et al. Transoral robotic surgery versus conventional surgery in treatment for squamous cell carcinoma of the upper aerodigestive tract. Head Neck. 2015;37(9):1304-9.

[36] Kelly K, Johnson-Obaseki S, Lumingu J, et al. Oncologic, functional and surgical outcomes of primary transoral robotic surgery for early squamous cell cancer of the oropharynx: a systematic review. Oral Oncol. 2014;50(8):696-703.

[37] Wei WI, Ho WK. Transoral robotic resection of recurrent nasopharyngeal carcinoma. Laryngoscope. 2010;120(10):2011-4.

[38] Kasim Durmus MD, Patwa HS, Gokozan HN, et al. Functional and quality-of-life outcomes of transoral robotic surgery for carcinoma of unknown primary. Laryngoscope. 2014;124(9):2089-95.

[39] Mehta V, Johnson P, Tassler A, et al. A new paradigm for the diagnosis and management of unknown primary tumors of the head and neck: a role for transoral robotic surgery. Laryngoscope. 2013;123(1):315-22.

[40] Iseli TA, Kulbersh BD, Iseli CE, et al. Functional outcomes after transoral robotic surgery for head and neck cancer. Otolaryngol Head Neck Surg. 2009;141(2):166-71.

[41] Van Abel KM, Moore EJ, Carlson ML, et al. Transoral robotic surgery using the thulium: YAG laser: a prospective study. Arch Otolaryngol Head Neck Surg. 2012;138(2):158-66.

[42] Ansarin M, Zorzi S, Massaro MA, et al. Transoral robotic surgery vs transoral laser microsurgery for resection of supraglottic cancer: a pilot surgery. Int J Med Robot. 2014;10(1):107-12.

[43] Catalano P, David C. Variations and modifications of the infratemporal fossa approaches. Oper Tech Neurosurg. 2005;8(1):31-4.

[44] O'Malley BW Jr, Weinstein GS. Robotic skull base surgery: preclinical investigations to human clinical application. Arch Otolaryngol Head Neck Surg. 2007;133(12):1215-9.

[45] Park YM, Kim WS, Byeon HK, et al. Clinical outcomes of transoral robotic surgery for head and neck tumors. Ann Otol Rhinol Laryngol. 2013;122(2):73-84.

[46] Arshad H, Durmus K, Ozer E. Transoral robotic resection of selected parapharyngeal space tumors. Eur Arch Otorhinolaryngol. 2013;270(5):1737-40.

[47] De VA, Park YM, Kim WS, et al. Transoral robotic surgery for the resection of parapharyngeal tumour: our experience in ten patients. Clin Otolaryngol. 2012;37(6):483-8.

[48] Park YM, De VA, Kim WS, et al. Parapharyngeal space surgery via a transoral approach using a robotic surgical system: transoral robotic surgery. J Laparoendosc Adv Surg Tech. 2013;23(3):231-6.

[49] Chan JY, Tsang RK, Eisele DW, et al. Transoral robotic surgery of the parapharyngeal space: a case series and systematic review. Head Neck. 2015;37(2):293-8.

[50] Bodner J, Prommegger R, Profanter C, et al. Thoracoscopic resection of mediastinal parathyroids: current status and future perspectives. Minim Invasive Ther Allied Technol. 2004;13(3):199-204.

[51] Lewis CM, Chung WY, Holsinger FC. Feasibility and surgical approach of transaxillary robotic thyroidectomy without CO_2 insufflation. Head Neck. 2010;32(1):121-6.

[52] Miyano G, Lobe TE, Wright SK. Bilateral transaxillary endoscopic total thyroidectomy. J Pediatr Surg. 2008;43(2):299-303.

[53] Byeon HK, Kim da H, Chang JW, et al. Comprehensive application of robotic retroauricular thyroidectomy: the evolution of robotic thyroidectomy. Laryngoscope. 2015;126(8):1952-7.

[54] Terris DJ, Singer MC, Seybt MW. Robotic facelift thyroidectomy: patient selection and technical considerations. Surg Laparosc Endosc Percutan Tech. 2011;21(4):237-42.

[55] Terris DJ, Singer MC. Qualitative and quantitative differences between 2 robotic thyroidectomy techniques. Otolaryngol Head Neck Surg. 2012;147(1):20-5.

[56] Terris DJ, Singer MC. Robotic facelift thyroidectomy:

facilitating remote access surgery. Head Neck. 2012; 34(5): 746-7.

[57] Singer MC, Terris DJ. Robotic facelift thyroidectomy. Otolaryngol Clin N Am. 2014;47(3):425-31.

[58] Kandil E, Saeed A, Mohamed SE, et al. Modified robotic-assisted thyroidectomy: an initial experience with the retroauricular approach. Laryngoscope. 2015;125(3): 767-71.

[59] Mohamed SE, Saeed A, Moulthrop T, et al. Retroauricular robotic thyroidectomy with concomitant neck-lift surgery. Ann Surg Oncol. 2015;22(1):1.

[60] De VA, Park YM, Kim WS, et al. Robotic sialoadenectomy of the submandibular gland via a modified face-lift approach. Int J Oral Maxillofac Surg. 2012;41(11):1325-9.

[61] Lee HS, Park DY, Hwang CS, et al. Feasibility of robot-assisted submandibular gland resection via retroauricular approach: preliminary results. Laryngoscope. 2013;123(2):369-73.

[62] Lee HS, Kim D, Lee SY, et al. Robot-assisted versus endoscopic submandibular gland resection via retroauricular approach: a prospective nonrandomized study. Br J Oral Maxillofac Surg. 2014;52(2):179-84.

[63] Yang TL, Ko JY, Lou PJ, et al. Gland-preserving robotic surgery for benign submandibular gland tumours: a comparison between robotic and open techniques. Br J Oral Maxillofac Surg. 2014;52(5):420-4.

[64] Walvekar RR, Peters G, Hardy E, et al. Robotic-assisted transoral removal of a bilateral floor of mouth ranulas. World J Surg Oncol. 2011;9(1):78.

[65] Villanueva NL, de Almeida JR, Sikora AG, et al. Transoral robotic surgery for the management of oropharyngeal minor salivary gland tumors. Head Neck. 2014;36(1):28-33.

[66] Kang SW, Lee SH, Ryu HR, et al. Initial experience with robot-assisted modified radical neck dissection for the management of thyroid carcinoma with lateral neck node metastasis. Surgery. 2010;148(6):1214-21.

[67] Koh YW, Chung WY, Hong HJ, et al. Robot-assisted selective neck dissection via modified face-lift approach for early oral tongue cancer: a video demonstration. Ann Surg Oncol. 2012;19(4):1334-5.

[68] Koh YW, Choi EC. Robotic approaches to the neck. Otolaryngol Clin N Am. 2014;47(3):433-54.

[69] Lee HS, Kim WS, Hong HJ, et al. Robot-assisted supraomohyoid neck dissection via a modified face-lift or retroauricular approach in early-stage cN0 squamous cell carcinoma of the oral cavity: a comparative study with conventional technique. Ann Surg Oncol. 2012;19(12): 3871-8.

[70] Kim WS, Byeon HK, Park YM, et al. Therapeutic robot-assisted neck dissection via a retroauricular or modified facelift approach in head and neck cancer: a comparative study with conventional transcervical neck dissection. Head Neck. 2015;37(2):249-54.

[71] Kim CH, Koh YW, Kim D, et al. Robotic-assisted neck dissection in submandibular gland cancer: preliminary report. J Oral Maxillofac Surg. 2013;71(8):1450-7.

[72] Kim WS, Koh YW, Byeon HK, et al. Robot-assisted neck dissection via a transaxillary and retroauricular approach versus a conventional transcervical approach in papillary thyroid cancer with cervical lymph node metastases. J Laparoendosc Adv Surg Tech. 2014;24(6):367-72.

[73] Kim WS, Lee HS, Kang SM, et al. Feasibility of robot-assisted neck dissections via a transaxillary and retroauricular ("TARA") approach in head and neck cancer: preliminary results. Ann Surg Oncol. 2012;19(3):1009-17.

[74] Tae K, Ji YB, Song CM, et al. Robotic selective neck dissection using a gasless postauricular facelift approach for early head and neck cancer: technical feasibility and safety. J Laparoendosc Adv Surg Tech. 2013;23(3):240-5.

[75] Tae K, Ji YB, Song CM, et al. Robotic selective neck dissection by a postauricular facelift approach: comparison with conventional neck dissection. Otolaryngol Head Neck Surg. 2014;150(3):394-400.

[76] Greer AW, Kenneth BJ, De Almeida JR, et al. Robot-assisted level II-IV neck dissection through a modified facelift incision: initial North American experience. Int J Med Robot. 2014;10(4):391-6.

[77] Genden E, Desai S, Sung CK. Transoral robotic surgery for the management of head and neck cancer: a preliminary experience. Head Neck. 2009;31(3):283-9.

[78] Park YM, Lee WJ, Yun IS, et al. Free flap reconstruction after robot-assisted neck dissection via a modified face-lift or retroauricular approach. Ann Surg Oncol. 2013;20(3): 891-8.

[79] Genden EM, Park R, Smith C, et al. The role of reconstruction for transoral robotic pharyngectomy and concomitant neck dissection. Arch Otolaryngol Head Neck Surg. 2011;137(2):151-6.

[80] Selber JC. Transoral robotic reconstruction of oropharyngeal defects: a case series. Plast Reconstr Surg. 2010;126(6):1978-87.

[81] Jae-Young K, Shik KW, Chang CE, et al. The role of virtual surgical planning in the era of robotic surgery. Yonsei Med J. 2016;57(1):265-8.

[82] Nadjmi N. Surgical management of cleft lip and palate: a comprehensive atlas, chap 5. Philadelphia: Springer; 2018.

[83] Smith TL, DiRuggiero DC, Jones KR. Recovery of eustachian tube function and hearing outcome in patients with cleft palate. Otolaryngol Head Neck Surg. 1994;111(4):423-9.

[84] Nadjmi N, Van Erum R, De Bodt M, Bronkhorst EM. Two-stage palatoplasty using a modified Furlow procedure. Int J Oral Maxillofac Surg. 2013;42(5):551-8.

[85] Cutting C, Rosenbaum J, Rovati L. The technique of muscle repair in soft palate. Oper Tech Plast Reconstr Surg. 1995;2:215-22.

[86] Sommerlad BC, Henley M, Birch M, Harland K, Moiemen N, Boorman JG. Cleft palate re-repair--a clinical and radiographic study of 32 consecutive cases. Br J Plast Surg. 1994;47(6):406-10.

[87] Sommerlad BC. A technique for cleft palate repair. Plast Reconstr Surg. 2003;112(6):1542-8.

[88] Hockstein NG, Nolan JP, O'Malley BW Jr, Woo YJ. Robot-assisted pharyngeal and laryngeal microsurgery: results of robotic cadaver dissections. Laryngoscope. 2005;115(6):1003-8.

[89] Teblick S, Ruymaekers M, Van de Casteele E, Boudewyns A, Nadjmi N. The effect of soft palate reconstruction with

the Da Vinci robot on middle ear function in children, an observational study. Int J Oral Maxillofac Surg. 2023. Ms. Ref. No.: IJOMS-D-22-00668R2.

[90] Rothschild MA, Catalano P, Urken M, Brandwein M, Som P, Norton K, et al. Evaluation and management of congenital cervical teratoma. Case report and review. Arch Otolaryngol Head Neck Surg. 1994;120(4):444-8.

[91] Kountakis SE, Minotti AM, Maillard A, Stiernberg CM. Teratomas of the head and neck. Am J Otolaryngol. 1994;15(4):292-6.

[92] Brodsky JR, Irace AL, Didas A, Watters K, Estroff JA, Barnewolt CE, et al. Teratoma of the neonatal head and neck: a 41-year experience. Int J Pediatr Otorhinolaryngol. 2017;97:66-71.

[93] Kayhan FT, Kaya KH, Koc AK, et al. Transoral surgery for an infant thyroglossal duct cyst. Int J Pediatr Otorhinolaryngol. 2013;77(9):1620-3.

[94] Kimple AJ, Eliades SJ, Richmon JD. Transoral robotic resection of a lingual thyroglossal duct cyst. J Robot Surg. 2012;6(4):367-9.

[95] Kim CH, Byeon HK, Shin YS, et al. Robot-assisted Sistrunk operation via a retroauricular approach for thyroglossal duct cyst. Head Neck. 2014;36(3):456-8.

[96] Ciabatti PG, Burali G, D'Ascanio L. Transoral robotic surgery for large mixed laryngocoele. J Laryngol Otol. 2013;127(4):1-3.

[97] Iv JTM, Newman JG, Padhya TA. Transoral robot-assisted excision of a lingual thyroid gland. J Robot Surg. 2011;5(3):217-20.

[98] Dallan I, Montevecchi F, Seccia V, et al. Transoral robotic resection of an ectopic tongue-base thyroid gland. J Robot Surg. 2013;7(1):83-6.

[99] Prisman E, Patsias A, Genden EM. Transoral robotic excision of ectopic lingual thyroid: case series and literature review. Head Neck. 2014;37(8):E88-91.

[100] Chen LM, Luan N, Zhang SL, et al. Research on the application of multi DOF robot on orthognathic navigation surgery. Mach Electron. 2010;4:57-60.

[101] Borumandi F, Heliotis M, Kerawala C, Bisase B, Cascarini L. Role of robotic surgery in oral and maxillofacial and head and neck surgery. Br J Maxillofac Surg. 2012;50:389-93.

[102] Fracs JC, Michael F. Sleep apnea and snoring—surgical and non-surgical therapy. Philadelphia: Saunders; 2009.

[103] Vicini C, Dallan I, Canzi P, et al. Transoral robotic tongue base resection in obstructive sleep apnoea-hypopnoea syndrome: a preliminary report. ORL J Otorhinolaryngol Relat Spec. 2010;72(1):22-7.

[104] Vicini C, Montevecchi F, Tenti G, et al. Transoral robotic surgery: tongue base reduction and supraglottoplasty for obstructive sleep apnea. Oper Tech Otolayngol Head Neck Surg. 2012;23(1):45-7.

[105] Claudio Vicini MD, Filippo Montevecchi MD, Kenny Pang MD, et al. Combined transoral robotic tongue base surgery and palate surgery in obstructive sleep apnea-hypopnea syndrome: expansion sphincter pharyngoplasty versus uvulopalatopharyngoplasty. Head Neck. 2014;36(1):77-83.

[106] Friedman M, Hamilton C, Samuelson CG, et al. Transoral robotic glossectomy for the treatment of obstructive sleep apnea-hypopnea syndrome. Otolaryngol Head Neck Surg. 2012;146(5):854-62.

[107] Friedman M, Kelley K, Maley A. Robotic glossectomy for obstructive sleep apnea technique. Oper Tech Otolayngol Head Neck Surg. 2013;24(24):106-10.

[108] Hoff PT, Glazer TA, Spector ME. Body mass index predicts success in patients undergoing transoral robotic surgery for obstructive sleep apnea. ORL J Otorhinolaryngol Relat Spec. 2014;76(5):266-72.

[109] Hoff PT, D'Agostino MA, Thaler ER. Transoral robotic surgery in benign diseases including obstructive sleep apnea: safety and feasibility. Laryngoscope. 2014; 125(5):1249-53.

[110] Lee JM, Weinstein GS Jr, O'Malley BW, et al. Transoral robot-assisted lingual tonsillectomy and uvulopalatopharyngoplasty for obstructive sleep apnea. Ann Otol Rhinol Laryngol. 2012;121(10):635-9.

[111] Lin HS, Rowley JA, Badr MS, et al. Transoral robotic surgery for treatment of obstructive sleep apnea-hypopnea syndrome. Laryngoscope. 2013;123(7):1811-6.

[112] Crawford JA, Montevecchi F, Vicini C, et al. Transoral robotic sleep surgery: the obstructive sleep apnea-hypopnea syndrome. Otolaryngol Clin N Am. 2014;47(3):397-406.

[113] Toh ST, Han HJ, Tay HN, et al. Transoral robotic surgery for obstructive sleep apnea in Asian patients: a Singapore Sleep Centre experience. JAMA Otolaryngol Head Neck Surg. 2014;140(7):624-9.

[114] Muderris T, Sevil E, Bercin S, et al. Transoral robotic lingual tonsillectomy in adults: preliminary results. Acta Otolaryngol. 2015;135(1):64-9.

[115] Liu HH, Li LJ, Shi B, Xu CW, Luo E. Robotic surgical systems in maxillofacial surgery: a review. Int J Oral Sci. 2017;9(2):63-73.

[116] Tsang RK. Transoral robotic surgery: development and challenges. Robot Surg Res Rev. 2015;2(1):1-10.

第 14 章　人工智能和机器学习概述
Brief Introduction to Artificial Intelligence and Machine Learning

Saeed Reza Motamedian　Sahel Hassanzadeh-Samani　Mohadeseh Nadimi　Parnian Shobeiri
Parisa Motie　Mohammad Hossein Rohban　Erfan Mahmoudinia　Hossein Mohammad-Rahimi　著

人工智能（artificial intelligence，AI）被定义为机器展现的智能，它可以解释和学习数据，最终解决通常由人类执行的任务[1]。由于大数据集的可用性和强大的并行计算硬件的出现，AI 正越来越快地发展[2]。作为 AI 的一个子集，机器学习被定义为赋予计算机从数据中学习的能力，而无须特定编程[3]。利用机器学习，可以创建能够学习和预测的算法。由于这些算法不是基于明确的规则，因为它们在应用于更多新的数据集时会被赋予更大的能力；因此，更多的经验导致它们的自动改进[4, 5]。

深度学习，作为机器学习的一个子集，定义为使用计算模型（图 14-1）学习数据，这些模型通常包含多个抽象层次。利用反向传播算法，深度学习通过指示如何改变在每一层从上一层的表示中计算出表示的机器参数，识别大型数据集中的复杂结构[6]。在过去的 10 年里，各种深度学习技术已被应用于不同模态的医学影像中，通过自动化处理医学影像中的各种耗时过程来协助临床医生[7]，包括阿尔茨海默症的检测[8]、尿结石的检测[9]、计算机 X 线断层扫描（CT）图像上的冠状钙化评分量化[10]、磁共振成像（MRI）下的前列腺分类[11]、乳腺密度的测量[12]、COVID-19 的检测[13] 及 MRI 中心室的分割[14]。

本章中，在简要介绍 AI 和机器学习的历史

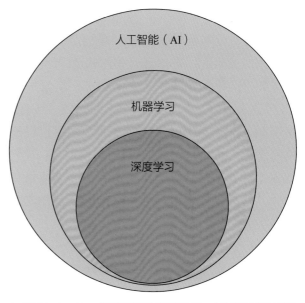

▲ 图 14-1　AI、机器学习和深度学习。深度学习是机器学习的一个子集，而机器学习本身是 AI 的一个子集

之后，我们将介绍机器学习模型的工作原理。此外，我们将展示如何将它们应用于临床研究。

一、AI 简史

1955 年，时任达特茅斯学院助理教授的约翰·麦卡锡（John McCarthy）和他的同事在提交给即将在达特茅斯举行的夏季会议的论文中创造了"AI"一词[15]。尽管这一事件被认为是 AI 作为一门独立学科的诞生，但最初是英国数学家和

计算机科学家艾伦·图灵在 1936 年的论文《论可计算数》中首次提出了计算机的概念[16]。14 年后，1950 年一篇题为《计算机器与智能》的论文为第一台智能机器奠定了基础[17]。由于他在这一问题上的开创性贡献，图灵现在被誉为"AI 之父"[18]。

如果我们将 AI 比作一棵大树，其种子由图灵种下，并由麦卡锡及其合作者培养成幼苗，那么可以说，亚里士多德在数千年前就已经耕好了这片土地。亚里士多德在逻辑学中讨论的人类思维过程，以及他们感知周围世界的方式，是我们现在所知道的"计算"这一概念的哲学基础[19]；如果我们能够识别人脑的思考方式，那么我们或许可以创建一个能够模仿人类智慧的"人工"大脑。因此，所有用来解释 AI 的不同定义都源自一个相似的概念：可以通过模拟思维和演绎过程来解决问题的系统[20]。麦卡锡等在提案中写道："这项研究是基于这样的假设进行：学习的每个方面或智能的任何其他特征原则上都可以被精确描述，以至于可以制造机器来模拟它。我们将尝试寻找如何让机器使用语言，形成抽象和概念，解决仅能够由人类解决的问题，并改进自身"[21]。

达特茅斯夏季会议之后，AI 成为最热门的技术领域之一，许多关于各种类型的智能系统的书籍和论文涌现。AI 领域主要讨论两种理论：符号主义 AI 和联结主义 AI[22]。符号主义 AI 的概念核心是将人类知识编码到系统中，以便它可以根据给定的信息并执行"if-then-else"规则来解决问题。这个学派来源于前面提到的麦卡锡的假设。另外，弗兰克·罗森布拉特引入了我们现在所知的联结主义的概念。他提出智能系统应该能够通过神经网络（neural network，NN）像大脑一样发挥作用。随着时间的推移，该系统可以通过分析输入数据来识别特定的特征或模式。与符号系统不同，它不能仅仅基于预编程或传统计算机逻辑来解决问题[23]。罗森布拉特将这种人工神经元命名为"感知器"。

（一）AI 与医学

AI 自诞生之后很快进入了医学领域。尽管在该领域的第一项研究开始于 20 世纪 50 年代末，但其主要的突破直到二三十年后才出现[24]，其标志性事件是 MYCIN 等特定专家系统的开发。MYCIN 是一种智能系统，旨在帮助临床医生进行诊断和抗生素选择。专家系统是通过实施符号主义 AI 算法构建的，其中"推理引擎"根据"知识库"中的信息分析输入数据，做出决策，并将其作为输出呈现[18]。除了协助诊断和治疗之外，自动识别潜在的药物不良事件，以及通知患者及其医疗保健提供者即将进行的监测或预防程序是专家系统帮助临床医生的任务之一[25]。如今，大多数专家系统和一般的符号 AI 已经过时。人们主要关注的是可以从提供的数据中学习的系统。在这种情况下，没有必要将基础知识手动编码到系统中。机器学习是 AI 的一个分支，被定义为开发可以通过"积累经验"来学习的智能系统的研究[26]。换句话说，系统接收输入数据，分析与所需任务相关的模式和结构，并通过学习来提高其性能。从罗森布拉特的单个神经元（感知器）开始的神经网络，被认为是机器学习的一个子集。深度学习领域的进步始于 20 世纪 80 年代，通过连接多个感知器构建网络开发出了更加复杂的系统[27]。神经网络在医学中的最早应用之一是 William G. Baxt 在 1991 年的研究，该研究使用人工神经网络（artificial neural network，ANN）来诊断急性心肌梗死[28]。目前，深度学习算法因其在目标检测和识别等视觉任务中的卓越能力而被广泛应用于医学领域[29]。

（二）AI 与口腔医学

从管理预约和检查提醒到诊断和治疗规划助手，AI 帮助口腔科临床医生以更高效率执行从简单到复杂的任务；它更快、更持久，并且需要较少的人力资源[30]。类似于医学自动化的初次尝试，AI 通过专家系统进入到了口腔医学领域。在 1992 年发表的一篇回顾性文章中，Stheeman 等报道了口腔医学领域的 5 个专家系统[31]。当时最新的口腔科相关专家系统是 White 在 1989 年推出的"口腔放射图诊断"[32]。该程序包含了 97 种病症的信息，旨在使用分析性决策在口腔放射图的鉴别诊断上提供帮助。文章回顾的其他 4 个专家系统被用于治疗规划[33]、牙髓病诊断[34]、正畸治疗建议[35]及口腔诊断[36]。如今，对自动化的日益迷恋促使了许多围绕开发各种 AI 系统的研究——这些系统大多基于机器学习，特别是神经网络，以在不同的牙科子领域协助口腔保健提供者。应用案例包括在放射学中降低低剂量牙科锥形束计算机断层扫描（CBCT）中的伪影[37]，预测牙周病变牙齿的预后[38]、骨龄确定[39]、龋病检测[40]、根管工作长度确定[41]，以及预测拔牙后与双膦酸盐相关的颌骨坏死的发生[42]。诊断骨质疏松症[43]，检测颞下颌关节骨关节炎[44]，评估根尖周损害[45]，预测口腔癌和局部区域复发[46,47]，以及确定在正畸治疗前是否需要拔牙[48]都是 AI 在口腔和牙齿健康领域应用的其他案例。

二、机器学习是如何工作的

（一）学习过程

一般而言，机器学习模型尝试自身学习数据中隐藏的模式或与标签（例如，参考标准）的相关性。关于机器算法正在进行的学习类型（及训练方式），主要存在 4 种子类型：①监督学习；②无监督学习；③半监督学习；④强化学习（图 14-2）。在训练阶段，监督学习算法依赖于标记好的数据。该算法通常使用基于人类专业知识的假设进行验证。通常，算法尝试学习输入与输出的映射，以便处理输入并生成输出。机器学习将"真实情况"视为准确且真实的数据。无监督学习中的学习算法不会收到关于数据的特定标签。使用机器学习发现数据中隐藏的模式时，数据会被聚类或分组。半监督学习结合了无监督学习和监督学习技术，它通过结合标签数据和未标签数据。

考虑到强化学习，机器和计算机执行任务，

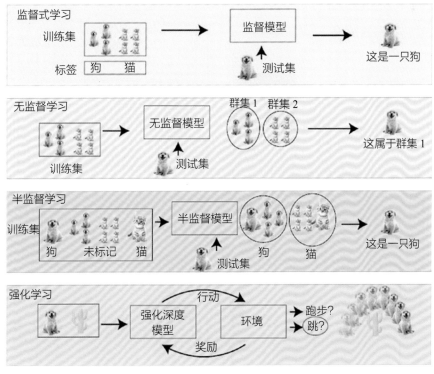

▲ 图 14-2　机器学习中的各种监督类型及其学习过程

并根据加强过程得到负面或正面的反馈。学习并不需要明确的指令。学习是通过与环境交互的结果而发生的。机器学习算法可能是包括监督学习、无监督学习和强化学习在内的混合方法[49-56]。

（二）我们可以使用机器学习做什么

在医疗保健领域中，深度学习的六个主要应用如下（图 14-3）。

1. 图像处理

技术应用于原始信号或重建图像（例如，噪声和伪影降低）[57]。

2. 目标检测

识别图像中的特定子区域，使用边界框，预期包含特定对象，例如，在磁共振成像中检测脑肿瘤[58]。

3. 分割

基于图像分析（例如，像素强度、纹理、边缘）提取（或勾画）感兴趣的病变或器官，例如，冠状动脉中的血管分割以检测潜在的狭窄[59]。

4. 分类

指将某个群体或类别从一个类划分到另一个类，包括二元或多元分类。例如，慢性伤口患者的伤口分类对于诊断至关重要，可以使用深度学习进行自动化[60]。

5. 预测

预测病理的发展。例如，在癌症患者中，该任务可能包括预测对化疗的反应以及在治疗后无

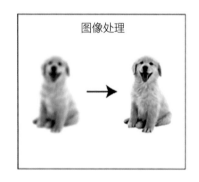
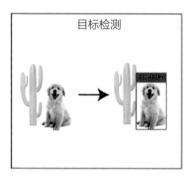

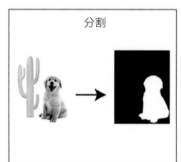
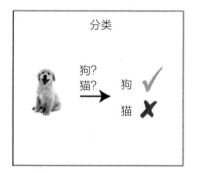

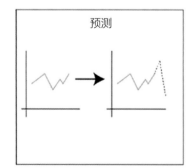
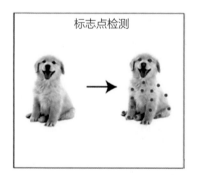

▲ 图 14-3　可以作为基于 AI 方法的医学问题来制定的各种机器学习任务

复发疾病预后 [61]。

6. 标志点检测

在医学图像上识别所需的标志点。例如，使用深度学习算法的头影测量定位检测在文献中显示出良好的性能 [29]。

（三）数据采集和准备

对于 AI 算法开发，数据准备是必要的，包括数据整理、去标识化和标记图像等，以确保可靠的结果。在 AI 算法中使用医学图像数据需要采取多个主要步骤。首先是机构审查委员会的当地伦理委员会批准。回顾性研究不需要患者的书面同意，也不需要额外程序。然而，在前瞻性研究中，则需要知情同意。伦理批准之后，数据需要准确去标识化并安全存储。随后的重要步骤是将数据结构化为标准化和机器可读格式 [62]。最后一个步骤是将图像与提供的真实信息关联，这可以是一个或多个标签。

1. 数据采集与整理

数据收集和整理是为了标准化和提高深度神经网络训练数据集质量而进行的步骤。探索和清理数据是 AI 项目中最耗时的步骤，但对任何模型的训练至关重要。通过遵循一般指导方针和人工监督，人们可以在数据集建设中实现高质量标准 [63]。数据探索评估初步原始数据集的一般定性或定量特性，以确定特殊特点、全局趋势或异常值。

2. 去标识化

由于患者隐私信息的重要性，去标识化、匿名化和伪匿名化三个概念应当受到注意。通过去标识化，患者相关信息将从个人记录中隐藏 [64]。然而，通过匿名化，医疗数据共享的首选方法将不可逆转地从个人记录中删除患者相关信息。在伪匿名化中，患者相关信息将被替换为合成值，使原始数据只能通过预定义的安全密钥访问 [65]。除了像素信息外，数字影像和通信中的医学文件也需要按照受保护的健康信息规定进行匿名处理 [66]。

3. 医学图像重采样

医学图像的空间分辨率通常比其他类型的图像要高。此外，许多医学图像研究是三维的而不是二维的。因此，需要拥有强大计算能力的计算机。解决这些问题的方法包括降低图像分辨率和基于图像有关部分的片段分析。

4. 数据标记和参考标准

在选择适当的图像后，临床医生将对样本进行分类，设置标志点，或通过边界框或分割掩码勾画出感兴趣区域。在训练过程前必须定义参考标准，也称为"真实情况"。"真实情况"一词表示从直接观察获得的信息。设置参考标准可能会根据项目的不同而有所变化。建议有以下四种方法。

(1) 使用金标准：考虑我们要基于口内扫描来对口腔病变进行良性和恶性的分类。在这种情况下，我们可以使用组织病理学结果作为参考标准。然而，这种方法在多数研究中不适用。

(2) 共识：一组临床医生就诊断达成共识。

(3) 多数投票：一组临床医生对诊断进行投票。得票最多的标签将被设定为参考标准。

(4) 面积交集（仅用于分割研究）：两个或更多临床医生独立绘制分割掩模。分割掩模区域的像素相交将被视为参考标准。

已经为研究和工业界引入了各种工具。LabelMe 和 ITK-SNAP 分别建议用于二维和三维图像。这两种工具都是开源且免费的。

5. 数据集采样策略

算法在未见数据上实现满意结果的能力称为泛化。为了提高泛化能力，需要将整个数据集划分为不同的集合。所有组中的样本应该相互独立且分布一致。在深度学习中最常适用的采样策略是将数据集划分为训练集、验证集和测试集。最佳比例在不同情况下各有不同，但一般而言，以 80% 用于训练、10% 用于验证和 10% 用于测试的划分比例是适宜的。使用验证集来选择最佳超参数。最终，在测试集上使用算法一次以测量最终性能。k 折交叉验证是另一种常用的采样策略，用于小数据集。数据被平均分成 k 个相等的子集。算法在每个训练步骤中在 n-1 个子集上训练，并在剩下的一个子集上测试。这个重复 k 次的过程的平均值给出了最终性能。然而，这种采样策略由于计算成本无法在大型数据集上应用。

6. 小数据集挑战

在临床领域应用深度学习的主要挑战是数据样本不足，小样本量阻碍了模型对未知数据的泛化[67]。由于建设大型优质医学数据集既具挑战性又成本高昂，一些创新的训练策略和模型架构已被提出，例如，弱标签[68]或少次学习[69]，来解决这些限制，特别是在医疗领域。然而，面对这一挑战的主要方法是使用迁移学习。迁移学习与将从一个任务中学到的方法应用到另一个类似的项目有关。使用迁移学习，我们可以使用来自一组任务的标记数据去完成另一个任务。这为机器学习在不同领域中的快速发展提供了有希望的机会。例如，用于非医学图像的分类和模式识别的卷积神经网络（CNN）在 ImageNet（http://www.image-net.org）上应用，已被用于胸部 CT 扫描，以提取特征并预测肺肿瘤的生存率[70, 71]。因此，医学图像分析可以从非医学图像分析中获得的知识中受益。

（四）模型实施

1. 机器学习模型

有各种各样的机器学习模型用于解决不同的问题。在这里，我们简要介绍一些最重要的模型（图 14-4）。

（1）线性回归：线性回归技术可能是最广泛使用和最全面的统计和机器学习方法之一。在寻找两个变量之间的线性关系时，常常会使用线性回归。在使用线性回归时，有两种选择：单个和多个。具有单个自变量的模型被称为简单线性回归[72]。使用简单线性回归，我们可以看出变

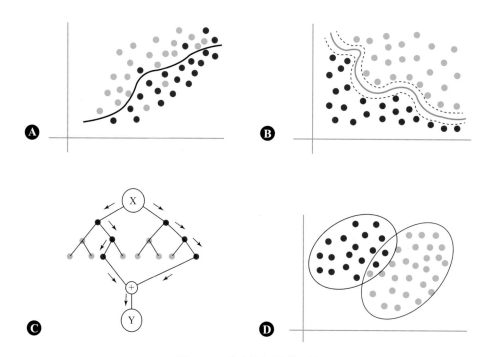

▲ 图 14-4　选定的机器学习技术

A. 逻辑回归：二元结果的可能性是使用逻辑回归建模的。图像中的 Y 轴表示概率，而 X 轴代表连续输入变量。请注意，X 的轻微变化会在最终概率 Y 上产生巨大差异，特别是在图形的中间区域，其中模型的不确定性更大。这种方法可以扩展至多类问题。B. 支持向量机：这种模型可以将非线性边界转化为线性边界。训练过程旨在最大化类别之间的距离和最终选择的边界。C. 随机森林：随机森林是一种通过结合决策树来最小化最终预测不确定性的策略。它基于一种递归的二元切分技术，其中更高的节点应是最具区分性的，其后的分支应用于那些较不重要的变量。D. 聚类：聚类是一种识别数据集内子组（簇）的方法。有多种聚类算法；一些需要预定义的簇数量，其他一些可能用于输出数据，还有一些是完全无监督聚类

量是如何变化的。简化回归将独立变量的效果与因变量的交互作用分离开[73]。多元线性回归（multivariate linear regression，MLR）是一种统计方法，它使用多个解释变量来预测答案变量的结果。MLR 的目的是模拟自变量 x 和 y 之间的线性关系[74]。

(2) 逻辑回归：与二元分类器不同，逻辑回归（logistic regression，LR）模型依赖于累积输入变量来估计其预测程度。该模型在输入值轻微变化时可能对最终概率预测产生不成比例的影响。此外，预测变量的数量应该有限，因为它可能导致训练过程升级、过度拟合以及随之而来的模型弱鲁棒性。LR 模型是用于较不复杂数据的二元分类的合适选择。

(3) 支持向量机：支持向量机（support vector machines，SVM）应用监督学习技术，通过确定最优边界将数据分为不同的类别。高斯函数（或线性函数）是最常使用的核函数。关于优缺点，当应用到大量数据时 SVM 模型需要大量存储；然而，如果要识别数据中的非线性和稀疏性，SNM 将是一个合适的模型选择。

(4) 随机森林：随机森林（random forest，RF）模型是由训练集中随机样本训练出来的决策树（decision trees，DT）集成体。决策树是一组用于分类训练集各种特征的明确规则。此外，决策树被知道是高方差非线性模型。因此，非常深入和精确的 DT 往往会展示出不规则性和过拟合问题。相应地，将 RF 模型应用于多个数据集可能会解决这个问题。因此，该模型变得更加泛化和适用。在分类目标中选择众数，而在回归分析目标中选择均值，是得到预测结果的最优选择。值得注意的是，需要考虑两个主要参数：①应用的决策树数量；②每棵决策树的深度水平。值得一提的是，层级越深，模型可能会越有影响力，但相对而言，模型的泛化能力会降低。

(5) 聚类分析：聚类分析被定义为基于输入数据中提取的变量的相似性和邻近性的定量分析，将数据点分组以获得参数空间。聚类分析可

以帮助患者分层（例如，基于病理图像）。此外，k 近邻算法（k-nearest neighbors，kNN）是用于监督方式分类中最常见的聚类模型。在寻找子组时，k 是要考虑的邻居数量。因此，对新患者的预测是基于其周围环境的。

2. 深度学习模型

已经提出了各种用于深度学习的模型结构，它们大多基于 ANN。在这里，我们简要介绍了一些最著名的结构和模型（图 14-5）。

(1) 人工神经网络（ANN）：ANN 模式受到生物神经网络的启发。ANN 模型通过使用节点和层以分层的方式从输入数据生成预测。ANN 可以适应直到找到使权重（即输入线）提供最佳性能的配置。在大量数据的情况下，ANN 是最佳选择。在本节中，我们将展示基本的神经网络架构。

(2) 卷积神经网络（CNN）：CNN 是用于图像分析的最常见深度学习算法。CNN 在各种图像分析任务（例如，检测、分类、分割）中都显示出成功的性能表现。如上所述，隐藏层是 CNN 的一部分，是功能层[即卷积层、池化层和（或）全连接层]，将输入数据转换为输出。在简单的神经网络中，特定层的神经元与前一层的每个神经元相连接；因此，该层被认为是完全连接的。然而，由完全连接层组成的深度神经网络架构在计算上非常昂贵，并且拟合大量参数是具有挑战性的[2]。在 CNN 中，神经元仅局部连接。用于计算一个神经元连接的模式被整个同一层的所有神经元重复使用[75]。因此，相比同等大小的完全连接深度网络，CNN 有大幅度减少的参数量。

(3) 循环神经网络：循环神经网络（recurrent neural network，RNN）是神经网络的另一个子集，主要用于序列数据（例如，MRI 和超声图像序列）。RNN 能够"记住"过去，并利用从过去获得的知识做出当前的决策。考虑到 RNN 的功能，首个图像被用作该方法的输入，并且基于该图像做出预测。此外，RNN 记住以前的预测，并预测接下来的图像序列。RNN 在模拟长期记忆方面贡献巨

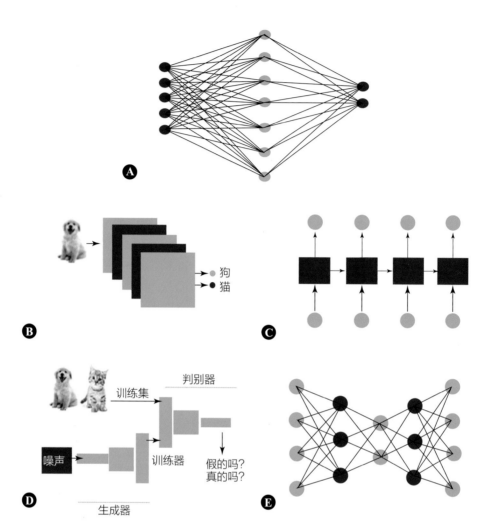

▲ 图 14-5　A. 人工神经网络：通过在隐藏层（左侧棕色节点）中传播结构化数据（绿色节点—输入变量），如放射组学，人工神经网络可以模拟输入变量与结果（右侧棕色节点）之间复杂的非线性关系。B. 卷积神经网络：深度学习应用依赖于卷积神经网络作为它们的支撑。它们由输入层和输出层组成，并被多个隐藏层分隔。C. 循环神经网络：这种类型的人工神经网络的特点是节点之间按序列连接。该模型可以利用其记忆来处理可变长度的输入序列。D. 生成对抗网络：通常，这些模型用于生成建模，包括自动识别输入数据中的规律或模式，以产生可以作为原始数据集替换的新示例。E. 自编码器：这些结构是通过训练学习高效数据表示（编码）的神经网络。它们也可以用于去噪图像、压缩图像和生成图像

大。在这方面，LTSM[76] 和门控循环单元（gated recurrent unit，GRU）[77] 是最流行的。

（4）生成对抗网络：Goodfellow 等[78] 提倡使用生成对抗网络（generative adversarial network，GAN）通过噪声合成图片。GAN 学习模仿现实世界数据的分布，因此可能产生新的视觉数据（图像）模式。生成网络和判别网络都是 GAN 的组成部分。在它们的训练过程中，生成器和判别器相互竞争，生成令判别器误认为是真实的、令人信服的假图片。由于两个模型都对竞赛结果有利害关系，这种训练方法被称为"对抗训练"。这种训练也可以应用于网络分割的开发。我们使用分割网络代替生成器，来区分生成的和地面实况分割图（目标分割图）。这促使分割网络生成更符合物理现实的分割图[79, 80]。

（5）自编码器：自编码器（autoencoders，AE）是神经网络的一个子类，旨在自动学习输入的压缩隐含表示。AE 的常规设计由一个编码网络和

一个解码网络组成，用于重构输入。已经提出了许多 CNN 变体，以从编码器传递信息到解码器并提高分割的准确性。U-Net 是用于生物医学图像分割的最知名的 CNN 版本[81]。U-Net 利用编码器和解码器之间的"跳过连接"来更好地进行分割，以便在下采样过程中恢复丢失的空间信息。

（五）模型训练要求

1. 软件要求

可以使用各种编程语言部署和实现模型。然而，Python 编程语言在科学界和工业应用中更受欢迎。深度学习库提供了更高级别的编程接口，包括基于线性代数、微积分、概率和数值计算的多层次的数学概念，以高效地使用可用的计算资源，如图形处理器（graphics processing unit，GPU）或中央处理器（central processing unit，CPU）[82]。TensorFlow[83] 和 PyTorch[84] 是 2021 年使用最多的两个库。这些经常使用的框架可以实现神经网络架构。

2. 硬件要求

硬件选择意味着根据给定的深度学习模型确定技术规格，这对于运行深度学习项目至关重要。数据集体积和模型复杂性是硬件选择中需要考虑的两个关键参数。CPU、GPU 或云计算平台可以用于训练深度学习模型。与 CPU 不同，GPU 和张量处理器（tensor processing unit，TPU）是为重度并行计算设计的架构，具有有限的内存大小但非常高的带宽。使用更大的 GPU 内存（目前，商用 GPU 提供 8～32GB 的内存大小），训练具有更多可训练参数的深度模型将会很方便[85]。

为了提高计算性能，可以考虑使用多 GPU，并考虑额外的硬件设置（例如，电源供应和冷却）。

云计算指的是使用第三方硬件资源的基于互联网的服务，如果训练时间很重要，那么云计算可以作为首选。尽管云计算平台提供了高计算能力和无限的存储空间，但它们存在一些特定的缺点，如因数据切片引起的技术问题和数据安全性问题。在这种情况下，去识别化和患者匿名化的概念至关重要，需要考虑[86]。

（六）模型评估

定义精确的度量标准以评估训练深度学习模型的任务性能是至关重要的。分类任务中常用的度量标准包括准确性、灵敏度、特异度、精确度和召回率。F_1 指数结合了精确度和灵敏度。这些度量标准主要用于检测和分割任务，以评估自动创建的边界框或分割掩码与先前关联的真实情况的相似性。两个常见的度量标准是交集覆盖（intersection over union，IOU）和 Dice 系数或 Jaccard 系数。IOU 通过将两个边界框的交叉部分的面积与这两个边界框的联合部分的面积来划分来衡量。

三、结论

AI，更具体地说，机器学习正在彻底改变医疗保健和医疗服务。与其他现实世界问题相比，在医疗保健领域，机器学习方法的应用进展相对缓慢。本章介绍了机器学习算法的工作方式及其要求。这将为研究人员和临床医生提供这些模型的基础理解，以便他们在研究和行业中使用它们。

参考文献

[1] Hamblin MR. Shining light on the head: photobiomodulation for brain disorders. BBA Clin. 2016;6:113-24.
[2] Chartrand G, Cheng PM, Vorontsov E, Drozdzal M, Turcotte S, Pal CJ, et al. Deep learning: a primer for radiologists. Radiographics. 2017;37(7):2113-31.
[3] Wang S, Summers RM. Machine learning and radiology. Med

Image Anal. 2012;16(5):933-51.
[4] Jordan MI, Mitchell TM. Machine learning: Trends, perspectives, and prospects. Science. 2015;349(6245):255-60.
[5] Kohli M, Prevedello LM, Filice RW, Geis JR. Implementing machine learning in radiology practice and research. Am J

Roentgenol. 2017;208(4):754-60.

[6] LeCun Y, Bengio Y, Hinton G. Deep learning. Nature. 2015;521(7553):436-44.

[7] Litjens G, Kooi T, Bejnordi BE, Setio AAA, Ciompi F, Ghafoorian M, et al. A survey on deep learning in medical image analysis. Med Image Anal. 2017;42:60-88.

[8] Ding Y, Sohn JH, Kawczynski MG, Trivedi H, Harnish R, Jenkins NW, et al. A deep learning model to predict a diagnosis of Alzheimer disease by using 18F-FDG PET of the brain. Radiology. 2018;290(2):456-64.

[9] Parakh A, Lee H, Lee JH, Eisner BH, Sahani DV, Do S. Urinary stone detection on CT images using deep convolutional neural networks: evaluation of model performance and generalization. Radiol Artif Intell. 2019; 1(4): e180066.

[10] Vos BD, Wolterink JM, Leiner T, Jong PA, Lessmann N, Išgum I. Direct automatic coronary calcium scoring in cardiac and chest CT. IEEE Trans Med Imaging. 2019;38(9):2127-38.

[11] Schelb P, Kohl S, Radtke JP, Wiesenfarth M, Kickingereder P, Bickelhaupt S, et al. Classification of cancer at prostate MRI: deep learning versus clinical PI-RADS assessment. Radiology. 2019;293(3):607-17.

[12] Lehman CD, Yala A, Schuster T, Dontchos B, Bahl M, Swanson K, et al. Mammographic breast density assessment using deep learning: clinical implementation. Radiology. 2018;290(1):52-8.

[13] Mohammad-Rahimi H, Nadimi M, Ghalyanchi-Langeroudi A, Taheri M, Ghafouri-Fard S. Application of machine learning in diagnosis of COVID-19 through X-ray and CT images: a scoping review. Front Cardiovasc Med. 2021;8(185):638011.

[14] Ngo TA, Lu Z, Carneiro G. Combining deep learning and level set for the automated segmentation of the left ventricle of the heart from cardiac cine magnetic resonance. Med Image Anal. 2017;35:159-71.

[15] Chang AC. Chapter 2 - History of artificial intelligence. In: Chang AC, editor. Intelligence-based medicine. London: Academic Press; 2020. p. 23-7.

[16] Turing AM. On computable numbers, with an application to the Entscheidungs problem. Proc Lond Math Soc. 1937;2(1):230-65.

[17] Turing AM. Computing machinery and intelligence. Parsing the Turing test. New York: Springer; 2009. p. 23-65.

[18] Taulli T, Oni M. Artificial intelligence basics. New York: Springer; 2019.

[19] Luger GF. Artificial intelligence: structures and strategies for complex problem solving. Pearson education; 2005.

[20] Agah A. Introduction to medical applications of artificial intelligence. Medical Applications of Artificial Intelligence. 2013;19-26.

[21] McCarthy J, Minsky ML, Rochester N, Shannon CE. A proposal for the Dartmouth summer research project on artificial intelligence. 1955. http://www-formal.stanford.edu/jmc/history/dartmouth/dartmouth.html.

[22] Russell S, Norvig P. Artificial intelligence: a modern approach; 2002.

[23] Matheny M, Israni ST, Ahmed M, Whicher D. Artificial intelligence in health care: the hope, the hype, the promise, the peril. NAM Special Publication. Washington, DC: National Academy of Medicine; 2019. p. 154.

[24] van Melle W. MYCIN: a knowledge-based consultation program for infectious disease diagnosis. Int J Man Mach Stud. 1978;10(3):313-22.

[25] Zhou L, Sordo M. Chapter 5 - Expert systems in medicine. In: Xing L, Giger ML, Min JK, editors. Artificial intelligence in medicine. London: Academic Press; 2021. p. 75-100.

[26] Ren R, Luo H, Su C, Yao Y, Liao W. Machine learning in dental, oral and craniofacial imaging: a review of recent progress. PeerJ. 2021;9:e11451.

[27] Grosan C, Abraham A. Intelligent systems. Cham: Springer; 2011.

[28] Baxt WG. Use of an artificial neural network for the diagnosis of myocardial infarction. Ann Intern Med. 1991; 115(11):843-8.

[29] Mohammad-Rahimi H, Nadimi M, Rohban MH, Shamsoddin E, Lee VY, Motamedian SR. Machine learning and orthodontics, current trends and the future opportunities: a scoping review. Am J Orthod Dentofacial Orthop. 2021;160(2):170-92.e4.

[30] Khanna SS, Dhaimade PA. Artificial intelligence: transforming dentistry today. Indian J Basic Appl Med Res. 2017;6(3):161-7.

[31] Stheeman SE, van der Stelt PF, Mileman PA. Expert systems in dentistry. Past performance--future prospects. J Dent. 1992;20(2):68-73.

[32] White SC. Computer-aided differential diagnosis of oral radiographic lesions. Dentomaxillofac Radiol. 1989;18(2):53-9.

[33] Hyman JJ, Diehl MC. A dental trauma diagnostic program. Proc Annu Symp Comput Appl Med Care. 1983:133-4.

[34] Hyman JJ, Doblecki W. Computerized endodontic diagnosis. J Am Dent Assoc. 1983;107(5):755-8.

[35] Sims-Williams JH, Brown ID, Matthewman A, Stephens CD. A computer-controlled expert system for orthodontic advice. Br Dent J. 1987;163(5):161-6.

[36] Abbey LM. An expert system for oral diagnosis. J Dent Educ. 1987;51(8):475-80.

[37] Bayaraa T, Hyun CM, Jang TJ, Lee SM, Seo JK. A two-stage approach for beam hardening artifact reduction in low-dose dental CBCT. IEEE Access. 2020;8:225981-94.

[38] Lee J-H, Kim D-h, Jeong S-N, Choi S-H. Diagnosis and prediction of periodontally compromised teeth using a deep learning-based convolutional neural network algorithm. J Periodontal Implant Sci. 2018;48(2):114-23.

[39] Mohammad-Rahimi H, Motamadian SR, Nadimi M, Hassanzadeh-Samani S, Minabi MAS, Mahmoudinia E, et al. Deep learning for the classification of cervical maturation degree and pubertal growth spurts: a pilot study. Korean J Orthod. 2022;52(2):112-22.

[40] Mohammad-Rahimi H, Motamedian SR, Rohban MH, Krois J, Uribe S, Mahmoudinia E, et al. Deep learning for caries detection: a systematic review: DL for caries detection. J Dent. 2022;122:104115.

[41] Saghiri MA, Asgar K, Boukani KK, Lotfi M, Aghili H, Delvarani A, et al. A new approach for locating the minor apical foramen using an artificial neural network. Int Endod

J. 2012;45(3):257-65.

[42] Kim DW, Kim H, Nam W, Kim HJ, Cha IH. Machine learning to predict the occurrence of bisphosphonate-related osteonecrosis of the jaw associated with dental extraction: a preliminary report. Bone. 2018;116:207-14.

[43] Aliaga I, Vera V, Vera M, García E, Pedrera M, Pajares G. Automatic computation of mandibular indices in dental panoramic radiographs for early osteoporosis detection. Artif Intell Med. 2020;103:101816.

[44] Lee KS, Kwak HJ, Oh JM, Jha N, Kim YJ, Kim W, et al. Automated detection of TMJ osteoarthritis based on artificial intelligence. J Dent Res. 2020;99(12):1363-7.

[45] Setzer FC, Shi KJ, Zhang Z, Yan H, Yoon H, Mupparapu M, et al. Artificial intelligence for the computer-aided detection of periapical lesions in cone-beam computed tomographic images. J Endod. 2020;46(7):987-93.

[46] Alabi RO, Elmusrati M, Sawazaki-Calone I, Kowalski LP, Haglund C, Coletta RD, et al. Machine learning application for prediction of locoregional recurrences in early oral tongue cancer: a Web-based prognostic tool. Virchows Arch. 2019;475(4):489-97.

[47] Alhazmi A, Alhazmi Y, Makrami A, Masmali A, Salawi N, Masmali K, et al. Application of artificial intelligence and machine learning for prediction of oral cancer risk. J Oral Pathol Med. 2021;50(5):444-50.

[48] Xie X, Wang L, Wang A. Artificial neural network modeling for deciding if extractions are necessary prior to orthodontic treatment. Angle Orthod. 2010;80(2):262-6.

[49] Murphy KP. Machine learning: a probabilistic perspective. Cambridge: MIT Press; 2012.

[50] Ho T. Random decision forests. In: International conference on document analysis and recognition, Montreal; 1995.

[51] Prinzie A, Van den Poel D, editors. Random multiclass classification: generalizing random forests to random MNL and random NB. In: International conference on database and expert systems applications. Cham: Springer; 2007.

[52] Chilamkurthy S, Ghosh R, Tanamala S, Biviji M, Campeau NG, Venugopal VK, et al. Deep learning algorithms for detection of critical findings in head CT scans: a retrospective study. Lancet. 2018;392(10162):2388-96.

[53] Lindsey R, Daluiski A, Chopra S, Lachapelle A, Mozer M, Sicular S, et al. Deep neural network improves fracture detection by clinicians. Proc Natl Acad Sci. 2018;115(45):11591-6.

[54] Erickson BJ, Korfiatis P, Akkus Z, Kline TL. Machine learning for medical imaging. Radiographics. 2017; 37(2):505-15.

[55] Hastie T, Tibshirani R, Friedman J. Statistical learning: data mining, inference, and prediction. Heidelberg: Springer; 2009.

[56] Silver D, Huang A, Maddison CJ, Guez A, Sifre L, Van Den Driessche G, et al. Mastering the game of Go with deep neural networks and tree search. Nature. 2016;529(7587):484-9.

[57] Kidoh M, Shinoda K, Kitajima M, Isogawa K, Nambu M, Uetani H, et al. Deep learning based noise reduction for brain MR imaging: tests on phantoms and healthy volunteers. Magn Reson Med Sci. 2020;19(3):195.

[58] Rathi VGP, Palani S. Brain tumor detection and classification using deep learning classifier on MRI images. Res J Appl Sci Eng Technol. 2015;10(2):177-87.

[59] Yang S, Kweon J, Roh J-H, Lee J-H, Kang H, Park L-J, et al. Deep learning segmentation of major vessels in X-ray coronary angiography. Sci Rep. 2019;9(1):16897.

[60] Rostami B, Anisuzzaman DM, Wang C, Gopalakrishnan S, Niezgoda J, Yu Z. Multiclass wound image classification using an ensemble deep CNN-based classifier. Comput Biol Med. 2021;134:104536.

[61] Sakellaropoulos T, Vougas K, Narang S, Koinis F, Kotsinas A, Polyzos A, et al. A deep learning framework for predicting response to therapy in cancer. Cell Rep. 2019;29(11):3367-73.e4.

[62] Harvey H, Glocker B. A standardised approach for preparing imaging data for machine learning tasks in radiology. In: Ranschaert ER, Morozov S, Algra PR, editors. Artificial intelligence in medical imaging: opportunities, applications and risks. Cham: Springer; 2019. p. 61-72.

[63] Gebru T, Morgenstern J, Vecchione B, Vaughan JW, Wallach H, Iii HD, Crawford K. Datasheets for datasets. Communications of the ACM. 2021;64(12):86-92.

[64] Nelson GS. Practical implications of sharing data: a primer on data privacy, anonymization, and de-identification. InSAS global forum proceedings 2015;1-23.

[65] Neubauer T, Heurix J. A methodology for the pseudonymization of medical data. Int J Med Inform. 2011;80(3):190-204.

[66] Tang A, Tam R, Cadrin-Chênevert A, Guest W, Chong J, Barfett J, et al. Canadian Association of Radiologists white paper on artificial intelligence in radiology. Can Assoc Radiol J. 2018;69:120-35.

[67] Soffer S, Ben-Cohen A, Shimon O, Amitai MM, Greenspan H, Klang E. Convolutional neural networks for radiologic images: a radiologist's guide. Radiology. 2019;290(3):590-606.

[68] Papandreou G, Chen L-C, Murphy KP, Yuille AL. Weakly- and semi-supervised learning of a deep convolutional network for semantic image segmentation. In: 2015 IEEE international conference on computer vision (ICCV); 2015. p. 1742-50.

[69] Wang Y, Yao Q, Kwok JT, Ni LM. Generalizing from a few examples: A survey on few-shot learning. ACM computing surveys (csur). 2020;53(3):1-34.

[70] Paul R, Hawkins SH, Balagurunathan Y, Schabath M, Gillies RJ, Hall LO, et al. Deep feature transfer learning in combination with traditional features predicts survival among patients with lung adenocarcinoma. Tomography. 2016;2(4):388-95.

[71] Deng J, Dong W, Socher R, Li L-J, Li K, Fei-Fei L, editors. ImageNet: a large-scale hierarchical image database. In: 2009 IEEE conference on computer vision and pattern recognition. IEEE; 2009.

[72] Abdulazeez AM, Salim BW, Zeebaree DQ, Doghramachi D. Comparison of VPN Protocols at Network Layer Focusing on Wire Guard Protocol. iJIM. 2020;14(18):157.

[73] Acharya MS, Armaan A, Antony AS, editors. A comparison of regression models for prediction of graduate admissions. In: 2019 International conference on computational intelligence in data science (ICCIDS). IEEE; 2019.

[74] Zhang Z, Li Y, Li L, Li Z, Liu S, editors. Multiple linear regression for high efficiency video intra coding. In: ICASSP 2019-2019 IEEE international conference on acoustics, speech and signal processing (ICASSP). IEEE; 2019.

[75] Schmidhuber J. Deep learning in neural networks: an overview. Neural Netw. 2015;61:85-117.

[76] Hochreiter S, Schmidhuber J. Long short-term memory. Neural Comput. 1997;9(8):1735-80.

[77] Cho K, van Merrienboer B, Gulcehre C, Bahdanau D, Bougares F, Schwenk H, Bengio Y. Learning Phrase Representations using RNN Encoder-Decoder for Statistical Machine Translation. arXiv e-prints. 2014 Jun:arXiv-1406.

[78] Goodfellow I, Pouget-Abadie J, Mirza M, Xu B, Warde-Farley D, Ozair S, Courville A, Bengio Y. Generative adversarial networks. Communications of the ACM. 2020;63(11):139-44.

[79] Luc P, Couprie C, Chintala S, Verbeek J. Semantic Segmentation using Adversarial Networks. arXiv e-prints. 2016 Nov:arXiv-1611.

[80] Savioli N, Silva Vieira M, Lamata P, Montana G. A Generative Adversarial Model for Right Ventricle Segmentation. arXiv eprints. 2018 Sep:arXiv-1810.

[81] Ronneberger O, Fischer P, Brox T, editors. U-Net: convolutional networks for biomedical image segmentation. In: International conference on medical image computing and computer-assisted intervention. Cham: Springer; 2015.

[82] Goodfellow I, Bengio Y, Courville A. Deep learning. London: MIT Press; 2016.

[83] Abadi M, Agarwal A, Barham P, Brevdo E, Chen Z, Citro C, Corrado GS, Davis A, Dean J, Devin M, Ghemawat S. TensorFlow: Large-Scale Machine Learning on Heterogeneous Distributed Systems. arXiv e-prints. 2016 Mar:arXiv-1603.

[84] Paszke A, Gross S, Massa F, Lerer A, Bradbury J, Chanan G, et al. PyTorch: An imperative style, high-performance deep learning library. Adv Neural Inf Process Syst. 2019;32:8026-37.

[85] Raina R, Madhavan A, Ng AY. Large-scale deep unsupervised learning using graphics processors. InProceedings of the 26th annual international conference on machine learning 2009;873-80.

[86] Ardagna CA, Asal R, Damiani E, Vu QH. From security to assurance in the cloud: A survey. ACM Computing Surveys (CSUR). 2015;48(1):1-50.

第 15 章 人工智能在口腔颌面部疾病诊断、面部矫正手术和颌面部重建手术中的应用

Application of Artificial Intelligence in Diagnosing Oral and Maxillofacial Lesions, Facial Corrective Surgeries, and Maxillofacial Reconstructive Procedures

Parisa Motie　Ghazal Hemmati　Parham Hazrati　Masih Lazar　Fatemeh Aghajani Varzaneh
Hossein Mohammad-Rahimi　Mohsen Golkar　Saeed Reza Motamedian　著

人工智能（AI）是指以最小化的人类干预来使用计算机模拟智能行为[1]。一般的医疗保健服务可以通过两种类型的人工智能来实现：物理的和虚拟的。复杂的机器人或自动化机械臂代表了物理应用，软件型算法是可用于支持临床决策的虚拟组件[2]。医学影像领域技术的快速发展产生了大量的可视化数据。如此大量数据的收集、分析和应用对现代医学解决临床问题提出了挑战。克服这种复杂性挑战的主要策略是采用医疗人工智能和非人类智能系统，旨在帮助临床医生制定诊断、治疗决策和预测治疗结果[3]。

卷积神经网络（CNN）是深度学习（DL）模型的一个子类。CNN 的特殊结构使其成为图像处理的优越模型；神经元的连接显著减少了计算负荷。CNN 可以快速学习并识别图像的模式。它还可以检测、分类和分割对象[4, 5]。CNN 模型的"分类"能力可用于对 X 线片上的病变目标进行分类。解剖标志的"分割"是图像处理的重要步骤之一。在以前的人工智能模型中，分割必须由放射科医生手动完成。相比之下，CNN 可以自动分割器官或病变，大大减轻了临床医生的工作负担。可自我调节的"检测"任务的 CNN 使大规模健康筛查更具可执行性。Kooi 等进行了一项研究，以评估 CNN 模型在大规模（45 000）乳房 X 线片筛查中的性能。他们发现 CNN 与专业放射科医师阅读没有显著差异[6, 7]。

一、人工智能在现代医学中的应用

（一）人工智能在放射学中的应用

医学放射学的基础是提取图像的基本特征。近年来，深度学习模式的提取潜力已经发挥出来，通过自动化图像分析节省了大量时间[8, 9]。根据最近对 874 张胸片（chest radiography, CXR）的研究，DL 算法可能是解释肺混浊、肺门突出、心脏肿大和胸腔积液等 CXR 表现的有用工具。此外，这些发现的变化或稳定性可以通过随访 CXR 进行评估。研究还得出结论，人工智能甚至可能取代临床工作人员[10]。在 COVID-19 检测中，DL 是基于 CXR 对患者进行分类并与其他类型肺炎进行区分的有益工具之

一[11-13]。此外，DL 还可以帮助临床医生发现肺结节[14-17]、肺癌[16, 18, 19]、肺炎和区分细菌性和病毒性[20-22]、可转诊的胸部异常[23]、肺结核（pulmonary tuberculosis，PTB）[24, 25]和尘肺[26]。除呼吸系外，DL 还可以协助临床医生进行其他领域的研究，如通过腕部和手部 X 线片评估骨龄[27]，预测与心血管疾病风险相关的冠状动脉钙化（coronary artery calcium，CAC）的存在[28]，以及指示椎体骨折[29]。

（二）人工智能在肿瘤学中的应用

ExPecto 是一个基于 DL 的框架，用于准确预测 DNA 序列突变的组织特异度转录效应，甚至是那些罕见或尚未见过的突变；因此，该算法使预测基因表达和突变疾病效应的风险成为可能[30]。Watson 肿瘤解决方案（Watson for Oncology，WFO）人工智能系统旨在支持临床医生规划乳腺癌治疗[31]。在检测女性乳腺癌淋巴结转移时，另一种深度学习算法的诊断性能优于 11 名病理学家[32]。DL 还可以帮助肿瘤团队为结直肠癌提供临床建议[33]。鼻基底细胞癌是一种复杂的疾病，需要多学科团队（multidisciplinary team，MDT）进行治疗，患者应进行 Mohs 显微手术（Mohs micrographic surgery，MMS）的分类。机器学习方法是指导 MDT 患者选择和预测 MMS 需求的有用工具，减少了时间浪费和经济负担，改善了患者护理[34]。

（三）人工智能在眼科学中的应用

糖尿病视网膜病变（diabetic retinopathy，DR）是世界上最常见的且可预防的致盲原因之一。人工智能算法可以识别出需要转诊给眼科医生的病例，且可靠性高[35, 36]。老年性黄斑变性（age-related macular degeneration，AMD）患者由于视网膜受损导致视野中心视力丧失[37]。有报道称，人工智能可以检测到可转诊的 AMD 患者，并且在管理和风险评估方面可以达到人类专家的水平[38-42]。人工智能在检测早产儿视网膜病变[43-45]和青光眼[46-48]方面也展现了与训练有素的专家相当的水平。

（四）人工智能在心脏病学中的应用

1985 年，Willems 等进行了一项研究，比较了 9 个心电图计算机程序与 8 名心脏病专家在 1220 例不同心脏疾病中的心电图解读能力。他们发现，在左心室肥厚、右心室肥厚、双心室肥厚、前壁心肌梗死、下壁心肌梗死[49]等 7 种主要心脏疾病中，有一些程序，当然是最好的一次，具有和心脏科医生一样的解读能力。直接用不经预处理的全 CNN 算法对心电图数据进行心肌梗死检测，并探讨其判定标准。训练后的算法灵敏度为 93%，特异度为 90%，达到了人类平均水平。人类心脏病专家用来作为心肌梗死指标的相同信号在神经网络的决策中得到了识别。通过这一结果表明，尽管需要对这类程序进行持续测试和改进，但使用标准计算机程序来阅读心电图可促进获得更一致和统一的解释[50]。在 2020 年，作为算法心电图解读的下一步，BeatLogic 平台提供了节拍检测、节拍分类和节律检测/分类，其准确性远高于当前的方法，而先前发表的算法仅能处理其中的一个[51]。此外，研究表明，在窦性心律期间获得的人工智能心电图有助于识别心房颤动患者的床边试验[52]。人工智能也可能有助于心脏节律异常的早期诊断；已经证明，具有超过 0.90 的准确度和超快速节律分类的深度学习长短期记忆（long short-term memory，LSTM）模型在解释 12 种常见心脏节律方面比急诊医师、内科医生和心脏病专家更有效[53]。

（五）人工智能在皮肤病学中的应用

人工智能在临床皮肤科就诊中的应用，可以提高临床医生的诊断能力。这项技术有可能帮助从照片中诊断皮肤疾病[54]。基于临床皮肤病变照片，DL 算法可用于 134 种疾病的恶性诊断、治疗建议和分类，其性能与专家相当[55]。在黑素瘤和非黑素瘤皮肤癌等皮肤癌的检测中，早期诊断对治疗和预后起着至关重要的作用，人工智能的表现可以与训练有素的皮肤科医生一样好，甚至更好[56]。人工智能在银屑病[57-59]、特应性皮炎[60]、甲真菌病[61, 62]的诊断和治疗建议、区分良性痣与

第15章 人工智能在口腔颌面部疾病诊断、面部矫正手术和颌面部重建手术中的应用

Application of Artificial Intelligence in Diagnosing Oral and Maxillofacial Lesions, Facial Corrective Surgeries, and Maxillofacial Reconstructive Procedures

黑色素瘤[63,64]、溃疡评估[65,66]、痤疮严重程度评估[67]等方面也具有潜力。虽然人工智能在判断、解释和面对面交流方面仍远未达到人类水平,但由于人工智能可以提高临床医生的判断和诊断能力,因此它在临床情境中的应用已经可以进行测试。人工智能快速且可以提供额外的服务,如病变比较或鉴别诊断建议。它还具有对简单皮肤病变进行自动诊断的潜力,因此,对皮肤科医生的转诊可以局限于复杂和高级病例[68]。

二、人工智能在牙科和口腔颌面外科

牙科临床医生也可以在各个领域利用人工智能的优势。在正畸方面,将贝叶斯网络(Bayesian network,BN)与专家正畸医生进行比较,在确定患者是否需要正畸治疗方面具有很高的准确性[69]。人工智能在头颅测量、地标检测、骨骼分类和拔牙策略方面也表现出了良好的前景[70]。在牙周病方面,支持向量机(SVM)分类器能够通过40种细菌来区分年轻人的牙周健康、广泛性侵袭性牙周炎和广泛性慢性牙周炎[71]。深度学习算法还可以识别最强的牙齿移动预测因素,如年龄、总体健康状况、苏打水摄入量、使用牙线的行为和经济压力[72]。越来越多的文献表明,机器学习模型在口腔癌的诊断和预后分析研究中表现良好[73]。在牙髓学中,人工神经网络能够比牙髓医生更准确地确定根尖孔的位置[74]。

(一)人工智能在颌面部病理诊断中的应用

准确的疾病鉴别诊断是至关重要的,因为这些初步诊断决定了治疗方案。今天,我们看到人工智能在诊断和分类病理状况方面取得了显著进步。它的诊断准确度等于或高于专家[75],可以帮助没有经验的牙医做出更精确的诊断。使用人工智能还带来了在早期阶段发现恶性肿瘤和其他病理病变的机会,甚至在它们被经验丰富的专家发现之前。这种早期发现提供了更好的预后,减少了患者的治疗费用和负担,因为时间浪费大大减少了[76]。

1. 囊性损伤

囊性病变是具有腔内液体或半流体成分的病理性腔。在图像中可以看到囊肿是清晰的区域,与周围组织的对比度不同。这些空腔可以被上皮完全或部分覆盖[77]。由于上皮的类型和生物学性质决定了囊肿的预后和复发的可能性,因此囊性病变的分类是基于这种上皮的来源;牙源性囊肿起源于牙源性过程,而非牙源性囊肿起源于头颈部胚胎发育[78]。

放射学上,牙源性囊肿和肿瘤的特征只有在它们达到一定体积时才会出现。此外,囊肿和肿瘤的初始放射表现彼此难以区分,即使是经验丰富的专家也很难对它们进行适当的区分。它们在进展的早期阶段也是无症状的,并且大多数是在全景图像中偶然发现的[76]。最近几年,基于透视X线或三维图像模态的CNN自动病变检测技术发展迅猛,引起了广泛的公众关注[76,77,79]。

Yang等对YOLO架构师、口腔颌面外科医生和普通临床医生三组在全景图像上发现和诊断牙源性囊肿和肿瘤的情况进行了比较研究,包括牙源性囊肿、牙源性角化囊肿和成釉细胞瘤。YOLO获得的正确结果至少与口腔颌面专家相似,明显高于全科医生。他们展示了CNN在特定病理检测中的有用性,并表明CNN对于没有经验的牙医和其他非口腔颌面外科医生的专家来说是一个很好的助手。此外,对于临床体征和症状较低的病例,特别是在早期,使用YOLO进行复查诊断可以防止外科医生误诊或不必要的手术干预[76]。

牙源性角化囊肿(odontogenic keratocyst,OKC)和成釉细胞瘤都是临床上常见的颌骨良性透射性病变。由于其不同的表现,正确鉴别诊断这些病变是至关重要的,因为它对手术方案有直接的影响。通过全景X线片准确区分这两种病变通常是困难的;因此,组织病理学结果现在是鉴别诊断的金标准[80]。经过训练的用于在全景X线片上区分成釉细胞瘤和OKC的深度CNN模型获得了很高的准确性、灵敏度和特异度,这表明

CNN 算法可以为口腔颌面专家提供可靠的建议，而无须进行切取或切除活检[81]。

对比各种病变，深层 CNN 架构对根状囊肿的检测和分类召回率和准确率最高（高于 OKC、含牙囊肿等）。原因可能是根端囊肿在其他囊肿中更为常见；它们构成了用于学习过程的主要数据集的百分比，这可能有利于它们的检测，而且根端囊肿主要发生在根尖周围，这使得它们更容易与鼻腭管囊肿和含牙囊肿区分[77, 82]。相比之下，OKC 的召回率和准确率最低。这可能是因为下颌 OKC 倾向于在后部生长；上颌 OKC 主要在上颌窦区延伸，因此通常难以准确检测。Ariji 等进行了一项研究，检测了下颌骨的放射性病变，并将其分为四组（成釉细胞瘤、OKC、含牙囊肿和根端囊肿）。该模型可以正确检测出 OKC（100%），但其分类敏感性非常低（13%）[79]。本研究还比较了 CNN 在上颌和下颌骨囊肿样病变检测中的表现。下颌骨囊样病变由于 X 线透光性病变与下颌骨周围骨结构之间对比度高，因此能够更准确地检测，并具有更高的灵敏度。而在上颌骨部位，由于含气结构和硬腭以及下鼻甲结构相叠加的 X 线透光性减弱，使得病变的识别变得更加困难[79, 82]。

2. 恶性病变

口腔癌是一个总称，包括舌、牙龈、上腭、颊黏膜、口底和嘴唇的癌症。机会性筛查，特别是对高危人群，可能有助于在早期发现口腔癌。然而，传统的视觉和触觉口腔检查无法区分良性和恶性或潜在的恶性病变。Jubair 等设计了一项研究，通过临床照片训练深度 CNN 模型，将口腔病变分为良性、恶性和潜在恶性。临床图像从各种数码相机和智能手机收集，产生不同的尺寸、变焦倍率、角度、光线条件和图像方向。因此，他们手动裁剪并将图像调整为类似的格式。他们指出，CNN 可以成功地用于检测癌症或潜在的恶性病变。其检测准确率（85%）接近专科医生（90%），显著高于普通牙科医生（75%）[83]。

口腔颌面部最常见的恶性肿瘤是鳞状细胞癌（squamous cell carcinoma，SCC），这是一种起源于皮肤或黏膜上皮组织的癌症。早期诊断可降低 SCC 的死亡率和发病率。尽管如此，大多数病例在晚期才被诊断出来，这极大地降低了治疗后的存活率。由于医护人员对 SCC 的缺乏足够了解，以及缺乏有效可靠的早期诊断方法，才导致 SCC 的晚期发现[83]。目前，诊断 SCC 的金标准是活检和组织病理学确认。CNN 模型的无监督学习能力带来了从无标签的组织病理学图像中学习的机会。它可以提取人眼无法感知的图像模式。数字病理学是一种新的成像技术，可通过一定的操作提高图像的鲁棒性，提高组织分析的效率。张海等用这些数字增强的组织病理学图像训练 CNN 模型。该研究的主要关注点是突显细胞核与细胞质之间的对比，使细胞的形态特征更加鲜明；因此，细胞核的分割和恶性识别变得更加高效。他们还通过数学计算设置阈值来消除图像中的噪音。通过这些图像训练的卷积神经网络模型的灵敏度得分比病理学家更高。因此，卷积神经网络模型有潜力帮助专家筛查高风险人群[84]。共聚焦激光内镜（confocal laser endomicroscopy，CLE）是最近用于无创 SCC 诊断的另一种成像方式。以前，它已被广泛用于胃肠道疾病的诊断。与强光内镜相比，CLE 提供了更好的深度（表面以下约 100μm）。由于 CLE 不太可能像其他成像技术那样，因此需要对病理学家或外科医生进行额外的培训以进行可靠的分析；人工智能可以减轻这种负担，帮助病理学家，节省培训专家所需的精力和时间。利用 CLE 图像训练的卷积神经网络模型可以实现自动实时分类，直接对高风险部位进行准确诊断，并能够确定癌变病灶的轮廓，与手术治疗同步进行[85]。受激拉曼散射（stimulated Raman scattering，SRS）显微镜也是一种最新的成像方式，提供了组织切片的化学图谱。这种显微镜技术不需要任何组织处理、固定或苏木精 – 伊红（HE）染色，可以直接用于分析新鲜样品。这些数据提取自样本的分子特异度，并可以包括

表 15-1 人工智能在囊性病变中的应用

作者，年份	算法结构	深度学习任务	研究目的	发现病变	图片/照片数量	形态	准确度/灵敏度和特异度	结果
J. Lee 等, 2019	谷歌模型	检测与分类	深度神经网络用于检测和分类囊性病变	硬组织/牙源性囊性病变，含牙囊肿	2126 张图片（1140 全景图像 + 986 CBCT 图像）	CBCT 和全景图像	对于全景图像（AUC: 0.847, 灵敏度: 0.882, 特异度: 0.77）对于 CBCT 图像（AUC: 0.914, 灵敏度: 0.961, 特异度: 0.771）	深度 CNN 结构在 CBCT 图像上训练的效果优于在全景图像上训练的效果
Ariji 等, 2019	检测模型	检测与分类	深度 CNN 算法对下颌骨透亮性病变的自动检测和分类	硬组织/成釉细胞瘤，牙源性角化囊肿，含牙囊肿，牙根囊肿，单纯性骨囊肿	210	全景图像	灵敏度 0.88	深度 CNN 在检测下颌骨病变中具有较高的准确性
Watanabe 等, 2020	检测模型	检测与分类	深度神经网络检测和显示上颌骨囊肿样病变	硬组织/囊肿样病变（起源于上颌骨的囊肿或良性肿瘤），特别是牙根囊肿	10 000 轮次（410 位患者）	全景图像	检测灵敏度：测试 1: 0.746, 试验 2: 0.771 分类灵敏度：测试 1: 0.949, 检验 2: 1.00	基于 CNN 的系统对上颌根尖周囊肿具有较高的识别效果
Liu 等, 2021	VGG19, 残差网络 -50	检测与分类	CNN 在成釉细胞瘤和牙源性角化囊肿鉴别诊断中的价值	硬组织/成釉细胞瘤和牙源性角化囊肿	420	全景图像	准确度：0.903, 灵敏度: 0.929, 特异度:0.878, 曲线下面积: 0.946	CNN 在成釉细胞瘤和牙源性角化囊肿的鉴别诊断中具有良好的效果
Yang 等, 2020	YOLO 模型	检测与分类	一种深度学习算法，用于同时检测和分类病变，并对机器和临床医师的性能进行比较研究	硬组织/含牙囊肿，牙源性角化囊肿，成釉细胞瘤	1603	全景图像	精密度：0.707 召回率：0.680	YOLO 对病灶的检出和分型能力大于或等于 OMS 专家

蛋白质、脂质和核酸等多种成分。SRS 组织学图像和基于深度学习的架构的贡献可以为肿瘤手术提供即时、可靠的诊断数据。Zhang 等利用正常和肿瘤标本的 SRS 图像训练 CNN 模型。该模型在 SCC 识别中表现优异，准确率为 100%[86]。

鼻咽癌（nasopharyngeal carcinoma，NPC）是起源于鼻咽上皮的头颈部恶性肿瘤。在中国南部和南亚地区报道较多[87]。鼻咽癌的肿瘤分期是根据其解剖范围来确定的。大量研究报道肿瘤体积和范围也是影响预后的主要因素。在目前可用的用于治疗计划和随访评估的体积估算边界方法中，CT 或 MR 图像中的肿瘤边界必须由放射科医师以"逐层"的方式手动绘制[88]。鼻咽癌的大小和形状变化很大，生长方式呈浸润性。这些肿瘤的强度不均匀，与周围组织的强度相似。此外，它们通常位于复杂的解剖区域，这使得它们的分割是一项具有挑战性的、耗时的任务。这种复杂性会增加不可信和不准确的分割。虽然已经开发出了半自动分割技术，但它们仍然需要时间来处理大型数据集。为了减少时间、工作量和人为误差，图像自动分割是一种理想的解决方案[89]。到目前为止，已经引入了几种自动鼻咽癌分割方法，通常可以分为三大类：基于强度的方法、基于形状的方法和统计方法[88]。Tatanun 等进行了一项研究，使用基于区域生长方法的框架对 CT 图像中的 NPC 进行分割。在这种技术中，自动生成种子是使用定义肿瘤细胞概率的概率图完成的。利用肿瘤位置、密度和非肿瘤区域的先验知识制作这些概率图；将概率最高的像素设置为潜在种子。之后，检查附近的种子是否为肿瘤细胞。这个过程将继续进行，直到没有发现新的种子[89]。

如前所述，非肿瘤细胞具有不均匀的结构，其浸润性生长模式在医学图像上形成难以区分的肿瘤 - 正常组织界面。因此，在这些情况下，线性和基于形状的图像分割通常不是一种有效的技术。

在统计方法方面，Zhou 等使用两类支持向量机（SVM）对 MRI 图像上的 NPC 进行分割。在这种方法中，首先在模型的训练过程中定义肿瘤和非肿瘤区域（类）。经过特征提取，基于 SVM 的方法可以"学习"并映射实际数据分布，最终在两个预定义类之间生成最优的灵活分离平面[90]。Ma 等创建了一种深度 CNN 和图切方法来对 NPC 分割的斑块进行分类。他们使用三维结构信息，并对每个矢状面、冠状面和轴面视图分别训练 CNN。然后，该模型使用该 3D 上下文信息在第一阶段进行分割。然后应用图割框架对分割结果进行细化。结果表明，多视图 CNN 方法具有可接受的分割性能和优异的稳定性和可靠性[88]；然而，使用补丁分割需要大量的训练时间，并且只使用小局部区域的信息。改进的 U-net 模型可以克服这个问题，这是一个端到端网络，主要用于图像分割。它使用整个图像作为 NPC 分割的输入，而不是提取补丁，从而提高了分割的效率[91, 92]。

3. 骨关节病理

成釉细胞瘤和复杂性牙瘤都发生在相似的颌面部区域。它们是良性肿瘤，通常具有无痛的体征和症状，并且在全景图像中偶然发现。与复杂的牙瘤不同，成釉细胞瘤具有局部侵袭性；因此，正确区分两者至关重要。Ismael 等训练了两个 CNN 架构模型（VGG19、VGG16）对成釉细胞瘤和复杂性牙瘤进行分类。两种模型在检测和分类任务中都取得了较高的准确性，但在训练数据有限的情况下，VGG19 的效果更好[93]。

骨关节炎（osteoarthritis，OA）是颞下颌关节最常见的关节病。颞下颌关节骨关节炎是一种关节内表面发生的病理性退行性改变，软骨下皮质层丢失的疾病。这些变化是对机械负荷的反应，引起颞下颌关节（TMJ）疼痛和噪音。这些骨结构变化在全景 X 线片上可见；因此，这些 X 线图像可以作为临床评估之外的额外检查工具[94]。Kim 等训练 CNN 架构诊断 TMJ OA。他们训练了 3 个 CNN 模型：模型 1 检测 TMJ、关节窝和髁突。模型 2 将所选解剖区域分为正常和异常。

表 15-2 人工智能在恶性病变中的应用

作者，年份	深度学习任务	算法结构	研究目的	发现病变	图片/照片数量	形态	准确度/灵敏度和特异度	结 果
Ismael 等, 2020	分割分类	VGG16, VGG19	CNN 展示颌骨肿瘤	硬组织/成釉细胞瘤，复合牙瘤	116 张图片	全景图像	VGG19 准确度: 0.875, VGG16 准确度: 0.833	深度 CNN 在检测和鉴别成釉细胞瘤和复杂牙瘤方面具有较高的准确性
Aubreville 等, 2017	分类	LeNet-5	CNN 用于 OSCC 的检测	硬组织/口腔鳞状细胞癌	12 例患者，11 000 张图像（从 116 个视频序列中提取）	激光显微内镜图像	曲线下面积: 0.96, 准确度: 0.833, 灵敏度: 0.866, 特异度: 0.90	CNN 在 CLE 图像中检测 OSCC 具有较高的性能
Zhang 等, 2019	检测分类	ResNet	基于 CNN 的 SRC 显微镜自动检测 SCC	喉鳞状细胞癌	78 例患者	受激拉曼散射显微镜图像	曲线下面积: 0.95, 准确度: 100%	SRS 联合 CNN 在 SCC 识别中具有良好的性能
Zhang 等, 2021	分割分类	VGG16, VGG19, InceptionV3, InceptionResNetV2, and Xception	利用 CNN 识别 OSCC 癌细胞	硬组织/口腔鳞状细胞癌 软组织/舌恶性	175 张图片	组织病理学图像	特异度: 0.77, 灵敏度: 0.80	CNN 是 OSCC 诊断的有效工具
Jubair 等, 2020	检测分类	EfficientNet-B0, VGG19, ResNet101	CNN 用于口腔可疑病变的早期检测	软组织/或潜在恶性病变，鳞状细胞癌，口腔上皮异型增生，良性肿瘤	716 张图片	临床图片	准确度: 0.85, 特异度: 0.845, 灵敏度: 0.867, 曲线下面积 0.928	CNN 可以提高口腔癌筛查和早期发现的质量和覆盖范围
Tang 等, 2021	分割	DA-DSU 模型	CNN 用于自动 NPC 分割	软组织/鼻咽癌	95 例患者	磁共振成像	DSC[a]: 0.805, PM[b]: 0.8026, CR: 0.7065, ASSD: 0.8021	DA-DSU 网络在头颈部鼻咽癌肿瘤分割中具有较好的分割效果

（续表）

作者，年份	算法结构	深度学习任务	研究目的	发现病变	图片/照片数量	形态	准确度/灵敏度和特异度	结果
Ma 等，2018	像 CNN 架构的 AlexNet 模型	分割	CNN 用于鼻咽癌肿瘤分割	软组织/鼻咽癌	30 例患者	磁共振成像	PM: 85.93 CR: 0.77	CNN 和两阶段三维图切割法是一种有效的全自动 NPC 分割方法
Ye 等，2020	开发的 DEU 架构	分割	CNN 用于全自动 NPC 分割	软组织/鼻咽癌	44 例患者	磁共振成像	T_1W: DSC: 0.620, 灵敏度: 0.642, 精密度: 0.654 T_2W: DSC: 0.642, 精密度: 0.688, 灵敏度: 0.654 $T_1W + T_2W$: DSC: 0.721, 灵敏度: 0.712, 精密度: 0.768	DEU 在 NPC 自动分割中具有正确稳定的性能

a. DSC. Dice 相似系数，等于两组共有的像素个数的两倍除以每组像素个数的总和，这表明 ground truth 和 predicted segmentation 是相互重叠的；b. PM. 百分比匹配，真阳性（true positive，TP）与真实值中肿瘤像素数的比率；CR. 对应比

第15章 人工智能在口腔颌面部疾病诊断、面部矫正手术和颌面部重建手术中的应用

Application of Artificial Intelligence in Diagnosing Oral and Maxillofacial Lesions, Facial Corrective Surgeries, and Maxillofacial Reconstructive Procedures

模型 3 判断模型 2 检测到的异常 TMJ 是否为 OA[94]。多模型的目的是将图像分为左侧和右侧，因为髁突的对称性是判断 TMJ 状况的重要标准。最后，他们在检测 TMJ 骨关节炎方面取得了高性能，并将 CNN 模型应用于专家系统程序，用于对韩国南部 20 家地方牙科诊所的全景 X 线片进行预筛查[94]。

4. 发育异常

唇腭裂（cleft lip and palate，CLP）是最常见的先天性颌面病变之一[95]。在妊娠期的第 4～7 周，原发腭起源于中腭突。唇、牙槽和硬腭在切牙孔前具有相同的发育起源。任何对腭发育的干扰都可能导致原发性腭裂。牙槽突裂（alveolar cleft，CA）被归类为原发性腭裂（primary palate cleft，CP）。唇裂、腭裂与牙槽裂有密切的关系。利用 DL 系统的检测功能，设计基于全景 X 线片的牙槽裂检测和分类模型，将牙槽突裂分为单纯 CA 组和合并 CP 组。数据集分为唇裂伴腭裂组和正常组。对感兴趣的矩形区域进行手动标注。选择健康侧水平梨状孔跨度的下线为上缘，下缘位于牙槽嵴处。以中切牙与梨状孔最远端之间的牙槽嵴为中、远端。训练 CNN 架构评估梨状孔下线的可见性和位置，梨状孔下线位于裂隙中低于正常侧。此外，它还评估了小的异常牙、未萌牙、缺牙和患侧侧切牙的内侧倾斜。提取该信息以将输入数据分类到上述子类别中。尽管存在误差（图 15-1 和图 15-2），该模型可能成为临床医生在检测先天性异常和对其进行分类（伴或不伴有腭裂）方面的潜在助手[95]。

5. 唾液腺病理学

唾液腺的炎症是由不同情况引起的，如唾液流阻塞、感染和 Sjögren 综合征（Sjögren's syndrome，SjS）等疾病。SjS 是一种病因不明的涎腺慢性炎症性自身免疫性疾病[96]。梗阻性涎腺炎的主要病因是涎石。有时涎石患者是无症状的，结石是在全景图像中偶然发现的。即使在无症状的患者中，也有必要尽早取出结石，因为它会增加感染和萎缩的可能性。涎石易被误诊为牙

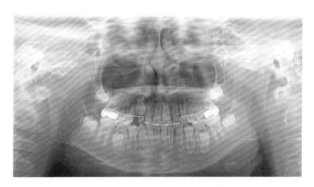

▲ 图 15-1 患侧和健康侧梨状下孔线水平相等，侧切牙排列正常，导致 CA 病例未被发现[95]

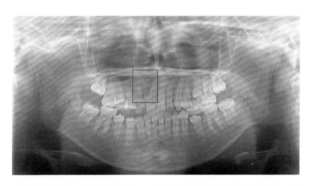

▲ 图 15-2 模型检测到一个正常情况为 CA（红框）。硬腭的不透射线叠加在两侧梨状孔线的下方。尖牙可能被误认为是先天缺失的侧切牙[95]

源性肿瘤、骨硬化或牙骨质病变，尤其是当其位于下颌骨并与下颌骨骨性结构重叠时[97]；此外，阻塞性涎腺炎和 SjS 可能有非常相似的症状；因此，它们应该被刻意区分开来。Kise 等进行了一项发现涎腺炎和 SjS 的研究。他们将训练数据集分为 3 组：阻塞性涎腺炎、SjS 和对照组。在这 3 组中，CNN 在识别 SjS 方面的表现最好，灵敏度明显高于专科放射科医生（83% vs. 72%）。相反，DL 系统和放射科医生在检测阻塞性涎腺炎方面的总体准确性和灵敏度明显较低。主要原因是慢性涎腺炎在不同的疾病阶段表现差异很大，使得病变类型的预测更加复杂和具有挑战性。该研究指出，阻塞性唾液腺炎应始终纳入鉴别诊断，因为它在不同阶段表现出从正常到异常的广泛特征[98]。

腮腺肿瘤占头颈部肿瘤的小部分，多数为良

性肿瘤。这些肿瘤的手术方案明显依赖于肿瘤的组织学类型。术前常用细针穿刺诊断肿瘤类型；然而，它既昂贵又耗时。此外，采样过程增加了感染的风险和肿瘤细胞扩散导致肿瘤局部复发的风险。然而，利用一种能够从成像模式中检测肿瘤性质和位置的技术将显著提高临床实践的有效性。通过检测唾液腺肿瘤的 MRI 图像，并将其分类为良性或恶性病变，训练 CNN 模型架构（改进的 ResNet 模型）。训练数据集被标记为：①多形性腺瘤；②沃辛瘤；③恶性肿瘤（腺癌）；④无肿瘤。该模型具有良好的良恶性肿瘤识别性能；然而，在良性肿瘤中，多形性腺瘤与沃辛瘤的鉴别准确率较低（将沃辛瘤误认为多形性腺瘤）。其原因可能是数据集中的沃辛瘤数量较少，不同良性肿瘤的表现高度相似。该模型的另一个弱点是肿瘤分割是人工完成的，因此在未来的设计中可以考虑对肿瘤区域进行自动分割[99]。

6. 鼻窦炎

鼻窦炎是最普遍的健康问题之一，在美国每年约有 2000 万次就诊。鼻窦炎主要由近期上呼吸道病毒感染、变应性鼻炎引起，也有邻近的牙源性感染。约 30% 的上颌鼻窦炎病例可由上颌牙的根尖周或牙周病变等牙源性因素引起[100]。CT 是确定评估鼻窦解剖细节的首选成像方式。常规 X 线片如 Waters 和 Caldwell X 线片常用于上颌窦炎的初步检查[101]。黏膜增厚超过 4mm，有积液，黏液呈囊肿样表现，为特征性影像学表现，提示鼻窦炎[75]。2019 年对 80 475 张 Waters X 线片应用 DL 诊断上颌窦炎，并与放射科医师的功能进行比较。训练和验证数据集被标记为四类：正常，黏膜增厚（超过 4mm），可见空气 – 液体水平和完全浑浊。复杂的病例，如保留囊肿和无法标记的图像（显示鼻窦不张的病例）被排除在最终分析之外。CT 表现作为测试集的参考标准。在测试过程中，大多数错误发生在模型误以为窦骨壁与黏膜厚度增加时，反之亦然。然而，由于该算法的 AUC 优于放射科医生，其灵敏度和特异度与放射科医生相当，可能有助于作为"第二

读者"指导经验不足的临床医生诊断鼻窦炎，提高放射科医生诊断的一致性[102]。

如前所述，上颌鼻窦炎的原因之一是上颌后牙区牙源性和牙周感染。另外，大多数患者在临床症状出现前一个月就诊，这意味着最近的牙科手术也可能与牙源性上颌窦炎（odontogenic maxillary sinusitis，ODMS）有关。上颌牙痛报道近 1/3 的患者有真正的鼻窦炎。脸颊疼痛和口腔脓性分泌物也被认为是 ODMS 的常见症状[103]。因此，很大一部分鼻窦炎患者主要去看牙医，全景 X 线片是这些患者的一级成像方式。上颌鼻窦炎在全景 X 线片上的准确诊断是具有挑战性的，因为鼻窦附近的解剖结构，如硬腭和鼻腔底，可以在鼻窦图像上重叠。为了支持没有经验的观察者，使用健康和炎性鼻窦的全景 X 线片创建了一个学习模型。黏膜厚度超过 4mm，液体积聚和（或）黏膜囊肿样外观超过上颌窦的 1/3 被定义为鼻窦炎。感兴趣的方形区域，包括单侧鼻窦，被设置并从图像中剪裁出来（图 15-3）。放射科医生通常通过将其与对侧健康鼻窦进行比较来识别炎性鼻窦；然而，本模型可以充分诊断单侧鼻窦炎症的存在。这为经验不足的住院医生提供了额外的诊断支持，特别是在双侧鼻窦发炎或双侧鼻窦健康的情况下[75]。

（二）人工智能在口腔颌面矫正手术中的应用

1. 正颌手术

正颌手术通常用于矫正常规正畸治疗无法治疗的硬软组织畸形和差异。正畸治疗的目的是采用正畸和手术治疗相结合的方法来矫正牙面畸形，兼顾美观和功能[104]。数字 X 线图像和照片的最新进展，特别是口内扫描仪，以及从临床实践中对重建、三维形态测量学、自动治疗规划和定制手术设置规划等方面的真实需求，都在指导着趋势朝向在正颌外科手术中使用人工智能的方向[105]。

在诊断和治疗计划阶段，采用面部照片或后前位（posteroanterior，PA）和侧位头片分别分析

表 15-3 人工智能在唾液腺病变中的应用

作者，年份	算法结构	深度学习任务	研究目的	发现病变	图片/照片数量	形态	准确度/灵敏度和特异度	结果
Kim 等，2020	VGG16 Res Net InceptionV3	检测分类	CNN 对颞下颌关节骨关节炎严重程度的分类	硬组织/颞下颌关节骨关节炎	1292 张图片	全景图像	准确度：0.84，特异度：0.54，灵敏度：0.94 AUC：0.82	CNN 在全景图诊断 OA 中具有较好的应用价值
Kuwada 等，2021	Detect Net	检测分类	CNN 用于牙槽突裂和唇裂的分型	硬组织/牙槽突裂和腭裂	593 张图片	全景图像	模型 1：召回率：71.1%，精密度：0.745 F值：70.9% 模型 2：召回率：82.1%，精密度：0.84 F值：81.8%	CNN 在检测 CAs 并对其分类方面具有很大的潜力
Xia 等，2021	Modified ResNet18	检测分类	CNN 用于唾液腺肿瘤的检测和分类	软组织/涎腺肿瘤（多形性腺瘤、沃辛瘤和腺癌）	233 例患者，3791 张图片	核磁共振成像	准确度：0.8218；micro-AUC：0.93	CNN 能在层面上有效显示腮腺肿瘤类型
Ishibashi 等，2021	Detect Net	检测	利用 CNN 检测唾液腺结石	下颌下腺的软组织/唾液腺石	224 张图像	全景图像	召回率：85%，精密度：100%，F值：91.9%	CNN 可以提高下颌下腺涎石的检测性能
Kise 等，2021	VGG16	检测分类	CNN 用于识别 smg 的实质改变	软组织/炎性唾液腺	150 张图像	超声图像	准确度：0.703	CNN 在检测 SjS 时比专家具有更高的灵敏度
Murata 等，2018	Alex Net	检测分类	深度学习用于诊断上颌窦炎	软组织/炎性鼻窦	490 张图像	全景图像	准确度：0.875，灵敏度：0.867，特异度：0.883，AUC：0.875	深度学习取得了与专家相同的准确度和灵敏度
Humphries 等，2020	Tiramisu	分割	利用 CNN 对鼻窦腔进行分割并计算鼻窦混浊评分	软组织/炎性鼻窦	510 例患者	CT 扫描	Rho：0.82，$P<0.001$	CNN 可以自动分割鼻窦并评估鼻窦炎症的体积评估
Kim 等，2019	Residual Net	检测分类	深度学习用于诊断上颌窦炎	软组织/炎性鼻窦	15 000 例患者	水域 X 线片	AUC：0.93	CNN 的 AUC 高于放射科医师，其灵敏度和特异度与放射科医师相当

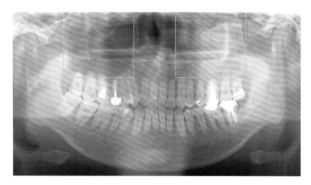

▲ 图 15-3　两边分割并裁剪出 ROI（200×200 像素）（经许可转载）[75]

颌面部软组织和骨骼形态，从而确定是否需要进行正颌手术。基于软组织判断，CNN 模型能够根据患者是否需要正颌手术对患者的正面和右侧侧面照片进行分类，准确率达到 89%。在这个模型中，通过主干网络从正面和侧面照片中提取特征图后，全局池化层对这些高级特征图进行了向量化。该层是以前分类器层的新替代品，在计算过程中耗费的时间更少，并且不需要固定的输入维度。最后，通过 VisualBackProp 方法创建可视化地图，突出显示嘴唇、刻部和牙齿。考虑到这些部位，CNN 将预测是否需要进行正颌手术[106]。另一个预测正颌手术的必要性是通过使用侧位和正侧位脑电图的 DL 模型进行的。在本研究中，两种 CNN 模型分别从后前位和侧位脑电图中提取特征。全局平均池化（global average pooling, GAP）将最后一层卷积的特征映射作为向量嵌入。为了跟踪模型如何推断图像，通过特征可视化将每张图像中主要用于决策的相关区域可视化。图

15-4 显示了用颜色编码的图像，显示了对该过程影响较大或较小的区域。与外科医生、正畸医生和放射科医生类似，所实施的模型通过相对准确地关注牙齿和颌面区域来确定是否需要进行正颌手术，因此可以作为预测患者和颌面外科医生 / 牙医是否需要进行正颌手术的有效筛选工具[107]。

在传统的手术方案中，二维治疗方案是在面部照片和头部测量分析后创建的；在下一步中，通过使用脸弓记录将牙科模型安装在咬合架上进行模型手术，然后制作外科夹板来指导外科医生进行手术。最近三维成像方法的改进，如 CBCT、面部扫描和数字牙模，已经开发了三维虚拟手术设计（VSP）用于正颌手术和使用 CAD/CAM 技术制造外科夹板[108]。这些虚拟设计可在基于网络的工作流程和手术室中访问，从而有机会在治疗师团队（包括颌面外科医生和正畸医生）的参与下执行手术方案。它们还可以运行用户定义的 3D 人体测量分析，提供有关畸形的量化信息。利用机器学习增强的虚拟手术方案软件，可以模拟手术过程，如骨骼结构的截骨和节段的重新定位，从而预测手术结果，包括预期的牙齿和骨骼运动。这些模拟是通过使用 3D 复合模型来执行的。Mimics（Materialise n.v., Leuven, Belgium）等应用程序从计算机断层扫描（CT）、微型 CT、磁共振成像（MRI）、共聚焦显微镜、X 线和超声波中接收 DICOM 数据。在重新定位输入图像后，对解剖结构（硬组织或软组织）进行分割。最后，通过叠加或配准的方法，从分割图像的感兴趣区域（region of

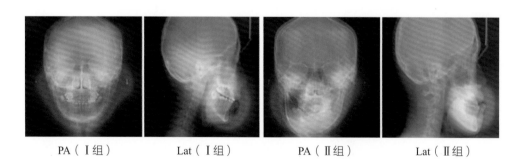

PA（Ⅰ组）　　Lat（Ⅰ组）　　PA（Ⅱ组）　　Lat（Ⅱ组）

▲ 图 15-4　突出显示牙齿和颌面区域的特征图可视化[107]

interest，ROI）中收集所有必要的信息，创建三维模型[109]。我们也可以用这些模拟来培训住院医生和治疗患者。与传统的手术模型相比，该方法节省了大量的时间，提高了手术过程的准确性，使手术过程显著简单有效[109, 110]。此外，3D数智化治疗计划软件允许从业者将每种治疗方法的图表和每种干预的最终结果可视化。临床医师可以使用可视化图表向患者解释手术过程，并增强其对方案的理解。它还有助于多学科方法（耳鼻喉科、普通牙医、睡眠专家）的对话和规划[105]。Dolphin "治疗" 工具是另一种用于全面手术方案的应用程序。该应用程序接收患者的后前位或侧位头影测量片或他们的刻顶位（submento-vertex，SMV）影像作为输入，并为用户提供世界各地的外科医生和研究人员预先设计的许多计划（https://www.dolphinimaging.com/）。

正畸手术的效果既受长期正畸治疗阶段的影响，也受短期手术过程的影响。此外，构建治疗计划后，应关注许多相互依存的变量，如骨结构、咬合、牙周健康、口面功能和美学。彻底理解基于骨骼计划运动的表面美学变化也是必不可少的；然而，软组织分析几乎完全是临床和主观的，取决于临床医生的经验和艺术感觉。这些评估的结果往往不精确，难以重现。克服这些问题的一种方法是记录3D面部地形。这种类型的数据比二维数据包含更多的信息，可以用来创建一个处理后的面部形状预测系统[105, 11, 112]。基于地标的几何形态测量方法（geometric morphometric methods，GMM）和深度学习是与3D预测相关的两种可用的机器学习方法。通过GMM，我们将能够使用同源地标系统地绘制 "形态空间" 内的形态。Tanikawa等使用DL和GMM的组合，开发了一种人工智能系统，可以预测正畸治疗和正颌手术后的3D面部形状。在正颌手术中，随着不同软组织部位的变化，软硬组织的运动呈非线性关系。例如，有研究表明，在LeFort Ⅰ型截骨术中，上颌前移后，颧-面中区域的变化比上唇的变化更为明显[113]。因此，该模型是基于软组织变化与其底层硬组织的非线性比率来设计的。这种模拟软件不仅精确到足以在临床应用中使用，而且适用于预测手术后的任何其他三维形态，如抗衰老手术、癌症手术和整形手术；然而，由于记录来自两家医院的手术，该模型可能只模拟了这两家医院的治疗结果，其普适性尚不清楚[111]。骨骼和软组织畸形的矫正包括对现有解剖结构的操纵。把外科手术和正畸过程中所做的每一个改变放在一起，就会产生最终的治疗结果。为了评估两个时间点之间发生的生长或治疗相关变化，通常使用叠加技术。例如，在正畸治疗中，侧位头颅造影或牙模都被用于评估牙齿和颌骨的运动[114]。口内扫描仪和锥形束CT等新成像技术的发展，用数字3D模型取代了牙模型和头颅侧位片[115]。由于人工智能使各种数字图像的叠加成为可能，它可以被认为是一种非常适合的工具，用于监测和处理治疗随访，也为量化和可视化治疗对颌面结构的影响提供了机会[105]。

2. 鼻整形术

鼻整形术是外科医生进行的最流行的美容干预之一。该手术的目的通常是通过改变骨软骨结构来改善美观和（或）纠正呼吸问题[116]。从美学角度看，鼻子的长度应该等于前额和下面部的高度，鼻宽（从鼻翼到鼻翼）应该等于鼻翼间距离。整形外科医生努力达到这些比例，并保持自然的外观。在Borsting等的研究中，使用患者术前和术后的照片来训练DL模型来预测患者是否进行了鼻整形手术。与传统的机器学习方法相比，深度学习将是一种很好的评估整形手术过程的工具，因为它可以通过非专业设备（如手机摄像头）拍摄的真实照片进行训练。该模型的准确度和精密度几乎与专家相似。这种高度精确的深度学习模型被进一步发展为移动应用程序，使外科医生、年轻住院医生和培训师都可以使用它，从而可以通过电子通信用于远程医疗咨询；它也可以帮助管理病例有不确定的病史。最后，该应用对外科培训医生也大有裨益，因为它让他们能够观察大量患者的多次隆鼻手术，用于教育目的[117]。

如今，隆鼻术的抗衰老效果已不再是秘密。在成功的鼻整形手术中，许多老化的鼻子特征将被操纵和引导到年轻化。使用人工智能算法客观地确定这些抗衰老效果。该模型能够成功分析自然体位患者正面视图的摄影输入（图15-5）；它还可以通过调整大小和裁剪图像来评估标准位置的眼睛和嘴唇。这将排除情绪和自我感知对年龄评估的影响，这通常可以通过"微笑"和"皱眉"等面部表情看到[118]。

在一些鼻整形病例中，如鼻梁和（或）鼻基较宽的鼻梁偏曲、驼背鼻，需要进行截骨术。由于截骨术相关的并发症可能导致患者永久性畸形，因此该技术应谨慎进行，然而，目前这种技术完全依赖于外科医生的手触觉和听觉能力，而且由于经常通过微创的皮下途径进行，外科医生缺乏直接视野和接触，以减少剩余瘢痕。一种SVM分类算法被提出，并可以结合工具锤对截骨尖端周围骨组织状况进行预测。SVM是一种基于机器学习的算法，它创建超平面将数据集分类为不同的组。这些超平面被优化以产生预测区域，这样就有可能从数据集中分离出不同类的点。本文根据骨－截骨系统（bone-osteotome system，BOS）状态将撞击分为四组（图15-6），并应用该模型预测每次撞击后的BOS状态（即

截骨尖端周围是否存在骨折）。这将有助于外科医生确定截骨途径和力量，从而防止不受控制的骨折，并提醒到达额骨，这应该是截骨途径的终点[116]。

3. 除皱术

面部衰老过程受多种因素影响，如骨质流失与重塑、胶原蛋白流失、皮肤起皱等[119]。当前的现代社会非常重视年轻的外表，一方面认为老面孔没有吸引力和不受欢迎，另一方面普及青少年的外表；因此，近年来，患者对整容手术以获得年轻外表的愿望显著增加[120]。一些研究试图客观地评估整容手术恢复活力的结果，并使用各种设备、软件、量表和人体测量评估来量化结果[121]。这些研究报告了人类对拉皮手术抗衰老结果的估计是一种相当一致的方法，评估患者的年龄降低具有高度的准确性和最小的非重要因素的贡献。此外，随着图像分析技术的最新发展，通过深度学习的人工智能可以成为术前和术后美学效果测量的有希望的辅助工具，同时还可以比较各种拉皮术的抗衰老效果，这有可能提高患者术后的满意度[122, 123]。

4. 耳部整形

耳畸形通过外科（美容手术）和非手术治疗如耳成型和夹板来矫正，以达到适当的听力功能和两侧耳郭对称。与手术方法相比，非手术方法

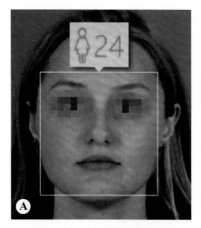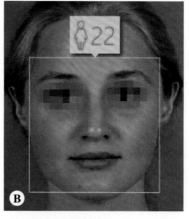

▲ 图 15-5　A. 24 岁患者术前，排序卷积神经网络软件检测；B. 22 岁患者，术后 6 个月（经许可转载）[118]

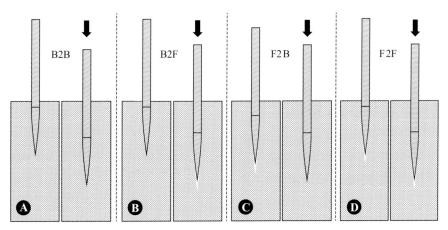

▲ 图 15-6　骨组织（深灰色）、中骨凿（浅灰色）所受不同影响群组和骨折（白色）情况

A. 骨到骨（B2B）；B. 骨到骨折（B2F）；C. 骨折到骨（F2B）；D. 骨折到骨折（F2F）。每个骨 – 骨组系统的组为每个配置指明（经许可转载）[116]

术后发病率低，无创无痛，疗效好。由于这些治疗的最佳时间是出生后 6 周，时间是非手术干预的重要因素。不幸的是，耳部畸形的诊断大多发生在非手术入路的适当窗口期之后[124-126]。在最近的一项研究中，CNN 在识别 2D 照片中的复杂模式方面的潜力被用于耳畸形的自动识别。结果表明，深度学习能够以较高的准确率（94.1%）区分正常和不正常的耳朵照片（图 15-7）[127]。进一步训练并确认另一个 DL 模型，以评估耳部重建干预的结果。该模型表现出色，作为一种优秀的评估工具，能够通过客观、动态的评估来解决评估者之间一致性较低的问题[126]。

5. 眼睑整容术

上睑向下的姿势会造成视觉异常，需要手术矫正睑板[128]；眼睑成形术也用于矫正情绪表达，如快乐、悲伤、愤怒和惊讶的表情[129]；与人工智能在整容手术中的其他应用类似，年龄识别也用于眼睑成形术[130]；评估眼睑成形术后基线情绪的变化或 3D 评估以获得更好的结果是人工智能在眼睑成形术中的已知功能[129, 131]。为了增强患者与外科医生的关系和外科医生的反应能力，使用机器学习模型来分析上传到 realself.com 的患者最常见的术前和术后问题。模型显示，患者术前和术后的主要关注点主要集中在纠正某些特

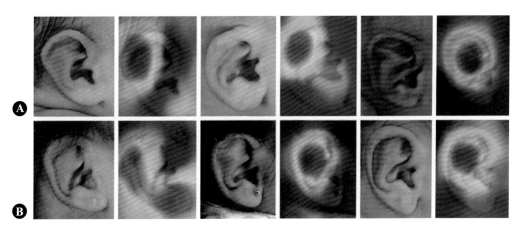

▲ 图 15-7　A. CNN 将耳分类为畸形，与医师助理的评价一致；B. 被 CNN 分类为畸形的耳，但医师助理给了很好的评分[126]

征或了解术后可能出现的并发症[130]。

6. 植发

基于视觉的系统成像和机器人技术的发展，人工智能改善了头发移植手术的程序和预期结果的准确性[132]。例如，机器辅助的毛发移植手术可以增加每个移植单位中的毛发数量，并尝试进行毛发提取[133]。

（三）人工智能在口腔颌面重建手术中的应用

1. 种植牙

种植牙的需求正在快速增长。现实生活中的结果表明，并非所有的种植牙都是成功的。因此，在手术前排除种植体效果不佳的患者是至关重要的。Moayeri 等提出了一种评估种植牙成功的联合预测模型。W-J48、SVM、神经网络、K-NN 和 naïve 贝叶斯是该模型使用的分类器。对每个分类器的内部参数进行了优化。这些分类器以这样一种方式集成，以便达到最大可能的准确性。他们在预测方法中考虑了诸如性别、年龄、全身状况、吸烟、位置、放置、载荷、直径、长度、系统、类型、平台、连接、平行或锥形、覆盖义齿和鼻窦提升等因素。当比较使用 5 倍、7 倍和 10 倍交叉验证的几种预测算法的性能时，10 倍交叉验证方法优于其他方法。W-J48 在单一分类器中具有最准确的结果，而所提出的组合方法更加精确[134]。Oliveira 等进行了类似的方法，发现参数选择的构造径向基函数 - 动态衰减调整（RBF-DDA）神经网络是预测种植修复成功最有益的方法[135]。Ha 等试图找到预测种植体长期存活的最重要的预后因素。他们使用机器学习方法而不是传统的统计方法，因为这些方法具有小样本量的分析能力，并且可能发现以前未发现的影响结果的成分[136]。这两种机器学习方法，决策树模型（图 15-8）和支持向量机（SVM），都表明种植体的近远中位置在一个牙齿区域及从中线到整个弓的位置是预测其预后最具影响力的因素[137]。

据研究，应用应力、牙槽骨质量和数量、假体材料和形状等各种变量会影响骨与种植体界面、种植体与基台界面及基台与假体的相互作用，所有这些都会影响假体的成功[139]。Roy 等采用了遗传算法来建立特定患者的牙种植系统，考虑了种植体多孔性和尺寸的变化。基于人工神经网络（ANN）的代理模型已被证明是一种将有限元分析结果转化为优化过程的目标函数的合适方法，其计算量要求较低。在复杂的牙种植设计范式中，将所需的功能与人工神经网络模型相结合，形成了一种独特的技术，可在授权范围内识别出最佳解决方案。（图 15-9）[138]。

2. 颅面植入物

颅骨成形术是用颅骨植入物恢复颅骨原始形态的手术干预。目前，颅骨植入物是由第三方公司在基于 CT 图像的计算机辅助设计（CAD）软件的帮助下手工制作的。这一过程既费时又费钱，而且需要对骨缺损进行临时修复。随后，必须进行二次手术，取下临时帽并将其替换为最终修复，包括反复全身麻醉。因此，需要一种自动的、即时的在医院（甚至在手术室）制造技术来消除经典方法的弱点。Ji 等建立了两个颅骨 CT 图像数据库来训练算法。他们在 24 名健康患者的 CT 图像上手动创建了 240 个人工骨异常。另一个数据库包括来自 167 个健康头骨的 1503 对

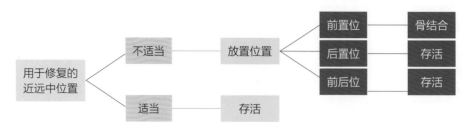

▲ 图 15-8　基于种植体近远中位置的种植体存活决策树模型

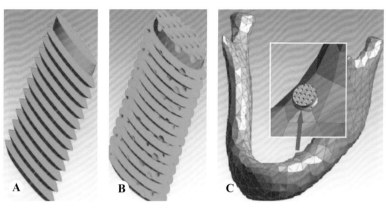

▲ 图 15-9 A和B. 基于 ANN 和 FEA 结果设计的三维种植体模型；C. 置入种植体的下颌模型
经许可转载 [138]

数据。使用基于路径的监督学习训练策略对这些数据库进行深度学习模型的训练。覆盖颅骨的骨缺损（图 15-10）可以制定为 AI 模型可以很好地处理的高分辨率体积形状完成任务。与同类算法相比，该算法有 3 个显著的优点：①使用高质量的图像进行训练和评估；②与大多数医学图像不同，颅骨图像是二值和稀疏的，使得传统的深度学习方法无法实现；③注入的缺陷具有各种形状，而不局限于简单的几何模式，以确保算法在临床情况下能够适当地进行推广。这种现代技术将减少等待时间。颅骨植入物可以在手术室中制造，外科医生可以在一次干预中完成骨切除和修复。有人说，两个相邻斑块的边界之间的不一致可能导致凹凸不平的表面或边缘，这在恢复颅骨时是不理想的；因此，需要进一步的改进来弥补这一缺陷 [140, 141]。

3. 颅面外科

唇腭裂是最常见的先天性口腔颌面畸形，在美国每 2000 个婴儿中就有 3 个 [142]。人工智能已被用于预测唇裂和（或）腭裂的风险，诊断唇裂和（或）腭裂，并用于术前矫形手术，最常见的是对患有这种疾病的婴儿进行语言评估。此外，也有一些研究对这些患者进行手术治疗，如正颌手术或唇部整形手术 [143]。在这些缺陷的手术矫正中，手术标记和切口对矫正的质量起着至关重要的作用 [144]。CLPNet 是一个深度 CNN 标记正

确的手术点和切口。它已经被一个由 2568 张完全性唇裂患者的图像组成的数据集所训练。经验丰富的医生进行图像标记过程，指出手术标记（图 15-11A）。它比基于 csr 的系统 [如监督下降法（supervised descent method，SDM）或局部二值特征（local binary features，LBF）] 表现出更好的性能。这意味着 CNN 可以通过手术标记的定位适当地适应提取的面部特征（图 15-11B ）[145]。

4. 颅缝早闭

颅缝早闭是一种由早期颅缝融合引起的先天性畸形，引起许多美学和发育问题。过早融合的缝合线和伴随的颅骨变形已被用来进行颅缝早闭分类。早期发现对于避免严重问题、有效治疗和考虑手术修复至关重要 [146-148]。Mendoza 等提出了一种基于全自动机器学习的方法，用于提取颅骨矫形畸形的诊断特征并从 CT 图像中检测畸形（图 15-12）。这种方法的优点如下。

(1) 使用图形切割自动检测颅骨区域。

(2) 使用正常解剖的多图谱选择与患者最相似的形态学。

(3) 缝线融合检测。

(4) 通过屏蔽区域注册 [在健康头部 CT 图像（模板）上定义一组手动地标，以指示感兴趣的颅骨形态学评估区域]。

(5) 利用局部形状和畸形的定量测量来制定诊断和分类。

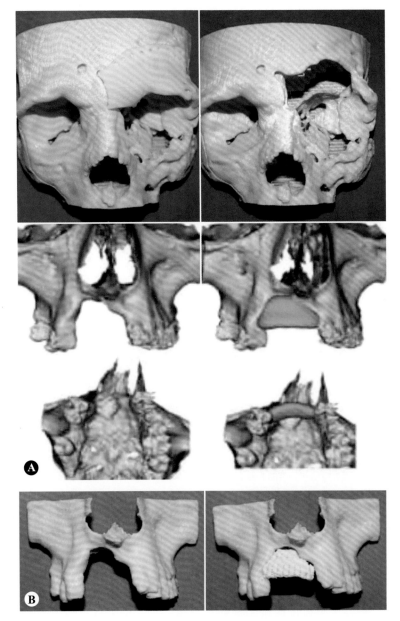

▲ 图 15-10 自动设计的 3D 打印植入物

（6）诊断颅骨缺陷的可接受灵敏度（92.7%）和特异度（98.9%）。

（7）正确分类新受试者的概率为 95.7%[148]。

异位颅缝早闭（metopic craniosynostosis, MC）是由异位缝合线早期融合引起的。客观评估 MC 的严重程度有助于制订治疗计划，决定是否进行手术或保守治疗。它也可能有助于预测不良的手术结果，包括颅内高压和美学畸形。X 线片、体格检查和 CT 成像是确定颅缝闭锁严重程度的传统方法；然而，这些模式最终依赖于临床医生的主观判断。Bhalodia 等设计了一种方法，将统计形状分析结果与专家对病情严重程度的排名相结合，提供了一种客观的 MC 病情严重程度测量工具。在该方法中，专家根据 Likert 量表对图像中的畸形严重程度进行排序（1～4）。ShapeWorks 软件分析了 3D 颅骨形状上 2048 个不同点的几何关系。经过形状分析和专家排序的模式识别，现代化的机器学习算法（最大似然估

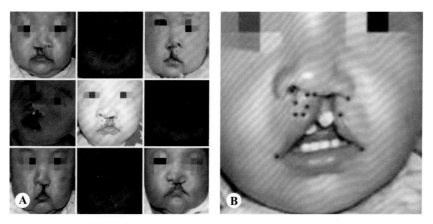

▲ 图 15-11　A. 由经验丰富的医生做的手术标记；B. 由 CLPNet 指定的手术标记
经许可转载 [145]

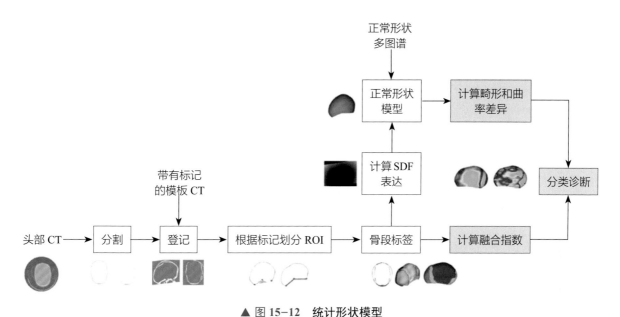

▲ 图 15-12　统计形状模型
ROI. 感兴趣区域；SDF. Danielsson 的签名距离函数（经许可转载 [148]）

计）利用这些值，计算未知参数，从而完成严重性预测模型，从而提供更准确的预测。他们将这种 3D 模型的准确性与基于 18 位颅面专家分配的额骨间角（IFA）方法进行了比较。近年来，INF 方法已被广泛用于结合临床和 CT 图像评估来确定严重程度 [149]。对比结果表明，新模型在定量预测 MC 严重程度方面可能比以往适应性较好的方法更准确 [150]。

从理论上讲，机器学习甚至有可能在不使用电离辐射的情况下使用 3D 表面照片来区分滑膜性和变形性斜头畸形 [151]。

5. 下颌重建术

下颌骨的形态可能因创伤性损伤或根治性手术切除恶性肿瘤而改变 [152]。这种改变可能会损害患者的审美和功能需求。由于下颌骨的形态是独特的，并且在不同的人群中差异很大，在改变之前确定骨骼的详细原始形状通常是具有挑战性的 [153, 154]。因此，利用通用标准下颌骨模型来重建骨骼是不合适的 [155]。另外，三维虚拟手术设计（3D-VSP）等数字手术方法经常需要使用预期的下颌参考模型[156]。目前，修复缺陷区域最常用的数字方法是镜像完整侧（图 15-13）或手动选择相似的整个下颌骨，局部融合数据，手动平滑边界。然而，双侧或大块病变和跨越中线的病变很难用这些技术修复[157]。

数据对齐刚性约束穷举搜索（data aligned rigidity constrained exhaustive search，DARCES）算法和迭代最近点（iterative closest point，ICP）算法是最受青睐的表面配准算法，首次单独使用[158,159]。这两种技术的结合被称为混合 DARCES-ICP，已被用于使用表面匹配重建骨折的下颌骨。这种完成是在不同空间轴的二维 CT 切片中进行的，但无法展示重建骨的三维模型（图 15-14）[160]。

生成式对抗网络（GAN）使 AI 能够创建并由用于数据生成的生成式神经网络和用于识别数据是否真实的判别性神经网络组成[161]。该技术学习图像的形态特征，然后利用它们构建全新的逼真图像[162,163]。Liang 等使用被称为 CTGAN 的深度卷积生成对抗网络（deep convolutional generative adversarial network，DCGAN）来创建符合下颌骨解剖特征的图片。他们通过对典型下颌骨进行 CT 扫描来训练这个基于机器学习的模型。该模型可以通过生成自然和个性化的三维图像来重建下颌缺陷（图 15-15）。与之前的标准方法（如镜像内翻）相比，CTGAN 减少了人工过程，提高了下颌完成效率，并避免了不同医疗环境中经典程序的技术差异[157]。尽管目前的医疗技术不能直接从计算机设计中为患者提供下颌假体，但设计仍然至关重要，因为它可以作为临床医生的指导。

四、结论

人工智能可以应用于颌面外科的各个领域，包括诊断、预后判断、手术方案、手术操作。然而，目前的人工智能模型通常是单一类型数据依赖的，即放射学或细胞病理学图像，然而为了实现更准确的诊断，需要将患者的更多医疗信息整合到设计的模型中[2]。另外，该领域的大部分进展都集中在病变的诊断或预后上。患者的治疗方案和术前分析也得到了一定的重视。然而，由于可能存在的风险和错误、系统改进不足，以及患者对新型医疗干预的不信任和犹豫，目前 AI 在手术中的临床应用仍受到限制[164]。

人工智能在颌面外科的应用研究已经开始，并呈现蓬勃的发展趋势，但相对于人工智能在其他医学领域的应用研究还比较滞后；因此，还有很大的研究和改进空间。

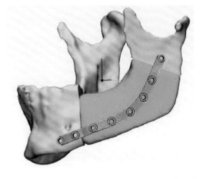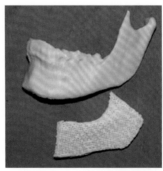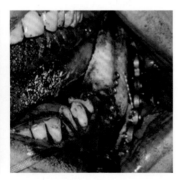

▲ 图 15-13 使用镜像技术重建下颌骨

镜像修复或人工搜索相似的下颌骨进行局部数据融合和平滑边界是传统手术模拟中常用的技术，然而，这种方法的准确性通常很差

第15章　人工智能在口腔颌面部疾病诊断、面部矫正手术和颌面部重建手术中的应用

Application of Artificial Intelligence in Diagnosing Oral and Maxillofacial Lesions, Facial Corrective Surgeries, and Maxillofacial Reconstructive Procedures

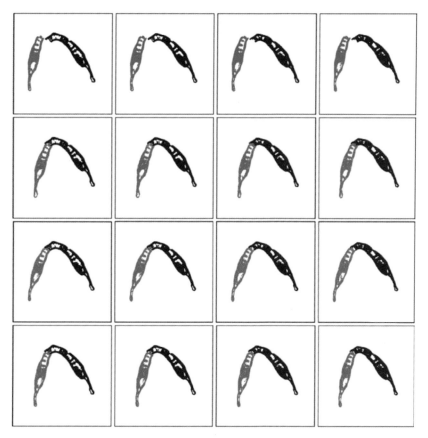

▲ 图 15-14　第 1 行为 CT 切片上破碎的真实患者下颌骨碎片，第 2、第 3 和第 4 行分别展示了由 DARCES、ICP 和混合 DARCES-ICP 方法产生的重建

经许可转载[160]

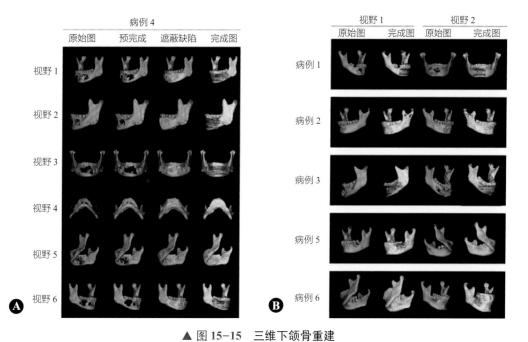

▲ 图 15-15　三维下颌骨重建

A. 病例 15-4，完成横跨下颌中线的广泛缺损并在不同的视图中展示；B. CTGAN 在重构不同位置和特征的不同缺陷中的作用[157]

参考文献

[1] Hamet P, Tremblay J. Artificial intelligence in medicine. Metabolism. 2017;69s:S36-40.

[2] Shan T, Tay FR, Gu L. Application of artificial intelligence in dentistry. J Dent Res. 2021;100:232.

[3] Ramesh AN, Kambhampati C, Monson JR, Drew PJ. Artificial intelligence in medicine. Ann R Coll Surg Engl. 2004;86(5):334-8.

[4] Nagi R, Aravinda K, Rakesh N, Gupta R, Pal A, Mann AK. Clinical applications and performance of intelligent systems in dental and maxillofacial radiology: a review. Imaging Sci Dent. 2020;50(2):81.

[5] Aamir M, Rahman Z, Abro WA, Tahir MM, Ahmed SM. An optimized architecture of image classification using convolutional neural network. Int J Image Graphics Signal Process. 2019;10:30-39.

[6] Kooi T, Litjens G, Van Ginneken B, Gubern-Mérida A, Sánchez CI, Mann R, et al. Large scale deep learning for computer aided detection of mammographic lesions. Med Image Anal. 2017;35:303-12.

[7] Yamashita R, Nishio M, Do RKG, Togashi K. Convolutional neural networks: an overview and application in radiology. Insights Imaging. 2018;9(4):611-29.

[8] Montagnon E, Cerny M, Cadrin-Chênevert A, Hamilton V, Derennes T, Ilinca A, et al. Deep learning workflow in radiology: a primer. Insights Imaging. 2020;11(1):1-15.

[9] Mazurowski MA, Buda M, Saha A, Bashir MR. Deep learning in radiology: an overview of the concepts and a survey of the state of the art with focus on MRI. J Magn Reson Imaging. 2019;49(4):939-54.

[10] Singh R, Kalra MK, Nitiwarangkul C, Patti JA, Homayounieh F, Padole A, et al. Deep learning in chest radiography: detection of findings and presence of change. PLoS One. 2018;13(10):e0204155.

[11] Chiu WHK, Vardhanabhuti V, Poplavskiy D, Yu PLH, Du R, Yap AYH, et al. Detection of COVID-19 using deep learning algorithms on chest radiographs. J Thorac Imaging. 2020;35(6):369-76.

[12] Poly TN, Islam MM, Li YJ, Alsinglawi B, Hsu MH, Jian WS, et al. Application of artificial intelligence for screening COVID-19 patients using digital images: meta-analysis. JMIR Med Inform. 2021;9(4):e21394.

[13] Jang SB, Lee SH, Lee DE, Park SY, Kim JK, Cho JW, et al. Deep-learning algorithms for the interpretation of chest radiographs to aid in the triage of COVID-19 patients: a multicenter retrospective study. PLoS One. 2020;15(11):e0242759.

[14] Schwyzer M, Martini K, Benz DC, Burger IA, Ferraro DA, Kudura K, et al. Artificial intelligence for detecting small FDG-positive lung nodules in digital PET/CT: impact of image reconstructions on diagnostic performance. Eur Radiol. 2020;30(4):2031-40.

[15] Goo JM. A computer-aided diagnosis for evaluating lung nodules on chest CT: the current status and perspective. Korean J Radiol. 2011;12(2):145-55.

[16] Yoo H, Kim KH, Singh R, Digumarthy SR, Kalra MK. Validation of a deep learning algorithm for the detection of malignant pulmonary nodules in chest radiographs. JAMA Netw Open. 2020;3(9):e2017135.

[17] Halder A, Dey D, Sadhu AK. Lung nodule detection from feature engineering to deep learning in thoracic CT images: a comprehensive review. J Digit Imaging. 2020;33(3): 655-77.

[18] Yoo H, Lee SH, Arru CD, Doda Khera R, Singh R, Siebert S, et al. AI-based improvement in lung cancer detection on chest radiographs: results of a multi-reader study in NLST dataset. Eur Radiol. 2021.

[19] Tam M, Dyer T, Dissez G, Morgan TN, Hughes M, Illes J, et al. Augmenting lung cancer diagnosis on chest radiographs: positioning artificial intelligence to improve radiologist performance. Clin Radiol. 2021;76(8):607-14.

[20] Li Y, Zhang Z, Dai C, Dong Q, Badrigilan S. Accuracy of deep learning for automated detection of pneumonia using chest X-Ray images: a systematic review and meta-analysis. Comput Biol Med. 2020;123:103898.

[21] Ferreira JR, Armando Cardona Cardenas D, Moreno RA, de Fatima de Sa Rebelo M, Krieger JE, Antonio Gutierrez M. Multi-view ensemble convolutional neural network to improve classification of pneumonia in low contrast chest X-ray images Annu Int Conf IEEE Eng Med Biol Soc 2020;2020:1238-1241.

[22] Longjiang E, Zhao B, Guo Y, Zheng C, Zhang M, Lin J, et al. Using deep-learning techniques for pulmonary-thoracic segmentations and improvement of pneumonia diagnosis in pediatric chest radiographs. Pediatr Pulmonol. 2019;54(10):1617-26.

[23] Kim EY, Kim YJ, Choi WJ, Lee GP, Choi YR, Jin KN, et al. Performance of a deep-learning algorithm for referable thoracic abnormalities on chest radiographs: a multicenter study of a health screening cohort. PLoS One. 2021;16:e0246472.

[24] Nash M, Kadavigere R, Andrade J, Sukumar CA, Chawla K, Shenoy VP, et al. Deep learning, computer-aided radiography reading for tuberculosis: a diagnostic accuracy study from a tertiary hospital in India. Sci Rep. 2020;10(1):210.

[25] Qin ZZ, Ahmed S, Sarker MS, Paul K, Adel ASS, Naheyan T, et al. Tuberculosis detection from chest x-rays for triaging in a high tuberculosis-burden setting: an evaluation of five artificial intelligence algorithms. Lancet Digit Health. 2021;3(9):e543-e54.

[26] Wang X, Yu J, Zhu Q, Li S, Zhao Z, Yang B, et al. Potential of deep learning in assessing pneumoconiosis depicted on digital chest radiography. Occup Environ Med. 2020;77(9):597-602.

[27] Lee H, Tajmir S, Lee J, Zissen M, Yeshiwas BA, Alkasab TK, et al. Fully automated deep learning system for bone age assessment. J Digit Imaging. 2017;30(4):427-41.

[28] Kamel PI, Yi PH, Sair HI, Lin CT. Prediction of coronary artery calcium and cardiovascular risk on chest radiographs using deep learning. Radiol Cardiothorac Imaging.

第15章 人工智能在口腔颌面部疾病诊断、面部矫正手术和颌面部重建手术中的应用

Application of Artificial Intelligence in Diagnosing Oral and Maxillofacial Lesions, Facial Corrective Surgeries, and Maxillofacial Reconstructive Procedures

2021;3(3):e200486.

[29] Amir Bar, Lior Wolf, Orna Bergman Amitai, Eyal Toledano, Eldad Elnekave, "Compression fractures detection on CT," Proc. SPIE 10134, Medical Imaging 2017: Computer-Aided Diagnosis, 1013440 (3 March 2017).

[30] Zhou J, Theesfeld CL, Yao K, Chen KM, Wong AK, Troyanskaya OG. Deep learning sequence-based ab initio prediction of variant effects on expression and disease risk. Nat Genet. 2018;50(8):1171-9.

[31] Somashekhar SP, Sepúlveda MJ, Puglielli S, Norden AD, Shortliffe EH, Rohit Kumar C, et al. Watson for Oncology and breast cancer treatment recommendations: agreement with an expert multidisciplinary tumor board. Ann Oncol. 2018;29(2):418-23.

[32] Ehteshami Bejnordi B, Veta M, Johannes van Diest P, van Ginneken B, Karssemeijer N, Litjens G, et al. Diagnostic assessment of deep learning algorithms for detection of lymph node metastases in women with breast cancer. JAMA. 2017;318(22):2199-210.

[33] Aikemu B, Xue P, Hong H, Jia H, Wang C, Li S, et al. Artificial intelligence in decision-making for colorectal cancer treatment strategy: an observational study of implementing Watson for Oncology in a 250-Case Cohort. Front Oncol. 2020;10:594182.

[34] Andrew TW, Hamnett N, Roy I, Garioch J, Nobes J, Moncrieff MD. Machine-learning algorithm to predict multidisciplinary team treatment recommendations in the management of basal cell carcinoma. Br J Cancer. 2021.

[35] Gargeya R, Leng T. Automated identification of diabetic retinopathy using deep learning. Ophthalmology. 2017;124(7):962-9.

[36] Gulshan V, Peng L, Coram M, Stumpe MC, Wu D, Narayanaswamy A, et al. Development and validation of a deep learning algorithm for detection of diabetic retinopathy in retinal fundus photographs. JAMA. 2016;316(22):2402-10.

[37] Mitchell P, Liew G, Gopinath B, Wong TY. Age-related macular degeneration. Lancet. 2018;392(10153):1147-59.

[38] Keel S, Li Z, Scheetz J, Robman L, Phung J, Makeyeva G, et al. Development and validation of a deep-learning algorithm for the detection of neovascular age-related macular degeneration from colour fundus photographs. Clin Experiment Ophthalmol. 2019;47(8):1009-18.

[39] Ting DSW, Cheung CY, Lim G, Tan GSW, Quang ND, Gan A, et al. Development and validation of a deep learning system for diabetic retinopathy and related eye diseases using retinal images from multiethnic populations with diabetes. JAMA. 2017;318(22):2211-23.

[40] Burlina P, Pacheco KD, Joshi N, Freund DE, Bressler NM. Comparing humans and deep learning performance for grading AMD: a study in using universal deep features and transfer learning for automated AMD analysis. Comput Biol Med. 2017;82:80-6.

[41] Burlina PM, Joshi N, Pacheco KD, Freund DE, Kong J, Bressler NM. Use of deep learning for detailed severity characterization and estimation of 5-year risk among patients with age-related macular degeneration. JAMA Ophthalmol. 2018;136(12):1359-66.

[42] Burlina PM, Joshi N, Pekala M, Pacheco KD, Freund DE, Bressler NM. Automated grading of age-related macular degeneration from color fundus images using deep convolutional neural networks. JAMA Ophthalmol. 2017;135(11):1170-6.

[43] Campbell JP, Ataer-Cansizoglu E, Bolon-Canedo V, Bozkurt A, Erdogmus D, Kalpathy-Cramer J, et al. Expert diagnosis of plus disease in retinopathy of prematurity from computer-based image analysis. JAMA Ophthalmol. 2016;134(6):651-7.

[44] Patel SN, Klufas MA, Douglas CE, Jonas KE, Ostmo S, Berrocal A, et al. Influence of computer-generated mosaic photographs on retinopathy of prematurity diagnosis and management. JAMA Ophthalmol. 2016;134(11):1283-9.

[45] Brown JM, Campbell JP, Beers A, Chang K, Ostmo S, Chan RVP, et al. Automated diagnosis of plus disease in retinopathy of prematurity using deep convolutional neural networks. JAMA Ophthalmol. 2018;136(7):803-10.

[46] Omodaka K, An G, Tsuda S, Shiga Y, Takada N, Kikawa T, et al. Classification of optic disc shape in glaucoma using machine learning based on quantified ocular parameters. PLoS One. 2017;12(12):e0190012.

[47] Thakoor KA, Li X, Tsamis E, Sajda P, Hood DC. Enhancing the accuracy of glaucoma detection from OCT probability maps using convolutional neural networks. Annu Int Conf IEEE Eng Med Biol Soc. 2019;2019:2036-40.

[48] Xiangyu C, Yanwu X, Damon Wing Kee W, Tien Yin W, Jiang L. Glaucoma detection based on deep convolutional neural network. Annu Int Conf IEEE Eng Med Biol Soc. 2015;2015:715-8.

[49] Willems JL, Abreu-Lima C, Arnaud P, van Bemmel JH, Brohet C, Degani R, et al. The diagnostic performance of computer programs for the interpretation of electrocardiograms. N Engl J Med. 1991;325(25):1767-73.

[50] Strodthoff N, Strodthoff C. Detecting and interpreting myocardial infarction using fully convolutional neural networks. Physiol Meas. 2019;40(1):015001.

[51] Teplitzky BA, McRoberts M, Ghanbari H. Deep learning for comprehensive ECG annotation. Heart Rhythm. 2020;17(5 pt B):881-8. https://doi.org/10.1016/j.hrthm.2020.02.015.

[52] Attia ZI, Noseworthy PA, Lopez-Jimenez F, Asirvatham SJ, Deshmukh AJ, Gersh BJ, et al. An artificial intelligence-enabled ECG algorithm for the identification of patients with atrial fibrillation during sinus rhythm: a retrospective analysis of outcome prediction. Lancet. 2019;394(10201):861-7.

[53] Chang KC, Hsieh PH, Wu MY, Wang YC, Chen JY, Tsai FJ, et al. Usefulness of machine learning-based detection and classification of cardiac arrhythmias with 12-lead electrocardiograms. Can J Cardiol. 2021;37(1):94-104.

[54] Liu Y, Jain A, Eng C, Way DH, Lee K, Bui P, et al. A deep learning system for differential diagnosis of skin diseases. Nat Med. 2020;26(6):900-8.

[55] Han SS, Park I, Eun Chang S, Lim W, Kim MS, Park GH, et al. Augmented intelligence dermatology: deep neural networks empower medical professionals in diagnosing skin cancer and predicting treatment options for 134 skin disorders. J Investig Dermatol. 2020;140(9):1753-61.

[56] Hogarty DT, Su JC, Phan K, Attia M, Hossny M, Nahavandi S, et al. Artificial intelligence in dermatology-where we are

and the way to the future: a review. Am J Clin Dermatol. 2020;21(1):41-7.

[57] Shrivastava VK, Londhe ND, Sonawane RS, Suri JS. A novel and robust Bayesian approach for segmentation of psoriasis lesions and its risk stratification. Comput Methods Programs Biomed. 2017;150:9-22.

[58] Guo P, Luo Y, Mai G, Zhang M, Wang G, Zhao M, et al. Gene expression profile based classification models of psoriasis. Genomics. 2014;103(1):48-55.

[59] Shrivastava VK, Londhe ND, Sonawane RS, Suri JS. Computer-aided diagnosis of psoriasis skin images with HOS, texture and color features: a first comparative study of its kind. Comput Methods Programs Biomed. 2016;126:98-109.

[60] Gustafson E, Pacheco J, Wehbe F, Silverberg J, Thompson W. A machine learning algorithm for identifying atopic dermatitis in adults from electronic health records. IEEE Int Conf Healthc Inform. 2017;2017:83-90.

[61] Kim YJ, Han SS, Yang HJ, Chang SE. Prospective, comparative evaluation of a deep neural network and dermoscopy in the diagnosis of onychomycosis. PLoS One. 2020;15(6):e0234334.

[62] Han SS, Park GH, Lim W, Kim MS, Na JI, Park I, et al. Deep neural networks show an equivalent and often superior performance to dermatologists in onychomycosis diagnosis: automatic construction of onychomycosis datasets by region-based convolutional deep neural network. PLoS One. 2018;13(1):e0191493.

[63] Li Y, Shen L. Skin lesion analysis towards melanoma detection using deep learning network. Sensors (Basel). 2018;18(2):556.

[64] Xie F, Fan H, Li Y, Jiang Z, Meng R, Bovik A. Melanoma classification on dermoscopy images using a neural network ensemble model. IEEE Trans Med Imaging. 2017;36(3):849-58.

[65] Wang L, Pedersen PC, Strong DM, Tulu B, Agu E, Ignotz R. Smartphone-based wound assessment system for patients with diabetes. IEEE Trans Biomed Eng. 2015;62(2):477-88.

[66] Wang L, Pedersen PC, Agu E, Strong DM, Tulu B. Area determination of diabetic foot ulcer images using a cascaded two-stage SVM-based classification. IEEE Trans Biomed Eng. 2017;64(9):2098-109.

[67] Min S, Kong HJ, Yoon C, Kim HC, Suh DH. Development and evaluation of an automatic acne lesion detection program using digital image processing. Skin Res Technol. 2013;19(1):e423-32.

[68] Young AT, Xiong M, Pfau J, Keiser MJ, Wei ML. Artificial intelligence in dermatology: a primer. J Invest Dermatol. 2020;140(8):1504-12.

[69] Thanathornwong B. Bayesian-based decision support system for assessing the needs for orthodontic treatment. Healthc Inform Res. 2018;24(1):22-8.

[70] Mohammad-Rahimi H, Nadimi M, Rohban MH, Shamsoddin E, Lee VY, Motamedian SR. Machine learning and orthodontics, current trends and the future opportunities: a scoping review. Am J Orthod Dentofacial Orthop. 2021;160(2):170-92.e4.

[71] Feres M, Louzoun Y, Haber S, Faveri M, Figueiredo LC, Levin L. Support vector machine-based differentiation between aggressive and chronic periodontitis using microbial profiles. Int Dent J. 2018;68(1):39-46.

[72] Yoon S, Odlum M, Lee Y, Choi T, Kronish IM, Davidson KW, et al. Applying deep learning to understand predictors of tooth mobility among urban Latinos. Stud Health Technol Inform. 2018;251:241-4.

[73] Alabi RO, Youssef O, Pirinen M, Elmusrati M, Mäkitie AA, Leivo I, et al. Machine learning in oral squamous cell carcinoma: current status, clinical concerns and prospects for future-a systematic review. Artif Intell Med. 2021;115:102060.

[74] Saghiri MA, Garcia-Godoy F, Gutmann JL, Lotfi M, Asgar K. The reliability of artificial neural network in locating minor apical foramen: a cadaver study. J Endod. 2012;38(8):1130-4.

[75] Murata M, Ariji Y, Ohashi Y, Kawai T, Fukuda M, Funakoshi T, et al. Deep-learning classification using convolutional neural network for evaluation of maxillary sinusitis on panoramic radiography. Oral Radiol. 2019;35(3):301-7.

[76] Yang H, Jo E, Kim HJ, Cha IH, Jung YS, Nam W, et al. Deep learning for automated detection of cyst and tumors of the jaw in panoramic radiographs. J Clin Med. 2020;9(6):1839.

[77] Lee JH, Kim DH, Jeong SN. Diagnosis of cystic lesions using panoramic and cone beam computed tomographic images based on deep learning neural network. Oral Dis. 2020;26(1):152-8.

[78] Fonseca RJ. Oral and maxillofacial surgery-E-book: 3-volume set. Amsterdam: Elsevier Health Sciences; 2017.

[79] Ariji Y, Yanashita Y, Kutsuna S, Muramatsu C, Fukuda M, Kise Y, et al. Automatic detection and classification of radiolucent lesions in the mandible on panoramic radiographs using a deep learning object detection technique. Oral Surg Oral Med Oral Pathol Oral Radiol. 2019;128(4):424-30.

[80] Chai Z-K, Mao L, Chen H, Sun T-G, Shen X-M, Liu J, et al. Improved diagnostic accuracy of ameloblastoma and odontogenic keratocyst on cone-beam CT by artificial intelligence. Front Oncol. 2021;11:793417.

[81] Liu Z, Liu J, Zhou Z, Zhang Q, Wu H, Zhai G, et al. Differential diagnosis of ameloblastoma and odontogenic keratocyst by machine learning of panoramic radiographs. Int J Comput Assist Radiol Surg. 2021;16(3):415-22.

[82] Watanabe H, Ariji Y, Fukuda M, Kuwada C, Kise Y, Nozawa M, et al. Deep learning object detection of maxillary cyst-like lesions on panoramic radiographs: preliminary study. Oral Radiol. 2021;37(3):487-93.

[83] Jubair F, Al-Karadsheh O, Malamos D, Al Mahdi S, Saad Y, Hassona Y. A novel lightweight deep convolutional neural network for early detection of oral cancer. Oral Dis. 2022;28:1133.

[84] Zhang H, Li W, Zhang H. An image recognition framework for oral cancer cells. J Healthc Eng. 2021;2021:2449128.

[85] Aubreville M, Knipfer C, Oetter N, Jaremenko C, Rodner E, Denzler J, et al. Automatic classification of cancerous tissue in laser endomicroscopy images of the oral cavity using deep learning. Sci Rep. 2017;7(1):11979.

[86] Zhang L, Wu Y, Zheng B, Su L, Chen Y, Ma S, et al. Rapid histology of laryngeal squamous cell carcinoma with deep-

第15章 人工智能在口腔颌面部疾病诊断、面部矫正手术和颌面部重建手术中的应用

Application of Artificial Intelligence in Diagnosing Oral and Maxillofacial Lesions, Facial Corrective Surgeries, and Maxillofacial Reconstructive Procedures

learning based stimulated Raman scattering microscopy. Theranostics. 2019;9(9):2541.

[87] Chang ET, Adami H-O. The enigmatic epidemiology of nasopharyngeal carcinoma. Cancer Epidemiol Prev Biomarkers. 2006;15(10):1765-77.

[88] Ma Z, Wu X, Song Q, Luo Y, Wang Y, Zhou J. Automated nasopharyngeal carcinoma segmentation in magnetic resonance images by combination of convolutional neural networks and graph cut. Exp Ther Med. 2018;16(3): 2511-21.

[89] Ritthipravat P, Tatanun C, Bhongmakapat T, Tuntiyatorn L. Automatic segmentation of nasopharyngeal carcinoma from CT images. In: 2008 international conference on biomedical engineering and informatics, vol 2; 2008. p. 18-22.

[90] Zhou J, Chan KL, Xu P, Chong VFH. "Nasopharyngeal carcinoma lesion segmentation from MR images by support vector machine," 3rd IEEE International Symposium on Biomedical Imaging: Nano to Macro, 2006., Arlington, VA, USA, 2006, pp. 1364-1367.

[91] Ye Y, Cai Z, Huang B, He Y, Zeng P, Zou G, et al. Fully-automated segmentation of nasopharyngeal carcinoma on dual-sequence MRI using convolutional neural networks. Front Oncol. 2020;10:166.

[92] Tang P, Zu C, Hong M, Yan R, Peng X, Xiao J, et al. DSU-net: Dense SegU-net for automatic head-and-neck tumor segmentation in MR images. ArXiv. 2020;abs/2006.06278. [eess.IV].

[93] Ismael AK, Khidhir AM. Evaluation of transfer learning with CNN to classify the jaw tumors. IOP Conf Ser Mater Sci Eng. 2020;928:032072.

[94] Kim D, Choi E, Jeong H-G, Chang J, Youm S. Expert system for mandibular condyle detection and osteoarthritis classification in panoramic imaging using R-CNN and CNN. Appl Sci. 2020;10:7464.

[95] Kuwada C, Ariji Y, Kise Y, Funakoshi T, Fukuda M, Kuwada T, et al. Detection and classification of unilateral cleft alveolus with and without cleft palate on panoramic radiographs using a deep learning system. Sci Rep. 2021;11(1):16044.

[96] Stefanski AL, Tomiak C, Pleyer U, Dietrich T, Burmester GR, Dörner T. The diagnosis and treatment of Sjögren's syndrome. Dtsch Arztebl Int. 2017;114(20):354-61.

[97] Ishibashi K, Ariji Y, Kuwada C, Kimura M, Hashimoto K, Umemura M, et al. Efficacy of a deep leaning model created with the transfer learning method in detecting sialoliths of the submandibular gland on panoramic radiography. Oral Surg Oral Med Oral Pathol Oral Radiol. 2022;133:238.

[98] Kise Y, Kuwada C, Ariji Y, Naitoh M, Ariji E. Preliminary study on the diagnostic performance of a deep learning system for submandibular gland inflammation using ultrasonography images. J Clin Med. 2021;10(19):4508.

[99] Xia X, Feng B, Wang J, Hua Q, Yang Y, Sheng L, et al. Deep learning for differentiating benign from malignant parotid lesions on MR images. Front Oncol. 2021;11:632104.

[100] Neville BW. Oral and maxillofacial pathology. 2016.

[101] Konen E, Faibel M, Kleinbaum Y, Wolf M, Lusky A, Hoffman C, et al. The value of the occipitomental (Waters') view in diagnosis of sinusitis: a comparative study with

computed tomography. Clin Radiol. 2000;55(11):856-60.

[102] Kim Y, Lee KJ, Sunwoo L, Choi D, Nam CM, Cho J, et al. Deep learning in diagnosis of maxillary sinusitis using conventional radiography. Invest Radiol. 2019;54(1):7-15.

[103] Grace R, Mary R, LOH J. Pathophysiology and clinical presentation of odontogenic maxillary sinusitis. Dentistry Rev. 2022;2:100044.

[104] Patcas R, Bernini DA, Volokitin A, Agustsson E, Rothe R, Timofte R. Applying artificial intelligence to assess the impact of orthognathic treatment on facial attractiveness and estimated age. Int J Oral Maxillofac Surg. 2019;48(1):77-83.

[105] Bouletreau P, Makaremi M, Ibrahim B, Louvrier A, Sigaux N. Artificial Intelligence: applications in orthognathic surgery. J Stomatol Oral Maxillofac Surg. 2019;120(4):347-54.

[106] Jeong SH, Yun JP, Yeom HG, Lim HJ, Lee J, Kim BC. Deep learning based discrimination of soft tissue profiles requiring orthognathic surgery by facial photographs. Sci Rep. 2020;10(1):16235.

[107] Shin W, Yeom HG, Lee GH, Yun JP, Jeong SH, Lee JH, et al. Deep learning based prediction of necessity for orthognathic surgery of skeletal malocclusion using cephalogram in Korean individuals. BMC Oral Health. 2021;21(1):130.

[108] Steinhuber T, Brunold S, Gärtner C, Offermanns V, Ulmer H, Ploder O. Is virtual surgical planning in orthognathic surgery faster than conventional planning? A time and workflow analysis of an office-based workflow for single-and double-jaw surgery. J Oral Maxillofac Surg. 2018;76(2):397-407.

[109] Zhao L, Patel PK, Cohen M. Application of virtual surgical planning with computer assisted design and manufacturing technology to cranio-maxillofacial surgery. Arch Plast Surg. 2012;39(4):309.

[110] Farrell BB, Franco PB, Tucker MR. Virtual surgical planning in orthognathic surgery. Oral Maxillofac Surg Clin North Am. 2014;26(4):459-73.

[111] Tanikawa C, Yamashiro T. Development of novel artificial intelligence systems to predict facial morphology after orthognathic surgery and orthodontic treatment in Japanese patients. Sci Rep. 2021;11(1):15853.

[112] Rasteau S, Sigaux N, Louvrier A, Bouletreau P. Three-dimensional acquisition technologies for facial soft tissues-applications and prospects in orthognathic surgery. J Stomatol Oral Maxillofac Surg. 2020;121(6):721-8.

[113] Nkenke E, Vairaktaris E, Kramer M, Schlegel A, Holst A, Hirschfelder U, et al. Three-dimensional analysis of changes of the malar-midfacial region after LeFort I osteotomy and maxillary advancement. Oral Maxillofac Surg. 2008;12(1):5-12.

[114] Ganzer N, Feldmann I, Liv P, Bondemark L. A novel method for superimposition and measurements on maxillary digital 3D models—studies on validity and reliability. Eur J Orthod. 2018;40(1):45-51.

[115] Cevidanes LH, Bailey L, Tucker G Jr, Styner M, Mol A, Phillips C, et al. Superimposition of 3D cone-beam CT models of orthognathic surgery patients. Dentomaxillofac Radiol. 2005;34(6):369-75.

[116] Lamassoure L, Giunta J, Rosi G, Poudrel AS, Meningaud JP, Bosc R, et al. Anatomical subject validation of an instrumented hammer using machine learning for the classification of osteotomy fracture in rhinoplasty. Med Eng Phys. 2021;95:111-6.

[117] Borsting E, DeSimone R, Ascha M, Ascha M. Applied deep learning in plastic surgery: classifying rhinoplasty with a mobile app. J Craniofac Surg. 2020;31(1):102-6.

[118] Dorfman R, Chang I, Saadat S, Roostaeian J. Making the subjective objective: machine learning and rhinoplasty. Aesthet Surg J. 2020;40(5):493-8.

[119] Chauhan N, Warner JP, Adamson PA. Perceived age change after aesthetic facial surgical procedures: quantifying outcomes of aging face surgery. Arch Facial Plast Surg. 2012;14(4):258-62.

[120] Friedman O. Facelift surgery. Facial Plast Surg. 2006;22(2):120-8.

[121] Frautschi RS, Duraes EF, Tadisina KK, Couto RA, Zins JE. Apparent age is a reliable assessment tool in 20 facelift patients. Aesthet Surg J. 2018;38(4):347-56.

[122] Gibstein AR, Chen K, Nakfoor B, Lu SM, Cheng R, Throne CH, et al. Facelift surgery turns back the clock: artificial intelligence and patient satisfaction quantitate value of procedure type and specific techniques. Aesthet Surg J. 2021;41(9):987-99.

[123] Zhang BH, Chen K, Lu SM, Nakfoor B, Cheng R, Gibstein A, et al. Turning back the clock: artificial intelligence recognition of age reduction after face-lift surgery correlates with patient satisfaction. Plast Reconstr Surg. 2021;148(1):45-54.

[124] Feijen MM, van Cruchten C, Payne PE, van der Hulst RR. Non-surgical correction of congenital ear anomalies: a review of the literature. Plast Reconstr Surg Glob Open. 2020;8(11):e3250.

[125] Pawar SS, Koch CA, Murakami C. Treatment of prominent ears and otoplasty: a contemporary review. JAMA Fac Plast Surg. 2015;17(6):449-54.

[126] Hallac RR, Jackson SA, Grant J, Fisher K, Scheiwe S, Wetz E, et al. Assessing outcomes of ear molding therapy by health care providers and convolutional neural network. Sci Rep. 2021;11(1):17875.

[127] Hallac RR, Lee J, Pressler M, Seaward JR, Kane AA. Identifying ear abnormality from 2D photographs using convolutional neural networks. Sci Rep. 2019;9(1):1-6.

[128] Cahill KV, Bradley EA, Meyer DR, Custer PL, Holck DE, Marcet MM, et al. Functional indications for upper eyelid ptosis and blepharoplasty surgery: a report by the American Academy of Ophthalmology. Ophthalmology. 2011;118(12):2510-7.

[129] Boonipat T, Lin J, Bite U. Detection of baseline emotion in brow lift patients using artificial intelligence. Aesthetic Plast Surg. 2021;45:2742.

[130] Dhanda AK, Tseng CC, Gao J, Talmor G, Paskhover B. A Machine Learning Analysis of Queries Related to Blepharoplasty. The American Journal of Cosmetic Surgery. 2023;40(1):52-7.

[131] Li S, Rokohl AC, Guo Y, Heindl LM. 2D photos are great, but what about 3D imaging? Graefes Arch Clin Experiment Ophthalmol. 2022;260:1799-800.

[132] Erdoğan K, Acun O, Küçükmanísa A, Duvar R, Bayramoğlu A, Urhan O. KEBOT: an artificial intelligence based comprehensive analysis system for FUE based hair transplantation. IEEE Access. 2020;8:200461-76.

[133] Bernstein RM, Wolfeld MB. Robotic follicular unit graft selection. Dermatol Surg. 2016;42(6):710-4.

[134] Moayeri RS, Khalili M, Nazari M. A hybrid method to predict success of dental implants. Int J Adv Comput Sci Appl. 2016;7(5).

[135] Oliveira AL, Baldisserotto C, Baldisserotto J, editors. A comparative study on support vector machine and constructive RBF neural network for prediction of success of dental implants. In: Iberoamerican congress on pattern recognition. Springer; 2005;1-6.

[136] Furey TS, Cristianini N, Duffy N, Bednarski DW, Schummer M, Haussler D. Support vector machine classification and validation of cancer tissue samples using microarray expression data. Bioinformatics. 2000;16(10):906-14.

[137] Ha S-R, Park HS, Kim E-H, Kim H-K, Yang J-Y, Heo J, et al. A pilot study using machine learning methods about factors influencing prognosis of dental implants. J Adv Prosthodont. 2018;10(6):395-400.

[138] Roy S, Dey S, Khutia N, Chowdhury AR, Datta S. Design of patient specific dental implant using FE analysis and computational intelligence techniques. Appl Soft Comput. 2018;65:272-9.

[139] Geng J-P, Tan KB, Liu G-R. Application of finite element analysis in implant dentistry: a review of the literature. J Prosthet Dent. 2001;85(6):585-98.

[140] Li J, Gsaxner C, Pepe A, Morais A, Alves V, von Campe G, et al. Synthetic skull bone defects for automatic patient-specific craniofacial implant design. Sci Data. 2021;8(1):36.

[141] Li J, von Campe G, Pepe A, Gsaxner C, Wang E, Chen X, et al. Automatic skull defect restoration and cranial implant generation for cranioplasty. Med Image Anal. 2021;73:102171.

[142] Mai CT, Isenburg JL, Canfield MA, Meyer RE, Correa A, Alverson CJ, et al. National population-based estimates for major birth defects, 2010-2014. Birth Defects Res. 2019;111(18):1420-35.

[143] Dhillon H, Chaudhari PK, Dhingra K, Kuo R-F, Sokhi RK, Alam MK, et al. Current applications of artificial intelligence in cleft care: a scoping review. Front Med. 2021;8:1203.

[144] Bing S, Yuchuan F, Ningbei Y, Hong-Zhang H, Jianhua L, Renji C, et al. [Application of team approach and key techniques of cleft lip and palate]. Hua Xi Kou Qiang Yi Xue Za Zhi. 2017;35(1):8-17.

[145] Li Y, Cheng J, Mei H, Ma H, Chen Z, Li Y. CLPNet: cleft lip and palate surgery support with deep learning. In: Annual International Conference of the IEEE Engineering in Medicine and Biology Society IEEE Engineering in Medicine and Biology Society Annual International Conference, vol. 2019; 2019. p. 3666-72.

[146] Kirmi O, Lo SJ, Johnson D, Anslow P. Craniosynostosis: a radiological and surgical perspective. Semin Ultrasound

第15章　人工智能在口腔颌面部疾病诊断、面部矫正手术和颌面部重建手术中的应用

Application of Artificial Intelligence in Diagnosing Oral and Maxillofacial Lesions, Facial Corrective Surgeries, and Maxillofacial Reconstructive Procedures

CT MR. 2009;30(6):492-512.

[147] Panchal J, Uttchin V. Management of craniosynostosis. Plast Reconstr Surg. 2003;111(6):2032.

[148] Mendoza CS, Safdar N, Okada K, Myers E, Rogers GF, Linguraru MG. Personalized assessment of craniosynostosis via statistical shape modeling. Med Image Anal. 2014;18(4):635-46.

[149] Kellogg R, Allori AC, Rogers GF, Marcus JR. Interfrontal angle for characterization of trigonocephaly: part 1: development and validation of a tool for diagnosis of metopic synostosis. J Craniofac Surg. 2012;23(3):799-804.

[150] Bhalodia R, Dvoracek LA, Ayyash AM, Kavan L, Whitaker R, Goldstein JA. Quantifying the severity of metopic craniosynostosis: a pilot study application of machine learning in craniofacial surgery. J Craniofac Surg. 2020;31(3):697.

[151] Kanevsky J, Corban J, Gaster R, Kanevsky A, Lin S, Gilardino M. Big data and machine learning in plastic surgery: a new frontier in surgical innovation. Plast Reconstr Surg. 2016;137(5):890e-7e.

[152] Shapiro MC, Wong B, O'Brien MJ, Salama A. Mandibular destruction secondary to invasion by carcinoma cuniculatum. J Oral Maxillofac Surg. 2015;73(12):2343-51.

[153] Kapoor V, Kumar N, Dahiya K, Sikka R, Sirana P, Singh A. To assess and evaluate the variation of mandibular anatomy using cone beam computed tomography before planning an implant surgery: a population-based retrospective study. J Contemp Dent Pract. 2018; 19(11): 1381-5.

[154] van Baar GJC, Forouzanfar T, Liberton NPTJ, Winters HAH, Leusink FKJ. Accuracy of computer-assisted surgery in mandibular reconstruction: a systematic review. Oral Oncol. 2018;84:52-60.

[155] Ciocca L, Scotti R. Oculo-facial rehabilitation after facial cancer removal: updated CAD/CAM procedures: a pilot study. Prosthet Orthot Int. 2014;38(6):505-9.

[156] Orabona GDA, Abbate V, Maglitto F, Bonavolontà P, Salzano G, Romano A, et al. Low-cost, self-made CAD/CAM-guiding system for mandibular reconstruction. Surg Oncol. 2018;27(2):200-7.

[157] Liang Y, Huan J, Li J-D, Jiang C, Fang C, Liu Y. Use of artificial intelligence to recover mandibular morphology after disease. Sci Rep. 2020;10(1):16431.

[158] Rogers MD, Graham J. Robust Active Shape Model Search for Medical Image Analysis. In Medical Image Understanding and Analysis. Uni. of Portsmouth. 2002; 81-4.

[159] Granger S, Pennec X, Roche A. Rigid point-surface registration using an EM variant of ICP for computer guided oral implantology. In: MICCAI; 2001. p. 752-61.

[160] Bhandarkar SM, Chowdhury AS, Tang Y, Yu JC, Tollner EW. Computer vision guided virtual craniofacial reconstruction. Comput Med Imaging Graph. 2007;31(6):418-27.

[161] LeCun Y, Bengio Y, Hinton G. Deep learning. Nature. 2015;521:436-44.

[162] Heusel M, Ramsauer H, Unterthiner T, Nessler B, Hochreiter S. GANs trained by a two time-scale update rule converge to a local nash equilibrium. In Proceedings of the 31st International Conference on Neural InformationProcessing Systems (NIPS'17). Curran Associates Inc., Red Hook, NY, USA, 6629-40.

[163] Abe K, Iwana BK, Holmér VG, Uchida S. "Font creation using class discriminative deep convolutional generative adversarial networks," 2017 4th IAPR Asian Conference on Pattern Recognition (ACPR), Nanjing, China, 2017;232-7.

[164] Mak ML, Al-Shaqsi SZ, Phillips J. Prevalence of machine learning in craniofacial surgery. J Craniofac Surg. 2020;31(4):898-903.

第 16 章 口腔颌面外科中应用人工智能的未来趋势

Future Trends of Using Artificial Intelligence in Oral and Maxillofacial Surgery

Parisa Motie   Rata Rokhshad   Niusha Gharehdaghi   Hossein Mohammad-Rahimi   Parisa Soltani
Saeed Reza Motamedian   著

　　如今，我们的生活与智能汽车、社交媒体、人工智能软件和电子游戏密不可分。让我们从科幻电影中构建现实世界，从特斯拉、谷歌助手、亚马逊 Alexa、微软小娜、苹果 Siri 到电影中的萨曼莎——这些辅助设备和助手已经与我们的生活紧密相连。

　　"听着，戴夫，我看得出你对此非常不满"，HAL 9000 说道，它是一台具有人类个性的虚拟计算机。在库布里克于 1968 年制作电影《2001太空漫游》时，我们的日常生活还未涉及人工智能（AI），这只是一个幻想。电影《她》巧妙地诠释了我们未来生活中的人工智能。在这部电影中，萨曼莎是一位具有自我意识的虚拟助手，能够执行复杂任务，更类似于人类，并且具有理解人类行为的能力，这使得她成为一个理想的女朋友和令人满意的伴侣。

　　我们的现代世界最近迎来了第四次工业革命，克劳斯·施瓦布将其描述为"模糊了物理、数字和生物领域界限的技术融合"，它的发展快速而广泛，将比预期更早地覆盖我们生活的方方面面。如果你问这场革命究竟对我们的世界产生了什么影响，答案是它将技术注入现实世界

的所有产品和服务中。人工智能进入医学和牙科领域是一个明确的例子。My Invisalign 是一个基于 AI 的患者支持应用程序，它引导患者进行隐适美治疗之旅的每一步，从开始治疗到更换最后的矫治器。使用这个应用，患者可以找到附近的 Invisalign 医生并安排预约。Invisalign SmileView 技术允许患者只需通过上传或自拍来预视隐适美治疗后的笑容。该应用还为患者提供教育性护理技巧，以帮助他们正确使用 Invisalign 矫治器。达·芬奇手术系统（da Vinci，Intuitive Surgical，Sunnyvale，CA）是首个推出并于 2000 年上市的先驱手术机器人；然而，由于价格过高，它还未能在全球日常手术中常规使用。预计到 21 世纪末，临床可行的手术机器人将成为现实。人工智能与手术机器人的整合将提升他们的手术能力，以至于未来的全自动手术机器人将能够独立地"观察""思考"和"行动"。较少的人为干预可以实现更精确的动作并消除手颤等为失误，从而提升外科医生的能力，直到那些即使不熟练的外科医生也能够进行颌面部手术[1, 2]。鉴于这样的创新在未来十年可能会影响整个行业，我们旨在鼓励新一代的口腔颌面外科医生参与进来并在他

们的手术中开发这些新方法。

机器学习（machine learning，ML）是 AI 的一个分支，已经成为解决口腔颌面外科临床问题的有力助手。神经网络（NN）是流行的 ML 模型。这些模型在很大程度上优于传统的 ML 算法，特别是数据结构复杂的情况下，如处理视觉或语言数据。神经网络是通过数学运算创建的，它连接了人工神经元，然后在神经元层之间建立连接。在有足够数量数据的情况下，可以对这些网络进行训练，让其学习图像的统计模式，从而预测未知数据的结果。通过优化模型权重（神经元之间的连接），可以将预测误差降至最低[3]。放射学和病理学研究使用 NN 取得了令人印象深刻的诊断和预测结果；基于这些研究，这些网络可以用于口腔中癌症病变的诊断和识别牙槽外科手术过程中的神经管受累[4]。此外，它们有潜力满足牙种植识别、系统分类需求，以及评估骨体融合质量[5, 6]。它们还被用于根据患者术前的头颅侧位片和侧貌照片中创建适用于临床的术后视频图像模拟[7]。人工神经网络（ANN）和卷积神经网络（CNN）是最常用的神经网络类型[6]。CNN（也称为深度神经网络）是 ANN 的一种自定义格式，在这种格式中，中间节点将卷积函数应用于输入数据。它能够自动提取图像的重要特征，并且在无须人工监督的情况下从原始数据中分离图像模式[8]。这使得 CNN 在图像分类方面比需要手动提取特征的 ANN 更快且更准确[9]。

综上所述，大多数为牙科和医疗设计的模型迄今为止仍停留在研究阶段，只有少数模型可以用于临床情况。这里列出了三个主要原因[3, 4, 10]。

1. 与其他类型的数据相比，医疗和牙科数据显著较少且由于患者对隐私的担忧而不易获取。这些数据敏感、多维并且常常记录不完整。虽然有各种数据库可供使用，如 Kaggle、DataHub 和 UCI 机器学习库等，然而，一方面，为了无偏倚地训练模型，更适宜使用纯粹的大数据，包括数智化 X 线片、电子健康记录和纵向随访数据。另一方面，在抽样过程中，选择偏倚经常打破数据

平衡（例如，在医院数据中偏向病患，在可穿戴设备收集的数据中偏向健康者）。

2. 训练、测试和验证结果的可复制性和稳健性往往不足。使用类似的数据作为训练集和测试集会导致"数据窥探偏倚"。当遇到新的前瞻性数据时，用相似的回顾性数据训练和测试的模型的性能都不会达到最佳。对于可接受真值的定义也没有共识，确定标记和注释过程需要多少专家也无定论。

3. 通常情况下，牙科 AI 应用程序提供的信息只能部分反映患者复杂的决策过程。由于人工智能系统无法清楚地解释其决策步骤，因此与责任和透明度相关的问题仍然存在。在研究阶段，准确性和其他功能结果比透明度更重要，但在临床环境中，透明度是一个关键问题。准确而难以解释的系统对患者和临床医生来说是不可靠的。

由于这些不足，大多数与 AI 相关的文章没有在高质量的同行评审期刊上发表。未来用于临床的 AI 模型必须是以临床和患者为中心的，而不是以理论和功能为中心。例如，研究者应当发布关于阳性和阴性预测值的信息，而不是受试者工作特征曲线下面积。这些值与患者预后的变化相关，且对临床医生更具可解释性，特别是对于不熟悉 AI 基础的临床医生来说。另外，如美国食品药品监督管理局等相关监管系统必须制定监控指南，以确保模型的安全性和有效性，并随着模型的日益完善而不断改进这些规则。此外，口腔颌面外科医生和住院医师应当加深对基本 AI 概念和指标的理解。他们需要将 AI 课程纳入教育课程，邀请专家在临床基础水平上教授与 AI 相关的概念[4]。训练数据集的注释精度显著影响 AI 系统预测的准确性。由于缺乏对 AI 的了解，导致临床注释数据集的质量不一致，限制了最终 AI 系统的有效性。因此，为了减少人工智能在牙科常规应用中的误差并提高速度，临床医生和牙科学生必须提高对这一过程的理解能力[11]。

一、未来可能的应用

（一）精准医疗

精准医疗是根据患者的生活方式、肠道微生物组、遗传、地理、习惯、睡眠、压力、病史、生物学基础、环境和其他特征进行个性化定制的医疗程序[12-14]。在精准医疗中，医疗服务提供者专注于每位患者独特的遗传算法、环境和生活方式，以预测他们对疾病的易感性和治疗反应。功能基因组学等生物学多样性导致健康状况、疾病风险、预后和治疗反应的差异[14]。如果没有机器智能的帮助，对这个庞大的数据库进行精确而实用的分析是不可能的[15]。

人工智能在精准医疗中的应用

预防和治疗的成本降低、成本效益低、过度利用、患者护理不足、高再入院率和死亡率都是许多临床护理的当代问题。为了实现对临床有用的自动化和预测性数据分析，医生和数据科学家之间需要展开富有成效的合作。目前，存储、分析和利用"组学"数据和社交媒体等海量异构大数据内容是不现实的[16,17]。捕捉这种变异的数据集可以使用 AI 算法进行分析，以识别表现型和基因型数据的隐含结构。这些分析结果可以根据患者自身独特的[13]特征，进一步用于预测疾病风险、治疗反应、预后和其他个体患者的预后。AI 可以通过分析包括家族史和病历记录在内的患者相关信息，识别出高风险患者，比如，阿片类药物成瘾患者或可能在术后遇到较严重疼痛的患者[18]。

目前，在外科手术规划中，没有一种普遍适用的人体测量技术；所有现有技术都各有优势和局限性。机器学习技术结合几何形态测量，使得产生非常详细且准确的面部形态和统计模型成为可能。尽管这些模型尚处于起步阶段，但它们有望成为手术方案和评估的高效工具[19]。

此外，在整形外科领域中，通过使用机器智能评估伤口情况（如大小和形状）以及与患者相关的因素（包括皮肤类型、生活方式和基因型）可以指定适合个人的个性化手术方案并加快决策，有助于预防伤口感染和改善患者护理。这项技术也可用于预测受影响组织的百分比以及愈合时间。目前，外科医生为了对解剖结构进行术前评估以设计合适的手术皮瓣，需要对三维（3D）CT 和 CBCT 图像进行切片分析，这是一项耗时且准确度依赖于人类的任务。AI 可以协助外科医生为每个患者更快速、更准确地设计定制皮瓣[18]。

未来的 AI 系统还将能够指导临床医生进行种植治疗的每一步。它们将整合来自 CBCT 和口内扫描的信息，自动设计合适的种植体及其修复策略，并利用患者特定的病史和临床特征信息（例如组织厚度、解剖学参考因素、骨质和骨量、突出轮廓、咬合等）来提供外科指导[10]。

（二）组织工程

组织工程是再生医学的一个分支，旨在利用生物材料和干细胞研究提供解决方案。它利用身体自然的愈合反应来再生组织和器官。在组织工程领域仍有许多未解之谜，最佳的生物材料设计尚待开发，干细胞知识的缺乏也对成功应用造成了极大的限制。AI 和机器学习的进步使我们能够推进科学理解，并改善临床结果[20]。

1. 支架的降解

Entekhabi 及其同事开发了一种机器学习模型，该模型在评估支架降解率方面具有极高的预测精度[21]。这将明显有助于降低支架设计的实验成本。在研究的第一阶段，制备了不同重量百分比的明胶和京尼平用于组织再生的可生物降解多孔支架，并测量了它们的各种特性，包括物理外观、机械特性、分子量分布、溶胀度、交联度和降解速率。实验结果表明，京尼平比例越高，交联量越显著，当京尼平从 0.125% 增至 0.5%，而明胶百分比为 2.5% 和 10% 时，最终拉伸强度（ultimate tensile strength，UTS）分别增加了 113% 和 92%。对于这些样本，增加京尼平的比例显著降低了它们的降解速率，平均降解速率为 124%。此外，在下一阶段，利用这些实验数据建立机器学习模型，通过比较人工神经网络（ANN）和核岭回归（kernel ridge regression，KRR）来预测京尼平交联明胶支架的降解速率。降解速率由与降解有差异相关的六个参数来预测。涉及的变量为X1，明胶百分比（%W）；X2，京尼平百分比（%W）；X3，溶胀度（%）；X4，空隙尺寸（μm）；X5，UTS（千帕）；X6，延伸率（%）；X7，交联度（%）。预测的降解速率表明，ANN的均方误差（MSE）为2.68%，在准确性方面优于MSE=4.78%的KRR。

2. 骨生长

Ghosh及其同事提出了一种近乎最佳的神经网络结构，用于预测商业上合理的骨 – 种植体界面处的非骨水泥假体的长期次级稳定性[22]。一个力学生物学算法已被用于研究进行式骨生长。80个基于有限元（finite element，FE）的骨生长机械调节分析被用来训练神经网络（NN），另外12个此类结果被用于验证网络。NN预测的骨生长水平被发现与FE预测的结果有明显的相关性。结果显示，减少螺纹尺寸促进更高水平的骨生长。此外，螺纹大小的周期性变化使得界面区域应力均匀分布，促进了骨生长，从而增强了骨生长。基于NN的方案能够基于宏观螺纹几何参数预测骨生长量，因此，可以作为临床前工具来发现良好的种植体设计。值得注意的是，该方案足够灵活，可以在未来的研究中纳入可变的载荷和界面条件。

3. 体内骨再生

Wu和他的同事们提出了一种基于机器学习的多尺度建模和重塑方法，可在宏观和微观水平预测组织支架的骨再生[23]。作为一个代表性的案例研究，一个圆柱形多孔支架被植入到美利奴绵羊胫骨干骺端中部3cm长的节段缺损中。通过这一程序预测的骨内生长结果与使用有限元（finite element，FE）模型得出的结果进行了比较，以检验其可信度和效率。逆向识别也通过将预测的计算机模拟结果与羊体内纵向研究相关联来进行。根据Wolff定律建立了骨重建算法，可以预测骨

再生结果。然后，将应变能密度（strain energy density，SED）作为试验的机械刺激输入。为了找出Wolff定律何时适用以及重塑参数是否相关，他们分别在0、3、6和9个月时拍摄了体内X线图像。一个第三神经网络（third neural network，NN3）被开发用于预测皮尔逊相关系数，以衡量各个感兴趣区域（regions of interest，ROI）信号密度净变化的相关性。图16-1比较了支架内的宏观骨密度分布，表明这项研究所提出的基于机器学习的方法与传统FE方法在分布和幅度上趋于一致。在该研究中，未考虑支架的降解，且仅对一只代表性的羊拍摄了X线图像。然而，基于机器学习的建模方法在预测体内骨组织再生方面表现出了令人满意的准确性和效率。

（三）3D打印

最近的研究表明，基于机器学习（ML）的人工智能方法可以通过三种常见方式改进材料的3D打印[24, 25]：评估打印质量[26, 27]，优化打印参数以最大限度地提高最终结构的性能[28, 29]，以及监控打印过程[30-32]。

1. 评估质量

机器学习已被广泛用于优化3D打印的性能，但很少有研究探讨机器学习在不同3D生物打印过程中的应用[33]，然而，目前大多数的3D生物打印应用都旨在制造组织复制品，由于技术限制，这一过程相当困难[34]。机器学习模型通常用于更复杂的情况，因为它们能够考虑传统数学模型无法考虑的因素或条件[35]。Jin及其同事们实施了一个异常检测系统，用来识别和区分生物打印材料中的异常情况[36]。这个系统表征了三种不同类型的异常（不连续性、不均匀性和不规则性）。在测试数据集的取样图像上使用不同的颜色，展示了预测各种模式异常的能力（图16-2）。如果异常出现在图像的边缘，特征提取器可能会失效。然而，厚重的不规则性异常的预测都是正确的。这可能是由于训练数据集不平衡造成的，因为打印温度设置不够理想，更容易出现较厚的不规则性。

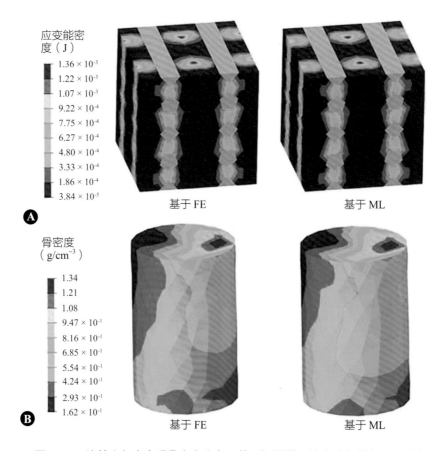

▲ 图 16-1　比较支架内宏观骨密度分布。基于机器学习的方法与其有限元对应的方法吻合度较高

A. 代表性体积元素内应变能密度的分布；B. 基于口腔代表性体积元素的宏观骨骼分布图。FE. 有限元；ML. 机器学习（经许可转载[23]）

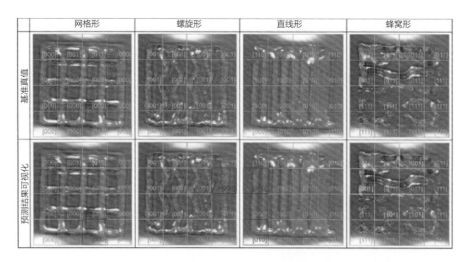

▲ 图 16-2　使用不同颜色在测试数据集样本的图像上的特征提取器

经许可转载[36]

2. 优化打印参数

Ruberu 和同事们调查了将机器学习与 3D 生物打印结合以提高可打印性的前景[37]。贝叶斯优化（Bayesian optimization，BO）是一种常用的优化算法，被运用于实验过程中，以最小的测试量来找到最佳的打印参数。BO 算法伴随着一个评分体系，评估明胶甲基丙烯酸酯（gelatin methacryloyl，GelMA）和透明质酸甲基丙烯酸酯（hyaluronic acid methacrylate，HAMA）生物墨水的打印性能。两个基本的打印标准，生物墨水的丝状形成和 3D 支架的层叠，已经被纳入到评分指标中。该框架最初是基于一系列随机设计和评分的实验而开发的。这些实验结果是由成对的打印机设置和他们的关联打印分数组成的。优化器建立了一个概率系统模型，用来推荐下一批打印机设置实验。然后由实验者按照推荐的设置进行打印测试并对性能进行评分。通过将这些结果反馈给优化器，循环往复以达到最佳打印效果。含 GelMA 墨水在不同浓度 [10%、7.5% 和 5%（质量 / 体积）] 下的最优打印参数分别在 19、4、47 次实验中获得，而对于 GelMA-HAMA[10∶2%，7.5∶2%，和 5∶2%（w/v）]，则分别需要 32、25 和 32 次实验。与贝叶斯算法计算出的可能组合次数（6000~10 000 次）相比，这个实验次数大幅减少。与烦琐且费时的传统试错过程相比，

BO 组加速了实验过程。

（四）4D 打印

4D 打印结合了 3D 打印和创新材料的优势，使打印出的物体能够在外部刺激下改变其形状或其他属性。人们正在研究角度和温度等打印参数的影响，以了解人工智能预测形状变形行为的准确性。为了将 4D 打印推向一个新的自主范式，Ji 及其同事们展示了如何利用数据驱动方法，根据实验数据预测和理解打印 4D 对象过程中的形状变化行为[38]。该论文提出了一个方案，旨在提高 4D 打印智能材料的精确度和激活速度。通过强化学习，开发了一种基于 Q 学习的 4D 形状变化控制策略。图 16-3 展示了级联控制结构。内环控制控制板上的温度。这一过程的采样时间为 0.05s，参考温度来自外环控制器。外环运行强化学习（reinforcement learning，RL）控制器，并根据角度和温度反馈，决定后续控制周期的目标温度。角度可精确控制到参考点，偏差＜5%。1D 形状记忆聚合物（shape memory polymer，SMP）条带被精确地转换成不同的 2D 结构。然后将这些 2D 结构组合以制作复杂的 3D 结构。这种方法在这些 3D 组装过程中显示出较高的精度和一致性。

（五）手术机器人

随着成像、导航和机器人介入技术的进步，

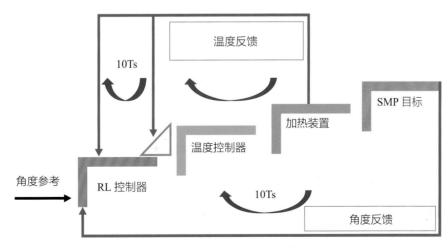

▲ 图 16-3 级联控制结构

人工智能正在逐渐改变手术实践[2]。开发手术机器人的初衷是实现手术过程的全自动化[39]。外科手术是一个动态的过程，需要高度的精确性和外科医生的专业知识。人工智能特别在机器人技术领域具有优势，因为它优化了机器人任务的自主性和与环境交互的能力，这与传统机器人只能执行预定义动作的局限性截然不同[40, 41]。人工智能在机器人辅助手术中的应用已得到证实，并可能成为挽救生命的措施，尤其是在肿瘤领域，切口的大小对成功率至关重要。在临床实践之前，应该定义评估自主机器人手术的性能标准。重要因素包括其适应意外事件的能力、手术动作的准确性，以及可重复性[3]。

Ma 和同事们提出了一种用于口腔颌面外科的自主手术系统，该系统在外科医生的协助和监督下工作[42]。该系统主要由三个模块组成：无标记导航模块、紧凑机器人模块和位置关联模块。整体视图和工作流程如图 16-4 所示。在实验部分，计划在下颌骨上以 5mm 的间隔布置 16 个钻孔，呈 4×4 的布局。该系统有一些局限性，需要在硬件和软件结构上进行更新。首先是固定相机是否能够覆盖所需的感兴趣区域。另一个潜在问题是由于图像处理而导致的系统延迟。然而，

由于该系统可能会改变外科医生的工作重点，因此，在未来的临床应用中具有很大的应用潜力。

由于截骨术是各种口腔颌面外科手术操作中最常用的技术，Kwon 及其同事们创建了一个自主机器人截骨方案，它依赖于牙齿上的三个点，采用直接、协调的判定方式[43]。他们比较了机器人手术与人工手术程序，以观察精确度和准确性之间的差异。机器人手术在定位的精确度和准确性方面表现得更好，但在控制锯片深度的准确性方面表现较低，总体上比人工手术有更高的精确度和准确性。

二、挑战

尽管人工智能前景广阔，大有可为，但仍然存在一些挑战和局限性，这些可以分为三类。首先是关于人工智能的方法论和认识论的误解；其次是机器学习应用开发中社会环境的限制；第三是当前技术限制对人工智能的开发和使用的影响[44]。以下是人工智能当前正在努力应对的一些最关键的挑战。

（一）黑盒子本质

近年来，深度学习在用于诊断和预测目的的图像分析中显示出可接受的准确性。然而，这

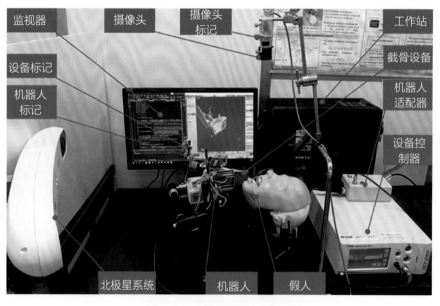

▲ 图 16-4 整体视图及工作流程
经许可转载[42]

些算法仍然处于"黑盒子"中。这一问题使得深度机器学习方法缺少解释其如何或为何产生期望输出的。这种透明度的缺乏使得这些算法不适合临床应用，这需要对系统的所有方面有高度的信任。此外，对于在临床环境中使用的深度学习检测系统，还需要遵循法律、伦理和监管规则[45-48]。因此，对可解释的 DL 的需求不断涌现。这些方法允许最终用户在根据建议采取行动之前，评估 ml/DL 预测和诊断的有效性和误差[49]。

（二）普遍性

只有在使用馈电数据进行测试时，算法才能具有如此高的性能。如果你给它输入新数据，它很可能不会像在训练中做得那样好。换句话说，预期一个为一组问题设计的算法对另一组未被原始研究涵盖的问题有用是不现实的[50]。另一方面，我们迄今为止接触到的大多数研究都是回顾性的，使用过往数据来训练和测试新设计的算法，所以我们不能确定这个模型在面对新出现的病例时会是实用的。虽然报道的准确性看似足以评判 AI 模型的功效，但其临床适用性仍不明确[4]。

（三）算法偏倚

研究发现，算法偏倚有 3 个主要来源：数据偏倚、方法偏倚和社会偏倚。例如，训练数据集可能不够充分或无法代表目标人群的随机样本，从而导致样本不足或样本选择偏倚[51]。

（四）适应性

这指的是外科医生需要学习如何运用新系统或新技术所需要付出的努力。如前所述，AI 模型有一个局限，即它们无法解释其决策是如何做出的。本质上，这些模型被认为是黑盒子，而且很有可能随着模型的改进而变得更加模糊不清[4]。适应这些新开发的基于 AI 的系统可能很耗时，特别是对于那些可能已经习惯了特定工具的上一代人来说。然而，新一代牙医可能被视为数字原住民，他们会自然而然地使用数字工具。

（五）伦理问题

解决人工智能使用过程中的伦理问题至关重要，因为它可能威胁到隐私和安全，违反保密和知情同意的原则，并且削弱患者的独立性。医疗保健中的人工智能必须更具伦理性；否则可能导致公众信任度下降。精准医疗是一个敏感话题，因为涉及揭露病患的基因组数据、药物摄入、健康状况、新陈代谢状态等关键信息[52]；因此，确保信息安全立法和政策落实到位以保护个体，特别是患者的安全至关重要[14]。使用患者的医疗记录和数据作为算法的一部分是另一个伦理问题。在某些情况下，这些数据集可能会被用于校准商业化的算法，患者若使用这些算法可能需要再次付费。然而，尽管它们很重要，这些间接的伦理困境在以往的研究中并未被考虑。为了获得足够的数据多样性，以训练出准确结果的模型，人工智能的发展应该与保持社会文化多样性和性别多样性相兼容，同时不限制生活方式的选择或个人经历[53]。

人工智能也可以应用于医疗保健的其他领域，比如设备和机器人（也称为护理机器人）[54]。近年来，外科医生越来越依赖机器人辅助的微创手术。因此，Larson 等构建了基于公正文化的原则，以支持一个伦理框架，从而最大限度地减少对接受新技术的外科医生的可预防伤害[55]。以同样的方式，Heyen 和同事们用专业化医疗的 5 个结构特征作为分析视角，来观察人工智能如何影响医疗行业的[56]。在这些原则中，外科医生与患者直接互动，而人工智能仅仅是辅助决策的工具。责任和患者 - 临床医生关系是两个关键考虑因素，因此发展和使用人工智能不应被解释为在做出决策时减轻人的责任[53]。此外，随着机器人外科医生全权进行手术，而无须人类在场的新革命，应该有关于自主机器人的行为责任归属的新法律，同时牢记机器人不理解责备、制裁、问责、责任或有罪的概念[57]。

（六）网络安全问题

网络安全风险也在不断增加[57]。例如，Bonaci 等最近指出，外科机器人存在网络安全风险[58]。为了预防网络攻击，我们应该采取措施确保手术过程中没有软件被篡改。

（七）患者权利与自主权

为了从治疗计划中获得最佳结果，外科医生必须考虑患者的个人履历或人口信息。诸如患者个性、生活状况或文化背景等因素都可能影响结果。在临床实践中使用 AI 工具时，考虑患者的意图比以往任何时候都重要。由于人工智能算法不能考虑患者自主权，因此医务人员必须仔细考虑患者的顾虑[56]。

参考文献

[1] Panesar S, Cagle Y, Chander D, Morey J, Fernandez-Miranda J, Kliot M. Artificial intelligence and the future of surgical robotics. Ann Surg. 2019;270(2):223-6.

[2] Han S. The Fourth Industrial Revolution and oral and maxillofacial surgery. J Korean Assoc Oral Maxillofac Surg. 2018;44(5):205-6.

[3] Schwendicke F, Samek W, Krois J. Artificial intelligence in dentistry: chances and challenges. J Dent Res. 2020; 99(7):769 74.

[4] Rekawek P, Rajapakse CS, Panchal N. Artificial intelligence: the future of maxillofacial prognosis and diagnosis? J Oral Maxillofac Surg. 2021;79(7):1396-7.

[5] Sukegawa S, Yoshii K, Hara T, Yamashita K, Nakano K, Yamamoto N, et al. Deep neural networks for dental implant system classification. Biomolecules. 2020;10(7):984.

[6] Ossowska A, Kusiak A, Świetlik D. Artificial intelligence in dentistry—narrative review. Int J Environ Res Public Health. 2022;19(6):3449.

[7] Lu C-H, Ko EW-C, Liu L. Improving the video imaging prediction of postsurgical facial profiles with an artificial neural network. J Dent Sci. 2009;4(3):118-29.

[8] Corbella S, Srinivas S, Cabitza F. Applications of deep learning in dentistry. Oral Surg Oral Med Oral Pathol Oral Radiol. 2021;132(2):225-38.

[9] Maruyama T, Hayashi N, Sato Y, Hyuga S, Wakayama Y, Watanabe H, et al. Comparison of medical image classification accuracy among three machine learning methods. J Xray Sci Technol. 2018;26(6):885-93.

[10] Chen Y-W, Stanley K, Att W. Artificial intelligence in dentistry: current applications and future perspectives. Quintessence Int. 2020;51(3):248-57.

[11] Nguyen TT, Larrivée N, Lee A, Bilaniuk O, Durand R. Use of artificial intelligence in dentistry: current clinical trends and research advances. J Can Dent Assoc. 2021;87(C):l7.

[12] Jain K, Shah V. Artificial intelligence for precision medicine and better healthcare. Primary Health Care Open Access. 2020;10:1-4.

[13] Uddin M, Wang Y, Woodbury-Smith M. Artificial intelligence for precision medicine in neurodevelopmental disorders. NPJ Digit Med. 2019;2:112.

[14] Subramanian M, Wojtusciszyn A, Favre L, Boughorbel S, Shan J, Letaief KB, et al. Precision medicine in the era of artificial intelligence: implications in chronic disease management. J Transl Med. 2020;18(1):1-12.

[15] Polverini PJ, D'Silva NJ, Lei YL. Precision therapy of head and neck squamous cell carcinoma. J Dent Res. 2018;97(6):614-21.

[16] Krittanawong C, Zhang H, Wang Z, Aydar M, Kitai T. Artificial intelligence in precision cardiovascular medicine. J Am Coll Cardiol. 2017;69(21):2657-64.

[17] Xu J, Yang P, Xue S, Sharma B, Sanchez-Martin M, Wang F, et al. Translating cancer genomics into precision medicine with artificial intelligence: applications, challenges and future perspectives.Hum Genet. 2019;138(2):109-24.

[18] Kim YJ, Kelley BP, Nasser JS, Chung KC. Implementing precision medicine and artificial intelligence in plastic surgery: concepts and future prospects. Plast Reconstr Surg Glob Open. 2019;7(3):e2113.

[19] van de Lande LS, Papaioannou A, Dunaway DJ. Geometric morphometrics aided by machine learning in craniofacial surgery. J Orthod. 2019;46(1_Suppl):81-3.

[20] Mackay BS, Marshall K, Grant-Jacob JA, Kanczler J, Eason RW, Oreffo RO, et al. The future of bone regeneration: integrating AI into tissue engineering. Biomed Phys Eng Express. 2021;7(5):052002.

[21] Entekhabi E, Nazarpak MH, Sedighi M, Kazemzadeh A. Predicting degradation rate of genipin cross-linked gelatin scaffolds with machine learning. Mater Sci Eng C. 2020;107:110362.

[22] Ghosh R, Chanda S, Chakraborty D. Qualitative predictions of bone growth over optimally designed macro-textured implant surfaces obtained using NN-GA based machine learning framework. Med Eng Phys. 2021;95:64-75.

[23] Wu C, Entezari A, Zheng K, Fang J, Zreiqat H, Steven GP, et al. A machine learning-based multiscale model to predict bone formation in scaffolds. Nat Comput Sci. 2021;1(8):532-41.

[24] Mahmood M, Visan A, Ristoscu C, Mihailescu I. Artificial neural network algorithms for 3D printing. Materials. 2021;14:163.

[25] Zhang W, Liu J, Shan H, Yin F, Zhong B, Zhang C, et al. Machine learning-guided evolution of BMP-2 knuckle epitope-derived osteogenic peptides to target BMP receptor II. J Drug Target. 2020;28(7-8):802-10.

[26] Gardner JM, Hunt KA, Ebel AB, Rose ES, Zylich SC, Jensen BD, et al. Machines as craftsmen: localized parameter setting optimization for fused filament fabrication 3D printing. Adv Mater Technol. 2019;4(3):1-10.

[27] Jin Z, Zhang Z, Gu GX. Autonomous in-situ correction of fused deposition modeling printers using computer vision and deep learning. Manuf Lett. 2019;22:11-5.

[28] Herriott C, Spear AD. Predicting microstructure-dependent mechanical properties in additively manufactured metals with machine- and deep-learning methods. Comput Mater Sci. 2020;175:109599.

[29] Gu GX, Chen CT, Richmond DJ, Buehler MJ. Bioinspired hierarchical composite design using machine learning: simulation, additive manufacturing, and experiment. Mater Horiz. 2018;5(5):939-45.

[30] Shevchik SA, Kenel C, Leinenbach C, Wasmer K. Acoustic emission for in situ quality monitoring in additive manufacturing using spectral convolutional neural networks. Addit Manuf. 2018;21:598-604.

[31] Ye D, Hsi Fuh JY, Zhang Y, Hong GS, Zhu K. In situ monitoring of selective laser melting using plume and spatter signatures by deep belief networks. ISA Trans. 2018;81:96-104.

[32] Jafari-Marandi R, Khanzadeh M, Tian W, Smith B, Bian L. From in-situ monitoring toward high-throughput process control: cost-driven decision-making framework for laser-based additive manufacturing. J Manuf Syst. 2019;51:29-41.

[33] Yu C, Jiang J. A perspective on using machine learning in 3D bioprinting. Int J Bioprinting. 2020;6(1):4-11.

[34] Kim J, McKee JA, Fontenot JJ, Jung JP. Engineering tissue fabrication with machine intelligence: generating a blueprint for regeneration. Front Bioeng Biotechnol. 2020;7:1-9.

[35] An J, Chua CK, Mironov V. Application of machine learning in 3D bioprinting: focus on development of big data and digital twin. Int J Bioprinting. 2021;7(1):1-6.

[36] Jin Z, Zhang Z, Shao X, Gu GX. Monitoring Anomalies in 3D Bioprinting with Deep Neural Networks. ACS Biomater Sci Eng. 2021. https://doi.org/10.1021/acsbiomaterials.0c01761. Epub ahead of print. PMID: 33882674.

[37] Ruberu K, Senadeera M, Rana S, Gupta S, Chung J, Yue Z, et al. Coupling machine learning with 3D bioprinting to fast track optimisation of extrusion printing. Appl Mater Today. 2021;22:100914.

[38] Ji Q, Chen M, Wang XV, Wang L, Feng L. Optimal shape morphing control of 4D printed shape memory polymer based on reinforcement learning. Robot Comput Integr Manuf. 2022;73:102209.

[39] Gumbs AA, Frigerio I, Spolverato G, Croner R, Illanes A, Chouillard E, et al. Artificial intelligence surgery: how do we get to autonomous actions in surgery? Sensors. 2021;21(16):1-18.

[40] Andras I, Mazzone E, van Leeuwen FWB, De Naeyer G, van Oosterom MN, Beato S, et al. Artificial intelligence and robotics: a combination that is changing the operating room. World J Urol. 2020;38(10):2359-66.

[41] Bassyouni Z, Elhajj IH. Augmented reality meets artificial intelligence in robotics: a systematic review. Front Robot AI. 2021;8:1-20.

[42] Ma Q, Kobayashi E, Wang J, Hara K, Suenaga H, Sakuma I, et al. Development and preliminary evaluation of an autonomous surgical system for oral and maxillofacial surgery. Int J Med Robot Comput Assist Surg. 2019; 15(4): e1997.

[43] Kwon IJ, Kim SM, Hwang SJ. Development of autonomous robot osteotomy for mandibular ramal bone harvest and evaluation of its accuracy: a phantom mandible-based trial. Appl Sci. 2021;11(6):2885.

[44] Hagendorff T, Wezel K. 15 Challenges for AI: or what AI (currently) can't do. AI Soc. 2020;35(2):355-65.

[45] Angelov P, Soares E. Towards explainable deep neural networks (xDNN). Neural Netw. 2020;130:185-94.

[46] Lee H, Yune S, Mansouri M, Kim M, Tajmir SH, Guerrier CE, et al. An explainable deep-learning algorithm for the detection of acute intracranial haemorrhage from small datasets. Nat Biomed Eng. 2019;3(3):173-82.

[47] Gulum MA, Trombley CM, Kantardzic M. A review of explainable deep learning cancer detection models in medical imaging. Appl Sci. 2021;11(10):4573.

[48] Brunese L, Mercaldo F, Reginelli A, Santone A. Explainable deep learning for pulmonary disease and coronavirus COVID-19 detection from X-rays. Comput Methods Programs Biomed. 2020;196:105608.

[49] Jin D, Sergeeva E, Weng WH, Chauhan G, Szolovits P. Explainable deep learning in healthcare: a methodological survey from an attribution view. WIREs Mech Dis. 2022;14(3):e1548.

[50] Grischke J, Johannsmeier L, Eich L, Griga L, Haddadin S. Dentronics: towards robotics and artificial intelligence in dentistry. Dent Mater. 2020;36(6):765-78.

[51] Akter S, McCarthy G, Sajib S, Michael K, Dwivedi YK, D'Ambra J, et al. Algorithmic bias in data-driven innovation in the age of AI. Amsterdam: Elsevier; 2021. p. 102387.

[52] Azencott C-A. Machine learning and genomics: precision medicine versus patient privacy. Philos Trans R Soc A Math Phys Eng Sci. 2018;376(2128):20170350.

[53] Mörch C, Atsu S, Cai W, Li X, Madathil S, Liu X, et al. Artificial intelligence and ethics in dentistry: a scoping review. J Dent Res. 2021;100(13):1452-60.

[54] Hamet P, Tremblay J. Artificial intelligence in medicine. Metabolism. 2017;69s:S36-40.

[55] Larson JA, Johnson MH, Bhayani SB. Application of surgical safety standards to robotic surgery: five principles of ethics for nonmaleficence. J Am Coll Surg. 2014;218(2):290-3.

[56] Heyen NB, Salloch S. The ethics of machine learning-based clinical decision support: an analysis through the lens of professionalisation theory. BMC Med Ethics. 2021;22(1):1-9.

[57] O'Sullivan S, Nevejans N, Allen C, Blyth A, Leonard S, Pagallo U, et al. Legal, regulatory, and ethical frameworks for development of standards in artificial intelligence (AI) and autonomous robotic surgery. Int J Med Robot Comput Assist Surg. 2019;15(1):1-12.

[58] Bonaci T, Herron J, Yusuf T, Yan J, Kohno T, Chizeck HJ. To make a robot secure: an experimental analysis of cyber security threats against teleoperated surgical robots. arXiv preprint. 2015; https://arxiv.org/abs/1504.04339v2.

第 17 章　生物打印技术在口腔颌面外科的应用

Application of Bioprinting Technology in Oral and Maxillofacial Surgery

Sadra Mohaghegh　Hanieh Nokhbatolfoghahaei　著

增材制造是近年来出现的一种用于制造预设计的颌面部骨再生多孔支架技术 [1, 2]。其目标是制造出能够模仿细胞外基质的宏观和微观结构特征的产品 [3-7]。在传统方法中，细胞在打印阶段后被种植在支架上，以保护它们免受制造过程中的热应力和化学应力的影响 [8]。然而，这种方法并不能给细胞提供均匀分布支架，特别是在深度上 [9]。此外，考虑到支架的尺寸，只能在支架上植入有限数量的细胞。因此，生物打印技术应运而生，以解决上述问题。

生物打印是指以逐层方式使用细胞和生物相容性材料的混合物制造支架的增材制造技术 [10, 11]。所述的混合物称为生物墨水（Bio-ink）[10]。相较于传统打印技术，鉴于生物打印程序在生物相容性方面的优势，生长因子等生物制剂可以安全地与支架一同打印。常用的生物墨水由合成和天然水凝胶制成，如明胶、胶原蛋白、海藻酸盐、壳聚糖和组织特异度的脱细胞外基质，因为它们具有为细胞活性提供兼容的水性环境的固有能力 [12]。

关于支架的生物打印，已经报道了 3 种主要的技术 [1, 13]（图 17-1）。在基于挤压的方法中，支柱由喷嘴挤出的材料形成，使用可固化的生物墨水以激光方法制造支架。喷墨生物打印是指创建和融合含有细胞的液滴，形成支架。本章将讨论每种技术的细节、优点和缺点。

一、挤出法

在这种方法中，生物墨水通过压力、活塞和旋转螺杆从喷嘴中挤出。在打印高黏度材料时，通常使用螺杆 [14]。然而，螺杆挤压会严重损害细胞活力 [15]。虽然施加压力是最常见的方法，但这种方法中延迟材料挤出会降低打印分辨率。

材料在平台上挤出，平台可以是静止的，也可以有预定义的运动。平台温度是打印过程中必须优化的一个重要标准 [9]。例如，考虑到未交联水凝胶的稳定性与温度有关，喷嘴温度应设置得高一些，以便材料挤出。与此相反，平台温度设置为较低的温度，以便使材料固定并形成支柱 [16]。此外，培养床必须为细胞生长提供充足的条件。因此，培养皿和玻璃载玻片是合适的床层选择。最近，有报道称在烧伤患者的伤口上直接进行组织生物打印。事实上，在这种情况下，缺损部位被视为床面 [17]。

热诱导凝胶化和交联性是用于挤压生物打印材料的两个主要特征 [10, 18]。在这种情况下，水凝胶是最常用的材料。与传统打印过程中常用的聚合物相比，水凝胶具有较高的水接触性和较低的机械稳定性。因此，不能使用纯水凝胶进行打印，为了优化材料，不可避免地要对其进行一些改性 [18]。

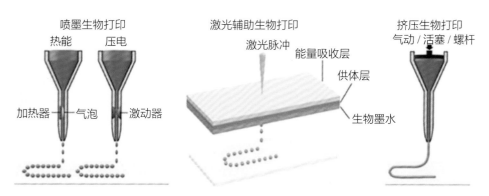

▲ 图 17-1 常用的生物打印技术的分类[13]

（一）优化打印材料

优化打印材料的第一种方法是通过添加更稳定的结构来改善机械特性，如矿物材料（如羟基磷灰石（HA）[19]、磷酸三钙（TCP）[6, 8, 20]和生物玻璃（BG）[21, 22]。研究表明，陶瓷增强生物打印水凝胶的力学和生物性能都有明显改善[8, 19, 20]。然而，添加大量陶瓷会对水凝胶部分的化学键产生不利影响[23]。此外，矿物颗粒可能会导致喷嘴堵塞，而且它们可能不会均匀地分布在混合物中。除了矿物材料，还可以使用海藻酸盐等更稳定的水凝胶来提高支架的稳定性。目前，海藻酸盐与明胶已被广泛应用[24, 25]。然而，其主要缺点是由于哺乳动物细胞中缺乏海藻酸盐降解酶，因此在体内降解缓慢[26]。此外，它们不能为细胞提供最佳的黏附表面。因此，海藻酸盐并不能作为支架的主要成分，而只能作为附加部分。在液态平台中打印生物墨水是另一种在制作过程中提高支架稳定性的方法[16, 27]。

对打印材料进行化学改性是克服纯水凝胶缺点的第二种方法。添加甲基丙烯酸酯基团是推荐的方法之一。明胶甲基丙烯酸酯（gelatin methacrylate，GelMA）和透明质酸甲基丙烯酸酯（hyaluronic acid methacrylate，MeHA）是这方面常用的材料[28]。还可以对其他部分进行化学改性，以改善支架的功能。据报道，氧化海藻酸，又称为海藻酸二醛（alginate dialdehyde，ADA），具有更好的化学键合性、更高的生物相容性和更强的机械性能[29-32]。不得不提的是，海藻酸盐可

以通过辐照来改善生物特性[33]。

（二）改善细胞活力

与传统方法相比，在缺损处植入细胞密度更高的支架是生物打印的主要优势之一。此外，生物打印的均匀细胞分布还能改善支架的生物功能，特别是在边缘区域[34]。然而，细胞在生物打印过程中会受到进一步的应力，这就需要定制打印设置以提高细胞存活率（图 17-2）。

1. 喷印压力和喷嘴几何形状

显然，增加压力会对细胞活力产生不利影响[35]。此外，细胞在某些情况下可能会存活下来，但其功能或表型会发生改变[36]。除了压力，喷嘴的特性也会影响细胞活力。较低的喷嘴直径和较高的喷嘴长度会对细胞施加较高的剪切应力，从而降低细胞活力[37]。然而，喷嘴宽度不能过大，因为这会影响打印分辨率。喷嘴形状也会影响细胞受到的剪切应力。选择最佳喷嘴形状与打印压力有关。事实上，在低压打印（＜300kPa）中，锥形喷嘴的细胞存活率更高，而在较高压力下，锥形喷嘴和圆柱形喷嘴的细胞存活率没有差别[38]。

2. 制造时间、挤压速度和材料特性

在设计支架时，必须考虑到能在短时间内打印出来。事实上，细胞无法忍受长时间的打印条件[12]。一种方法是提高打印速度。必须考虑的是打印速度决定了对细胞施加的剪切/压缩应力，因此不能随意提高打印速度。一方面，降低速度会导致材料堆积，从而增加对细胞施加的压缩

	印刷压力
	喷嘴直径
	喷嘴形状
挤压生物打印中的细胞活力	喷嘴宽度
	制造时间
	挤压速度
	材料特性

▲ 图 17-2　影响挤压生物打印过程中细胞活力的因素

力 [39]。另一方面，较高的速度会导致材料拉伸，从而增加细胞受到的剪切应力 [39]。另外，材料特性也会影响细胞活力。细胞密度不足和混合黏度过高会增加细胞受到的剪切应力，降低细胞活力 [37]。

（三）交联法

在交联过程中必须考虑三个主要因素 [40]。

首先是用于交联水凝胶的材料。事实上，一种类型的水凝胶可与多种材料交联，从而制造出具有相同材料和不同生物及物理化学特性的支架 [28]。

其次，材料与交联剂接触所需的时间也是一个因素。将支架暴露在交联剂中的时间越长，交联过程进行得越彻底。但是，时间过长会对细胞活力产生不利影响。因此，与传统打印相反，在生物打印中只能使用生物相容性剂作为交联剂。

第三，进行交联的步骤至关重要。这一步骤通常在生物打印阶段之后进行，以增加其稳定性。另一种方法是在挤出材料时进行交联，例如，同轴生物打印 [41]。这种方法主要用于血管生物打印，交联剂从血管核心的喷嘴挤出，打印材料则从环绕核心喷嘴的圆形喷嘴挤出。因此，管状支柱是印刷出来的 [42]。印刷前交联是第三种方法，其目的是在印刷过程中提高材料的稳定性，减少材料的浓度和持续时间。印刷前混合物的过度交联会导致喷嘴堵塞。

二、激光立体光固化（SLA）生物打印技术

在这种方法中，光敏树脂根据照明模式逐层聚合。据报道，SLA 生物打印的精度和打印分辨率均高于挤出法 [43]。

材料

与挤出式生物打印一样，水凝胶也是 SLA 生物打印的首选材料。不过，水凝胶必须经过改性，才能在紫外线或可见光下交联。为此，需要在水凝胶中添加丙烯酰基或烯酰基官能团。

1. 光交联聚合物

在 SLA 生物打印中使用了两类生物材料 [44]：第一类是具有丙烯酰基的光敏水凝胶，如聚（乙二醇）二丙烯酸酯 [poly（ethylene glycol）diacrylate，PEGDA]、PEGDMA、GelMA 和甲基丙烯酸葡聚糖（dextran methacrylate，DexMA）。然而，细胞表面甲基丙烯酸基团可能存在的缺点会限制它们的应用。此外，使用甲基丙烯酸聚合物进行 SLA 生物打印的另一个缺点是需要大量自由基才能开始反应，而且辐照时间较长 [45, 46]。第二类是光交联明胶，由于其最佳的生物特性，它是 SLA 生物打印中最常用的生物材料 [47]。

快速交联系统的出现缩短了辐照阶段，提高了细胞活力。在这种情况下，正交紫外线交联或硫醇 - 烯化学是最常用的方法。这种方法基于硫醇和烯类制剂之间的化学反应 [48, 49]。与传统方法相比，这种方法产生的化学产品毒性较小，而且启动反应所需的自由基也较少 [45, 50]。有研究表明，加速法可用于制造改性明胶支架 [51]。

2. 非光交联聚合物 + 光引发剂

光引发剂产生的自由基可交联光敏水凝胶 [52]。光引发剂类型决定了照射源（即紫外线或可见光）。考虑到化学反应类型，存在两种类型的光引发剂 [44]。第 1 类引发剂（如 Irgacure 2959 和 LAP）较为简单，化学反应速度较快。LAP 仿制品可通过紫外线和可见光激活，与 Irgacure 2959 相比，它具有更好的生物相容性和聚合速率 [53]。

第二类引发剂通过级联反应产生自由基，从而使过程复杂化并延长。

3. 辐照

有三种辐照方式可用于触发自由基的产生[54]。第一种是单光发射，即使用单个高能光子。第二种是双发射或多发射方法，由多个低能光子产生自由基[55,56]。第三种是红外线，它是后两种方法的常用光源，但第一种方法也可使用紫外线和可见光[54]。

光子可通过两种主要技术照射到引发剂上：数字光处理（DLP）和直接激光生物打印[57]。在DLP中，由一组镜子组成的数字微镜器件（DMD）以预先指定的方式反射光子[58]。照射模式定义了镜子的方向。几乎所有的SLA生物打印系统都采用了这种方法[44]。该系统同时使用可见光和紫外线。

双光子发射方法与直接激光写入生物打印系统结合使用。与单光子方法相反，材料是在大体积中交联，而不是逐层交联。激光束用于激发光引发剂。通过改变宽度调制来调整照射强度。因此，使用红外线波长来交联吸收紫外线的水凝胶是可行的[59]。这种方法不会对细胞活力产生明显影响。事实上，细胞对化学反应更敏感，而不是对激光束更敏感[60]。虽然双光子发射法加快了交联速度，但与DLP相比，它需要更昂贵的仪器[44]。

三、喷墨生物打印技术

（一）热敏喷墨生物打印技术

喷墨打印分为连续式和按需滴墨式。热喷墨打印属于第二类方法，已广泛用于生物打印[61]。短时间的加热只能在几微秒内将温度提高4~10℃[62]。此外，挤压应力也会影响细胞存活率，这一点在基于挤压的生物打印中已有所体现[63]。应力会增加，尤其是在使用窄喷嘴的情况下。

（二）压电式喷墨生物打印技术

不建议将压电喷墨打印用于生物制造，因为

施加的超声波可能会伤害细胞膜并导致细胞裂解[62]。但是，也有成功应用压电喷墨打印的报道[64,65]。有人尝试通过改变振幅和延长喷印时间来减少细胞所受的压力[66]。然而，没有关于存活率与上述因素之间相关性的报道。同时，细胞团聚和沉淀对细胞存活也有很大影响[67]。除上述因素外，液滴方向性低、液滴不均匀和喷嘴经常堵塞也是压电喷墨生物打印的缺点[68,69]。

为了克服压电法的问题，可以使用声学喷墨打印机，这样就不需要施加热量和压力，而且能形成更均匀的液滴[68,70]。此外，声学系统中使用的开池喷嘴扫描可减少挤压过程中施加到细胞上的剪切应力[1]。

（三）优点和缺点

考虑到在这种方法中可以指定每个液滴中的细胞数量，将喷墨生物打印技术用于定量细胞播种过程是非常实用的方法。与压电方法相比，热喷墨打印可以应用更多的技术改造。热喷墨打印的其他优势还包括成本低、可用性强和打印速度快[68]。

液滴干燥是喷墨打印的缺点之一。考虑到在这一过程中生物墨水可能会被吸干、混合和扩散，人们在静电喷墨打印中使用海藻酸钠等具有凝胶能力的材料，以避免上述情况发生[68]。虽然使用水凝胶可能会使支架操作复杂化，但在缺损处直接打印产品可以解决这个问题[71]。这种方法已用于软骨和皮肤再生[1]。

喷墨生物打印通常使用低浓度细胞，以避免喷嘴堵塞、促进液滴形成并降低剪切应力。另一方面，细胞浓度过高会影响交联过程[71]。

四、各种生物打印方法的比较

基于Murphy等的研究[1]，可以从以下几点对生物打印技术进行比较（图17-3）：与其他方法相比，为激光生物打印制备的生物墨水必须具有更高的黏度。此外，化学交联，热交联和光交联可以用于基于挤压的方法。不过，激光生物打印和喷墨生物打印都没有采用热交联技术。喷墨

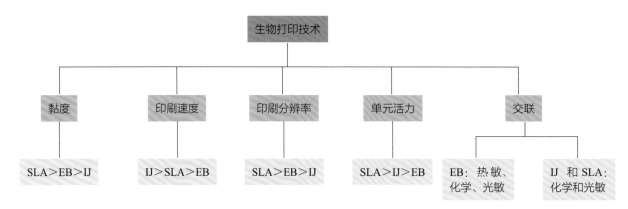

▲ 图 17-3　生物打印技术的比较
SLA. 立体光固化；EB. 电子卡；IJ. 喷墨

打印的打印速度最快，挤压打印的速度最慢。就打印分辨率而言，激光打印是最佳选择，而喷墨打印的分辨率最低。挤出法的细胞死亡率最高，激光法的细胞死亡率最低。在交联方法方面，挤压式生物打印可使用化学、热和光交联，而激光式和喷墨式生物打印不使用热交联。

参考文献

[1] Murphy SV, Atala A. 3D bioprinting of tissues and organs. Nat Biotechnol. 2014;32(8):773-85.

[2] Truby RL, Lewis JA. Printing soft matter in three dimensions. Nature. 2016;540(7633):371-8.

[3] Griffith LG, Swartz MA. Capturing complex 3D tissue physiology in vitro. Nat Rev Mol Cell Biol. 2006;7(3):211-24.

[4] Achilli TM, Meyer J, Morgan JR. Advances in the formation, use and understanding of multi-cellular spheroids. Expert Opin Biol Ther. 2012;12(10):1347-60.

[5] Abbott A. Cell culture: biology's new dimension. Nature. 2003;424(6951):870-2.

[6] Kim W, Kim G. Collagen/bioceramic-based composite bioink to fabricate a porous 3D hASCs-laden structure for bone tissue regeneration. Biofabrication. 2019;12(1):015007.

[7] Hazrati P, et al. Current trends, advances, and challenges of tissue engineering-based approaches of tooth regeneration: a review of the literature. Curr Stem Cell Res Ther. 2022.

[8] Raja N, Yun H-S. A simultaneous 3D printing process for the fabrication of bioceramic and cell-laden hydrogel core/shell scaffolds with potential application in bone tissue regeneration. J Mater Chem B. 2016;4(27):4707-16.

[9] Wang XF, et al. Osteogenic differentiation of three-dimensional bioprinted constructs consisting of human adipose-derived stem cells in vitro and in vivo. PLoS One. 2016;11(6):e0157214.

[10] Somasekharan LT, et al. Formulation and characterization of alginate dialdehyde, gelatin, and platelet-rich plasma-based bioink for bioprinting applications. Bioengineering. 2020;7(3):108.

[11] Haeri Boroojeni HS, Mohaghegh S, Khojasteh A. Application of CAD-CAM technologies for maxillofacial bone regeneration: a narrative review of the clinical studies. Curr Stem Cell Res Ther; 2022.

[12] Chen DX. Extrusion bioprinting of scaffolds. In: Extrusion bioprinting of scaffolds for tissue engineering applications. Cham: Springer; 2019. p. 117-45.

[13] Xie Z, et al. 3D bioprinting in tissue engineering for medical applications: the classic and the hybrid. Polymers. 2020;12(8):1717.

[14] Photocrosslinkable hyaluronan-gelatin hydrogels for two-step bioprinting. Tissue Eng Part A. 2010;16(8):2675-85.

[15] Dababneh AB, Ozbolat IT. Bioprinting technology: a current state-of-the-art review. J Manuf Sci Eng. 2014;136(6):0610161-611.

[16] Soltan N, et al. Printability and cell viability in bioprinting alginate dialdehyde-gelatin scaffolds. ACS Biomater Sci Eng. 2019;5(6):2976-87.

[17] Willson K, et al. Extrusion-based bioprinting: current standards and relevancy for human-sized tissue fabrication. In: 3D bioprinting. Cham: Springer; 2020. p. 65-92.

[18] Liu B, et al. 3D-bioprinted functional and biomimetic hydrogel scaffolds incorporated with nanosilicates to promote bone healing in rat calvarial defect model. Mater Sci Eng C. 2020;112:110905.

[19] Sadat-Shojai M, Khorasani M-T, Jamshidi A. 3-Dimensional cell-laden nano-hydroxyapatite/protein hydrogels for bone regeneration applications. Mater Sci Eng C. 2015;49:835-43.

[20] Kosik-Kozioł A, et al. 3D bioprinted hydrogel model

incorporating β-tricalcium phosphate for calcified cartilage tissue engineering. Biofabrication. 2019;11(3):035016.

[21] Rottensteiner U, et al. In vitro and in vivo biocompatibility of alginate dialdehyde/gelatin hydrogels with and without nanoscaled bioactive glass for bone tissue engineering applications. Materials. 2014;7(3):1957-74.

[22] Gao G, et al. Bioactive nanoparticles stimulate bone tissue formation in bioprinted three-dimensional scaffold and human mesenchymal stem cells. Biotechnol J. 2014;9(10):1304-11.

[23] Ye Q, et al. Three dimensional printed bioglass/gelatin/alginate composite scaffolds with promoted mechanical strength, biomineralization, cell responses and osteogenesis. J Mater Sci Mater Med. 2020;31(9):77.

[24] Wu Z, et al. In vitro and in vivo biocompatibility evaluation of a 3D bioprinted gelatin-sodium alginate/rat Schwann-cell scaffold. Mater Sci Eng C Mater Biol Appl. 2020;109:110530.

[25] Zhang J, et al. Optimization of mechanical stiffness and cell density of 3D bioprinted cell-laden scaffolds improves extracellular matrix mineralization and cellular organization for bone tissue engineering. Acta Biomater. 2020;114: 307-22.

[26] Chaudhuri O, et al. Hydrogels with tunable stress relaxation regulate stem cell fate and activity. Nat Mater. 2016;15(3):326-34.

[27] Tabriz AG, et al. Three-dimensional bioprinting of complex cell laden alginate hydrogel structures. Biofabrication. 2015;7(4):045012.

[28] Mancha Sánchez E, et al. Hydrogels for bioprinting: a systematic review of hydrogels synthesis, bioprinting parameters, and bioprinted structures behavior. Front Bioeng Biotechnol. 2020;8:776.

[29] Leite ÁJ, et al. Bioplotting of a bioactive alginate dialdehyde-gelatin composite hydrogel containing bioactive glass nanoparticles. Biofabrication. 2016;8(3):035005.

[30] Zehnder T, Boccaccini AR, Detsch R. Biofabrication of a co-culture system in an osteoid-like hydrogel matrix. Biofabrication. 2017;9(2):025016.

[31] Grigore A, et al. Behavior of encapsulated MG-63 cells in RGD and gelatine-modified alginate hydrogels. Tissue Eng Part A. 2014;20(15-16):2140-50.

[32] Dranseikiene D, et al. Cell-laden alginate dialdehyde-gelatin hydrogels formed in 3D printed sacrificial gel. J Mater Sci Mater Med. 2020;31(3):31.

[33] Erickson CB, et al. In vivo degradation rate of alginate-chitosan hydrogels influences tissue repair following physeal injury. J Biomed Mater Res B Appl Biomater. 2020;108(6):2484-94.

[34] Chen DX. Preparation of Scaffold solutions and characterization of their flow behavior. In: Extrusion bioprinting of scaffolds for tissue engineering applications. Cham: Springer; 2019. p. 91-115.

[35] Tirella A, Ahluwalia A. The impact of fabrication parameters and substrate stiffness in direct writing of living constructs. Biotechnol Prog. 2012;28(5):1315-20.

[36] Reid JA, et al. Accessible bioprinting: adaptation of a low-cost 3D-printer for precise cell placement and stem cell differentiation. Biofabrication. 2016;8(2):025017.

[37] Faulkner-Jones A, et al. Bioprinting of human pluripotent stem cells and their directed differentiation into hepatocyte-like cells for the generation of mini-livers in 3D. Biofabrication. 2015;7(4):044102.

[38] Billiet T, et al. The 3D printing of gelatin methacrylamide cell-laden tissue-engineered constructs with high cell viability. Biomaterials. 2014;35(1):49-62.

[39] Hendriks J, et al. Optimizing cell viability in droplet-based cell deposition. Sci Rep. 2015;5(1):11304.

[40] Chen DX. Extrusion bioprinting of scaffolds: an introduction. In: Extrusion bioprinting of scaffolds for tissue engineering applications. Cham: Springer; 2019. p. 1-13.

[41] Hong S, et al. Coaxial bioprinting of cell-laden vascular constructs using a gelatin-tyramine bioink. Biomater Sci. 2019;7(11):4578-87.

[42] Yu Y, et al. Evaluation of cell viability and functionality in vessel-like bioprintable cell-laden tubular channels. J Biomech Eng. 2013;135(9):91011.

[43] Hölzl K, et al. Bioink properties before, during and after 3D bioprinting. Biofabrication. 2016;8(3):032002.

[44] Kumar H, Kim K. Stereolithography 3D bioprinting. Methods Mol Biol. 2020;2140:93-108.

[45] Göckler T, et al. Tuning superfast curing thiol-norbornene-functionalized gelatin hydrogels for 3D bioprinting. Adv Healthc Mater. 2021;10(14):2100206.

[46] Tibbitt MW, et al. Mechanical properties and degradation of chain and step-polymerized photodegradable hydrogels. Macromolecules. 2013;46(7):2785-92.

[47] Wang Z, et al. Visible light photoinitiation of cell-adhesive gelatin methacryloyl hydrogels for stereolithography 3D bioprinting. ACS Appl Mater Interfaces. 2018; 10(32): 26859-69.

[48] McCall JD, Anseth KS. Thiol-ene photopolymerizations provide a facile method to encapsulate proteins and maintain their bioactivity. Biomacromolecules. 2012;13(8):2410-7.

[49] Cramer NB, Bowman CN. Kinetics of thiol-ene and thiol-acrylate photopolymerizations with real-time fourier transform infrared. J Polym Sci A Polym Chem. 2001;39(19):3311-9.

[50] Jing D, et al. Effect of low-level mechanical vibration on osteogenesis and osseointegration of porous titanium implants in the repair of long bone defects. Sci Rep. 2015;5(1):1-13.

[51] Tytgat L, et al. Additive manufacturing of photo-crosslinked gelatin scaffolds for adipose tissue engineering. Acta Biomater. 2019;94:340-50.

[52] Klotz BJ, et al. Gelatin-methacryloyl hydrogels: towards biofabrication-based tissue repair. Trends Biotechnol. 2016;34(5):394-407.

[53] Fairbanks BD, et al. Photoinitiated polymerization of PEG-diacrylate with lithium phenyl-2,4,6-trimethylbenzoylphosphinate: polymerization rate and cytocompatibility. Biomaterials. 2009;30(35):6702-7.

[54] Kumar H, Kim K. Stereolithography 3D bioprinting. In: 3D Bioprinting. Cham: Springer; 2020. p. 93-108.

[55] Li L, Fourkas JT. Multiphoton polymerization. Mater Today. 2007;10(6):30-7.

[56] Erben A, et al. Precision 3D-printed cell scaffolds mimicking native tissue composition and mechanics. Adv

Healthc Mater. 2020;9(24):2000918.

[57] Mao Q, et al. Fabrication of liver microtissue with liver decellularized extracellular matrix (dECM) bioink by digital light processing (DLP) bioprinting. Mater Sci Eng C. 2020;109:110625.

[58] Goodarzi Hosseinabadi H, et al. Digital light processing bioprinting advances for microtissue models. ACS Biomater Sci Eng. 2022;8(4):1381-95.

[59] Lee K-S, et al. Advances in 3D nano/microfabrication using two-photon initiated polymerization. Prog Polym Sci. 2008;33:631-81.

[60] Ovsianikov A, et al. Laser photofabrication of cell-containing hydrogel constructs. Langmuir. 2014; 30(13): 3787-94.

[61] Solis LH, et al. Thermal inkjet bioprinting triggers the activation of the VEGF pathway in human microvascular endothelial cells in vitro. Biofabrication. 2019; 11(4): 045005.

[62] Cui X, et al. Thermal inkjet printing in tissue engineering and regenerative medicine. Recent Pat Drug Deliv Formul. 2012;6(2):149-55.

[63] Li X, et al. Inkjet bioprinting of biomaterials. Chem Rev. 2020;120(19):10793-833.

[64] Hewes S, Wong AD, Searson PC. Bioprinting microvessels using an inkjet printer. Bioprinting. 2017;7:14-8.

[65] Takagi D, et al. High-precision three-dimensional inkjet technology for live cell bioprinting. Int J Bioprinting. 2019;5(2):208.

[66] Saunders RE, Gough JE, Derby B. Delivery of human fibroblast cells by piezoelectric drop-on-demand inkjet printing. Biomaterials. 2008;29(2):193-203.

[67] Mau R, et al. Inkjet printing of viable human dental follicle stem cells. Curr Dir Biomed Eng. 2015;1(1):112-5.

[68] Zohora FT, Azim AYMA. Inkjet printing: an emerging technology for 3d tissue or organ printing. Eur Sci J. 2014;10(30):339-52.

[69] Saunders RE, Derby B. Inkjet printing biomaterials for tissue engineering: bioprinting. Int Mater Rev. 2014;59(8):430-48.

[70] Tasoglu S, Demirci U. Bioprinting for stem cell research. Trends Biotechnol. 2013;31(1):10-9.

[71] Campbell PG, Weiss LE. Tissue engineering with the aid of inkjet printers. Expert Opin Biol Ther. 2007;7(8):1123-7.

第 18 章　生物反应器在口腔颌面外科中的应用

Application of Bioreactors in Oral and Maxillofacial Surgery

Helia Sadat Haeri Boroojeni　　Hanieh Nokhbatolfoghahaei　　著

骨组织工程（bone tissue engineering，BTE）策略包括多种用于重建骨缺损的措施，包括利用负载细胞、有层次结构、解剖学和功能组织片段，高度类似于骨组织的天然固有特性[1, 2]。然而，目前成骨的方法并不能产生功能性组织和器官发育所需的具有免疫、神经和激素系统的完备生理环境[3-5]。这个不足之处主要是由于组织再生耗时较长，且自身血管化能力不足，最终导致血管化周期延长，再生效果不理想。考虑到氧气扩散距离约为 200μm，植入构件核心区域的细胞在血管化周期中可能经历缺氧条件，导致细胞新陈代谢异常和死亡。科学界一致认为动态性可以促进生物系统和功能组织工程[6-8]。因此，动态系统被设计出来，旨在模拟微观和宏观组织环境的特点，并再造它们的机械和生理特性[8-10]。这种策略也被用于骨组织工程。骨组织受到间歇性的压力。骨骼功能包括根据体重和日常生活中进行的体力活动承载体重负荷。这些功能被转化为自然的动态性，涉及身体的骨骼结构，并引起细胞外基质（ECM）和小腔 - 管道流体流动的连续变形[7, 8, 11, 12]。高度对力学敏感的骨细胞可以直接感知静水压力[7]。流体诱导的间质剪切应力的应用揭示了一系列细胞分化的主动方向和骨重塑的细胞外信号通路，如 ERK1/2，Wnt，骨形态发生蛋白（BMP）的激活[13]。这些现象进一步佐证了机械刺激对体内骨再生过程的影响[14-21]。

虽然静态培养条件缺乏机械刺激的重要影响，但是大多数体外研究都是以静态方式设计和进行的[7, 8]。静态培养条件对组织发育造成了困难，因为静态培养条件降低了培养物的物质输送和废物清除能力。根据文献，生物物质的最大扩散距离不超过 100～200μm[7, 8]。因此，在支架的核心位置放置的细胞的存活机会较低，特别是在静态培养条件下。此外，静态培养条件导致细胞更倾向于附着在表面，而不是在整个结构中进行均匀的细胞扩散[8]。已经发现两种类型的机械刺激可以诱导细胞骨形成分化：一种是在负荷承载期间通过小腔流体运动引起的流体剪切应力，另一种是在发生弯曲和压缩时产生的形变应力，即运动活动后的变形[8, 11, 22]。

机械刺激可以在支架内部产生流动的培养基，进一步促进了组织工程中动态性的作用。因此，静态培养条件的局限性包括骨形成标记物的表达受限、干细胞分化受抑制及营养物质难以扩散到支架核心等。静态培养的限制导致人们不断努力将机械刺激纳入其中[6, 23]，使用生物反应器。生物反应器是提供控制条件的组织容器，可以在人工组织构建中模拟生理、生物学和生化现象。生物反应器最初的目标是测试生物材料，但后来发展出各种方式，旨在实现体外组织生长。将生物反应器纳入组织工程领域，导致了最近出现了"组织工程四元体"这个术语，用于描述细胞、载体构建物、信号因子和生物反应器系统的组合，而以前只包括前三个组分，即所谓的"组织工程三元体"[6]。生物反应器帮助解决了静态培养的相关限制，并导致了关于体外制造活性组织的范式转变。基于骨形成的生物反应器旨在促进生物支架的骨形成能力和"体外骨组织形态发生"，即产生类似骨结构和 ECM 的过程[24]。生物反应器用于促进、监测和控制自然组织中发生的生物学或生化现象。复杂的生物反应器可以调节一些生理参数，包括温度、pH、不同物质浓度和多样的刺激，以实现生长调控[25]。生物反应器系统中的设备由生物和化学惰性材料制成，以防在内部湿润环境中发生意外反应[26]。

生物反应器包括以下标准：①均匀分布细胞；②维持细胞的需求；③混合培养基以改善物质扩散和对流；④提供物理刺激；⑤提供可重复性、控制、监测和自动化所需的条件[27]。体外生物反应器有助于在离体环境中定义体内微环境的再现。然而，体外培养的组织显示出缺乏固有的血管和神经网络。这使得组织主要依赖于宿主受体床的新生血管的生长。因此，体内生物反应器（in vivo Bioreactor，IVB）的原则已经发展出来以解决这些缺点（图 18-1）。

骨组织工程中的生物反应器

各种不同类型的生物反应器已经被设计出来，以提供所需的刺激特性的组合。理论概念可以帮助设计和制造生物反应器。例如，数学建模可以计算支架流体的流速、氧气扩散、作用力和其他变量[28]，从而对大块组织培养提供见解。

根据设计的不同，生物反应器可以分为 3 类：①基于流体动力剪切应力的设计；②基于直接机械应力的设计；③基于电磁场（EMF）的设计[8, 29]。

（一）基于流体动力学的剪切载荷生物反应器

最简单和最常见的生物反应器设计之一是通过流体动力剪切应力实现的。流体动力剪切应力是通过介质流体循环施加的。应用剪切负荷的设备包括旋转瓶、旋转生物反应器和灌流生物反

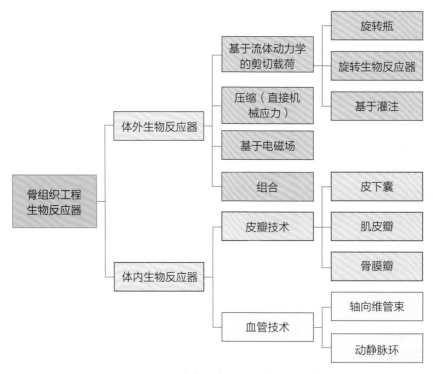

▲ 图 18-1　生物反应器用于骨组织重建

应器[29]。

1. 旋转瓶生物反应器

旋转瓶生物反应器创建了湍流流动，从而促进了生物物质的扩散[29]。这些生物反应器相对简单且价格较低。旋转瓶由玻璃储液器、侧臂和多孔过滤盖组成。储液器容纳培养基，侧臂可打开以接触储液器的内部空间。在支架与单元瓶的盖子上用针固定时，组装好的搅拌器会开始产生对流力和培养基在瓶中心单元的流动。搅拌器的搅拌速度是根据目标应用于支架的剪切应力来设定的。多孔过滤盖允许气体副产品在系统内进行交换。制作完成后，整个瓶子会放在预控的温度和供氧含量的培养箱中[6, 23, 30]。

旋转瓶生物反应器最初是为了在 BTE 中使用而设计的[31]。旋转瓶系统被认为是简便且低成本的装置，能够促进培养细胞的增殖和分化[6, 29, 31, 32]。与旋转壁容器相比，它们能更有效地增强营养物质的传输[6, 29]。此外，旋转瓶能够对细胞施加更高的应力。旋转瓶生物反应器可容纳多个小支架，并同时培养临床相关的工程组织片段。当计划重建节段性骨缺损时，可以使用旋转瓶生物反应器[6]。对于用作修复干预或扁骨重建中骨修补片的薄型骨替代材料的开发，旋转瓶和旋转壁容器都是合理的选择[6]。除了它们对细胞的分化和增殖的影响外，旋转瓶系统具有低获取成本的优势[29]。

由于在流体动力学上旋转瓶生物反应器能够反应剪切应力，改善了营养物质向支架的运输。然而，它们仍然存在许多限制。例如：搅拌器的搅动作用可能会在培养基中产生湍流环境。这可能导致附着细胞的脱离。旋转瓶生物反应器在质量传输和对细胞施加所需水平的应力方面能力有限。旋转瓶的氧气 / 二氧化碳含量与系统密封有关。同时，细胞培养液也需要进行持续的强制更换。值得注意的是，在培养细胞支架结构时，很可能会观察到一个密集的表面细胞层。这一层可能妨碍在这种生物反应器中保留在核心的细胞的生物供应。此外，瓶中对流力的梯度设置导致剪切应力的不均匀施加。在支持功能性骨成熟方面的潜力令人担忧[29, 31, 33]（图 18-2）。

2. 旋转生物反应器

旋转生物反应器 [旋转壁容器（rotating wall vessel，RWV）] 设计的基本原理是利用微重力来形成三维细胞聚集体[23]。旋转生物反应器意味着低剪切应力，从而促进营养物质的传递[29]。系统中的旋转容器通过在水平轴上引发层流流动产生剪切应力[29]。尽管产生的剪切应力程度较低，但有利于营养物质和废物的扩散[29]。在早期的旋转生物反应器模型中，支架被放置在培养基中漂浮[29]，导致构建物与容器壁发生碰撞。这导致了细胞连接的结构破坏和中断。为了改善旋转生物反应器的不同方面，引入了不同的模式。其中一种被命名为旋转床生物反应器（rotating bed bioreactor，RBB）。RBB 设计包括将种植的支架牢固固定在床的旋转轴上[32]，这成功地防止了构建物与容器壁的碰撞。与旋转瓶相比，旋转生物反应器系统观察到提供了更高的细胞增殖和分化速率[7, 8, 29]，并符合 GMP 标准[29, 34]。然而，培养基浸润、矿化和培养方面的益处仍然局限于结构的外部部分，这意味着此技术使用的旋转力仍然无法穿透支架的微小孔隙，内部营养物质的传输仍然受限[35]（图 18-3）。

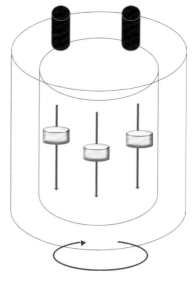

▲ 图 18-2　旋转瓶生物反应器

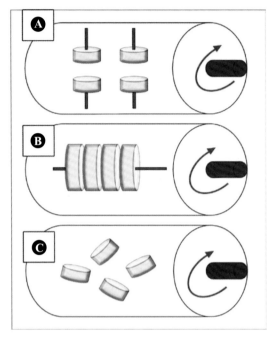

▲ 图 18-3　旋转生物反应器

A. 初期旋转生物反应器；B. 固定盘模型旋转生物反应器；C. 旋转床生物反应器（RBB）

3. 灌流型生物反应器

灌流型生物反应器的设计和制造旨在消除批量传输的持续限制[8, 11, 29]。与其他培养条件相比，灌流型生物反应器在细胞增殖、分化和组织工程的可行性方面展示了最佳结果[36]。

灌流型生物反应器的基本设置包括泵、管路回路、储液器和灌流装置。容器或装置组件设计用于容纳构建物[9]。在灌流型系统中，采用蠕动式滚轮泵将培养基泵入室内，从而在室内形成层流流体流动[9]。培养基预计将在一个封闭的循环中流动，或通过相关容器从主室中排出。目前已经引入了各种模式，甚至通过构建物孔隙传输培养基已经被证明是成功的。值得注意的是，透气性硅管和氧合装置可以融入系统以进行培养基氧合[9, 11, 26, 29]。系统的成骨刺激能力取决于执行的流体流动模式。文献表明，灌流型生物反应器是组织工程中用于 BTE 目的的最有效的剪切载荷生物反应器。根据 Nokhbatolfoghahaei 等的研究[8]，73% 的研究仅使用灌流型生物反应器用于 BTE，强调了灌流型生物反应器潜在地通过构建

物孔隙扩散培养基，并提供更好的养分和物质传递到构建物核心的观点。理想的灌流流速计算值位于 1~600ml/h 的范围内。超过此最大值的流速会给细胞施加过大的剪切应力，导致细胞最终被冲刷掉。鉴于生物反应器现在是组织工程四元组的一部分，适当的 BTE 临床应用需要优化生物反应器相关参数，包括培养基流速[8]。

根据其泵送方法，灌流型生物反应器被分为间接灌流系统和直接灌流系统[7, 11, 29]。在间接灌流型生物反应器中，构建物固定在一个半密封的盒子上，使培养基通过最小阻力路径进入支架结构内部和周围的空间。流动导致的剪切应力无法影响到放置在构建物核心的细胞。因此，可能会产生异质的流动剖面。相反，直接灌流型生物反应器已经被开发用于解决内部质量传递有限的问题。通过培养基流动，它们的应用可以对内部培养的细胞施加生物物理力。其设计包括将支架紧贴在一个盒子上，同时将灌流装置密封在它们上面。这种设计的目的是防止培养基泄漏到构建物周围，使培养基直接通过支架孔隙灌注。由于支架的定制以及与其孔径和孔隙度相关的严格先决条件，直接灌流型生物反应器通常难以制造[7, 29, 37, 38]（图 18-4）。

（二）压缩生物反应器（直接机械应力）

从生理学角度来看，为了防止骨骼逐渐丧失，骨组织必须承受至少 500 微应变的压力。超过 1000 微应变的负荷可以保持骨骼的基本几何形状，并且在 1000~4000 微应变范围内施加负荷后会发生新骨形成[30, 39]。各种研究已经证实，一旦在组织上施加直接的机械应变，如弯曲、拉伸、收缩和压缩，就会发生机械调理现象。直接的机械应力可以通过三种策略来施加[30, 39]：①四点弯曲法；②单轴循环拉伸法；③单轴机械力施加法。第一种方法使用两个螺栓，可以在被动或加压的情况下进行，第二种方法是基于对硅板施加单轴力的替代应用，最后一种涉及通过活塞施加压力。

使用直接机械刺激的生物反应器已显示出增

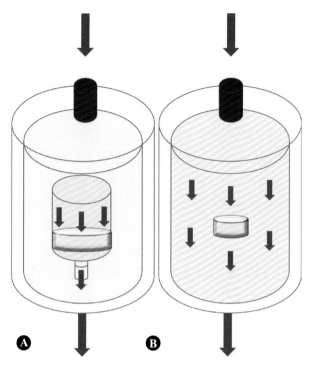

▲ 图 18-4　A. 直接灌注型生物反应器；B. 间接灌注型生物反应器

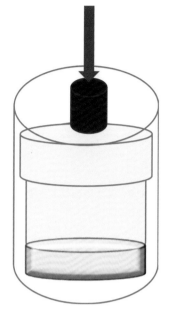

▲ 图 18-5　直接机械应变生物反应器

高的增殖率、向成骨谱系的分化以及基质形成能力。然而，一些研究表明，在源于机械应力的生物力学不稳定的 I 型胶原凝胶基质上，细胞受到了刺激[29]。考虑到构建物在骨再生中的有效应用需要具备最小的机械稳定性，不稳定的凝胶存在缺陷。在机械负荷为基础的生物反应器中培养大型构建物所面临的困难是培养基扩散问题，因此需要采取额外的妥协折中策略（图 18-5）。

（三）基于电磁场的生物反应器

基于电磁场的生物反应器包含两个亥姆霍兹线圈的腔室，由电磁场供电。BTE 构建物被放置在带有可调幅度、频率和强度的线圈内，可以对培养的细胞进行可控的刺激。研究表明，骨细胞对频率有很强的选择性。它们在 15Hz 的电磁场下具有最强的增殖和成骨分化能力[8, 29, 40]。在 BTE 方面，与静态系统相比，基于电磁场的生物反应器显示出促进成骨细胞分化的效果。此外，脉冲电磁场（pulsed electromagnetic felds，PEMF）可以非侵入性地和符合 GMP 标准地刺

激干细胞和成骨祖细胞，但是其设备采购成本较高[8, 29, 40]（图 18-6）。

（四）组合式生物反应器

组合生物反应器通过融合不同的设计系统，以增强对生理条件的模拟[7-9, 24, 41-45]。

应用和进展

使用计算工具，可以计算流场、剪切应力和质量传输等变量。这为研究人员提供了可能确定质量传输速率和细胞存活关系的方法。此外，理论建模已经能够评估在持续营养供应下 BTE 结构中细胞活力与密度以及扩散半径之间的关系[9]。在这方面，Muschler 等[46]提出了一个微分方程，用于计算细胞生存能力、密度和材料中扩散半径之间的关系，以确定低氧条件出现的阶段。数学建模已被用于说明营养和氧气供应以及代谢现象的理论与实验数据之间的联系。此外，数学建模还研究了细胞周围环境的微机械刺激对细胞的影响。使用有限元分析（fnite element analysis，FEA），可以计算明确的应力和应变场，以进一步通过生物反应器系统实现，并开发反映组织中真实变形的简化数据库。尽管在某些领域其实际应用仍不明确，但生物相关的计算量至少能够区

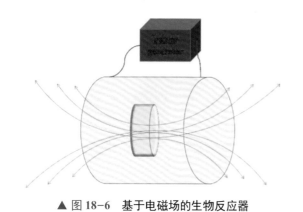

▲ 图 18-6　基于电磁场的生物反应器

分低生理负荷、生理负荷和高生理负荷的应用[4]。

大量的数据表明，体外生物反应器是组织工程骨再生中至关重要的因素和关键方法步骤。在将细胞种植到支架上后，我们需要通过矿化试验、基因表达等方法对细胞的体外特性进行表征。这样做的目的是为了在将细胞应用于体内之前，能够评估细胞的骨生活性、免疫问题和避免排斥的风险[47]。

从技术上讲，体外生物反应器可以分为两种类型，一种是"封闭系统"，允许气体交换通过端口和过滤器进行；另一种是"开放系统"，由传统储液池组成。封闭生物反应器系统具有无菌性和能够维持细胞和组织的生存能力，因此在应用上具有优势。而开放系统则需要定期手动操作，例如进行培养基交换和细胞种植等，因此，在高制造标准和临床应用上有一定的限制。除了机械变量以外，监测和调节物理化学刺激的补充系统也值得关注。此外，可调节的培养条件（如温度、pH、营养物和氧气供应）可以提高系统的可重复性和标准化。引入用于实时评估细胞和分析工具的设备，例如监测材料、生物和代谢变量（如弹性模量、降解程度、细胞计数、细胞分化、pH、氧气和营养物浓度等），可以进一步促进细胞和组织在不同阶段的连续成熟和发展。通过使用微型计算机断层扫描、物质输送监测、流动确定和荧光显微镜等技术，我们已经引入了预测性措施，用于在构建和发展组织工程骨方面[4, 48]。

（五）体内生物反应器

尽管在 BTE 领域有许多努力，但在临床转化解决方案方面仍有待进一步发展。目前，以优化动力学力量开发生物反应器以模拟身体的生理条件、细胞分化和组织重塑现象在生理刺激方面仍受到限制。较大结构内缺乏成熟和功能性的血管结构也是一个主要挑战。一个复杂的相互作用因子网络（如时空控制、细胞内和细胞–ECM 相互作用、缺氧条件、血流和生物钟）调节血管生成现象。然而，即使使用我们目前最先进的技术，这种复杂性在体外的模拟仍非常初步[49, 50]。此外，还存在有关细胞核型变化的担忧，这些变化发生在体外操作过程中，强调了在临床转化之前进行细胞核型检测的必要性。此外，使用体外生物反应器不仅组装相当复杂、需要昂贵的技术设备，还需要专门受过培训的技术人员的存在[29, 51]。

针对上述限制，一种在临床上有前景的 BTE 应用方法是利用活体生成定制的预血管化自体组织，用于重建目的，桥接了传统的重建医学和BTE[51-53]。在 19 世纪，由于 rhBMP2 的应用，肌肉内异位骨形成，从而产生了体内生物反应器的初步构想。该方法的核心在于利用活体动物作为活体生物反应器，发挥其固有的自我再生能力。通过为组织提供连续的细胞流（例如：免疫细胞、成骨细胞和血管生成细胞）、营养物质、氧气和本身的信号来进行这种操作[54]。IVB 已经被开发用于供应生物活体模型中的细胞。通过 IVB，自体骨骼肌可以成为预血管化结构在体内制造的场所。在检查生物学进展之后，这些结构被移植到缺损部位作为骨移植物[53, 55]。值得注意的是，活体不仅可以向 BTE 结构提供有效的刺激，还提供了所需的生长因子和植入物的生物物质。已经在小鼠、大鼠、家兔、小型猪等动物模型中开发了各种 IVB 系统，旨在寻求最佳的方法来生成能够形成新骨组织的预血管化结构[51, 55, 56]。它们的应用避开了对细胞和生长因子进行过多的体外操作阶段，因此更有可能保留细胞的功能固有特性。

尽管对于体内生物反应器有效性的临床前和临床研究采用了不同的模型和研究设计，它们的原理是相似的。它们的共同目标是在植入的解剖位置上形成再生的环境，同时开发最佳的 BTE 结构进行植入。它们的研究结果表明了在重要的骨缺损中体内预制骨移植的潜力[53]。然而，在临床相关的模型中，在没有或仅存在极少量外源性因素或移植细胞的情况下，对于不同的 IVB 技术在再生潜力方面进行区分是至关重要的[51, 53, 57]。

手术策略

由于组织片段是在体外环境中培养的，几乎始终缺乏神经血管网络，因此，其内部的细胞可能会经历缺氧条件。此外，废物和营养物质在细胞之间的有效转移存在问题。为了解决这个问题，已经设计了许多外科手术策略用于移植物的即时血管化。目前用于体内骨愈合的最主要策略是同时将骨形成细胞和血管形成细胞转移到缺损区域[58, 59]。

"预血管化"是一个外科术语，指通过植入的血管蒂对无血管区域进行血管化。它首先由 Shen 定义为将血管蒂移植到另一个领域，随后形成新生血管。这涉及将定义的组织片段移植到另一个位置，以促使新血管网络的形成[60]。此外，在 BTE 方面，预制讨论的是在血管化的受体部位植入替代性结构的发展，旨在生产预制骨移植物[53]，并且在血管化后，根据初始缺损的预期大小和几何形状抬起骨瓣[61, 62]。预制瓣技术已成为桥接 BTE 和口腔颌面重建手术的首选干预方法。

通过将体内生物反应器概念与预制手术技术相结合，出现了一种再生策略，用于血管化移植组织片段。这一策略不仅包括转移再生微环境以实现最佳重建，还解决了体外生物反应器在 BTE 中的不足。该策略允许来自邻近部位和循环血液中的未分化细胞进行化学趋动、递送生长因子和信号分子，并施加其他刺激。

受体床组织在确定构建物所接受的相互作用方面扮演着重要角色。内源细胞的招募、神经血管网络的建立以及整体骨移植预制结果在很大程度上取决于受体组织类型。使用构建物直接重建缺损而不再需要次要手术的正位预制技术或异位预制技术均可以采用。由于原位预制可能由于缺损部位的微环境在慢性感染、退行性病变、放疗或显著退化速率等情况下再生能力不足而缺乏能力，因此还可以选择异位预制技术。选择异位预制部位必须符合受体部位在细胞定植、血管化能力、物理刺激和手术期间的便利联系方面所提供的适当条件。关于体内生物反应器方法，有两组技术：皮瓣技术和血管技术。前者包括皮下囊、肌袋或瓣片，后者包括轴型血管束（axial vascular bundle，AVB）和动静脉环路（arteriovenous loop，AVL）。

（1）皮瓣技术：BTE 构建物被植入到一个对应的腔室中，远离缺损部位。一旦经过了预层压阶段（即将缺血构建物从血管寄主区域进行血管化），含有构建物的皮瓣被抬起并转移至缺损部位。皮瓣的血管蒂经过显微外科手术与受体床的血管连接，使构建物能够立即以生理速率进行灌流。虽然采用这种方法可以避免骨采集，但抬起肌肉皮瓣及其供体部位的并发症仍然是具有相当挑战性的。此外，至少需要进行 2 次大手术，并需要几个月的术后治疗期，这也必须考虑到。

①皮下囊："皮下囊"是一种最简单的在体生物反应器方法，用于预制 BTE 构建物。它涉及在浅筋膜和深筋膜之间建立一个人工空间，提供适当的再生要求。根据需要，可以制作出具有复杂表型和定制几何形状的预制骨移植物。这种方法提供了灵活的解剖位置选择，易于移植移植物，同时供体部位并发症的风险最小。然而，在手术背景下，与其他基于体内生物反应器的方法相比，皮下植入部位相对缺血，缺乏丰富的血液供应以及骨再生所需的干细胞、生长因子和激素。另一方面，肌肉组织具有丰富的神经血管网络资源[63-65]。

②肌肉囊或组织瓣：肌肉囊或组织瓣策略基于诱导异位新生血管化和骨再生的理念，通过将 BTE 构件包裹成肌内袋或带蒂组织瓣来实现。肌

肉中存在大量的骨骼祖细胞，能够分化为骨细胞，这在一定程度上避免了移植外源性成骨带原或干细胞的需求。肌肉损伤部位本身存在骨形成途径的分子，如 BMPs、TGF-beta1 和 IGF-1，能够扩散到 BTE 构建物中，自然上调骨形成信号的活化。实验和临床研究已经使用肌肉囊或组织瓣来生成预制的骨移植物。Warnke 等 [66] 指出，由 BMP-7 和包含未分化前体细胞的骨髓抽取物组成的骨矿物块和钛网格笼构成的亚总构建物在背阔肌中实现了生长。在第 7 周将周围肌肉和构建单元通过显微外科移植到下颌缺损部位后，获得了适当的整合、美观和功能性的结果。Mesimäki 等 [67] 报告了使用基于 IVB 的血管吻合预制的肌肉瓣成功进行上颌骨重建的案例。他们在钛网格笼内使用了腹直肌囊和 MSCs、BMP-2 和 βTCP 支架。此外，一些研究针对基于 IVB 的 BTE 构建物的临床应用，无论是携带收获的细胞和生长因子还是不携带，都报道了不一致的结果 [57, 68-74]。

③骨膜瓣：骨膜也是一种高度血管化的双层组织。它由具有扩展的成纤维细胞和胶原纤维的纤维外层，以及含有骨骼祖细胞和成骨细胞的内层构成。前者提供了骨膜的结构耐久性，后者提供了骨的并置生长、皮质骨形成和重塑能力 [75]。鉴于骨膜具有这些固有特征，用于包裹 BTE 构建物的骨膜瓣或作为体内生物反应器的包含腔室可以提供适当的临床结果潜力。它提供了广泛的生长因子。此外，它的内层充当了骨膜间充质干细胞的丰富储库。它具有丰富的神经血管环境，含有大量的神经血管供应的营养物质，能够增强预制阶段。骨膜瓣还遵循导向骨再生（guided bone regeneration，GBR）概念的原则，是相对安全和有竞争力的瓣扩展选择。然而，它们的供体部位相对有限，导致难以将骨膜瓣用于大型和（或）几何复杂或定制的 BTE 构建物 [76, 77]。Abu-Shahba 等 [78] 研究了骨膜血管供应对预制 BTE 瓣在羊模型中重建下颌缺损的意义。他们的计算机断层扫描（computed tomography，CT）和微型 CT 分析揭示了改善的新骨形成速率，同时残余

生物材料的体积减小。根据他们的组织学分析，大部分新生成的骨组织出现在缺损边缘。另一方面，骨膜瓣相关组中的新骨岛更大，并且具有增强的血管化和重塑作用，最终显示骨膜瓣有助于促进 BTE 预制瓣的重建潜力，并且一旦移植到缺损部位，具有再生能力。

（2）血管技术：AVB 和 AVL：目前的再生方法主要通过供体部位发生新血管生长从外部获得血管化。然而，供体部位并不总能提供新血管生成的必要条件。例如：放疗后的、慢性感染的或过度退化的组织无法提供所需的新血管生成特定和最低要求。因此，与翻瓣和 BTE 构建物的外在血管化不同，可以采用内在的轴向血管化策略，如 AVB 和 AVL 技术。内在的成骨和血管化过程可以用于预制目的。

在 AVB 模型中，构建物内的中央动脉和静脉提供了细胞、信号和营养分子的流动。同时，它也排出细胞废物和代谢产物。AVB 模型在 BTE 构建物的血管化和成骨方面表现出良好的结果。使用 AVB 模型进行预制有助于形成轴向模式的骨移植物，可以作为带蒂瓣片或游离瓣片进行植入。AVB 模型的临床应用潜力已经通过使用浅下腹血管、隐静脉血管束、股动脉血管束以及来自胸背干的穿支血管作为体内生物反应器的一部分得到证实。

当执行 AVB 时，选择长且位置浅表的动脉和静脉对于稍后将带蒂瓣片移植到远处的部位至关重要。这限制了适当供体 AVB 的数量。此外，AVB 与 BTE 构建物之间的接触表面积有限。这阻碍了在传统时间范围内预制适当骨化和血管化的骨移植物。AVB 和组织皮瓣的联合使用可以弥补这个缺点。此外，创伤、损伤或已存在的血管疾病可能会阻碍这种策略的应用 [79, 80]。在这种情况下，可以在容纳腔室内选择 AV 环模型。AV 环是通过在选择的动脉和静脉之间放置静脉移植物或两者之间进行微外科吻合来生成的医源性动静脉瘘，而不使用任何移植介质。这个"新蒂"组织是一个支持性的临时发芽基质，在灌注过程中将毛细血管系统发展到邻近的部位。毛细血管

系统分为小动脉、毛细血管后小静脉和小静脉，这些血管化和骨形成可以通过重组来实现[81]。与AVB相比，AV环在形成毛细血管网络和预制化血管化骨移植物方面显示出更好的潜力。这可能是由于加速的血管生成、微血管副支的促进以及血管生成因子的上调表达。这些底层的影响因素可能包括吻合手术后炎症因子水平的增加、对静脉结构施加了更高的血液剪切流，以及缺氧的基质条件[82]（图18-7）。

由于其显微外科基础，AV环可以在身体的任何部位进行，并且随后可以作为游离瓣转位。因此，与AV环相关的临床应用潜力更高。文献中提到，将动静脉瘘放置在多孔腔室中可以促进外在和内在血管的融合。基于这种吻合现象，增

加的血管生成和更快的血管化主要是由于外在血管，以及减少的预制时间[83]。

然而，AV环的成骨能力高度依赖于BTE结构本身的特性。使用AV环时，选择缓慢降解的支架材料，如β-TCP/HA或经处理的松质骨基质同种异体移植物，通常是更好的选择，因为迅速降解的支架材料已经表明骨产量较低。然而，已有研究报告了增强的血管化作用。此外，在AV环的临床应用过程中，无法对已围绕AV环发展的大部分承载骨移植物进行成型。AV环在体内和临床应用中已经得到广泛验证，并且与AVB相比，已报告了更快的血管化速度。然而，其临床应用仍然受限于需要长期住院治疗以使BTE构建物内发生血管生成[84-87]（图18-7）。

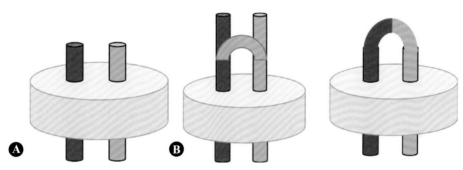

▲ 图18-7 在体内生物反应器的血管技术
A. 轴向血管束（AVB）模型；B. 动静脉环（AVL）模型

参考文献

[1] Meyer U, Wiesmann H-P. Tissue engineering: a challenge of today's medicine. Head Face Med. 2005;1(1):2.

[2] Wu W, Feng X, Mao T, Feng X, Ouyang HW, Zhao G, et al. Engineering of human tracheal tissue with collagen-enforced poly-lactic-glycolic acid non-woven mesh: a preliminary study in nude mice. Br J Oral Maxillofac Surg. 2007;45(4):272-8.

[3] Griffith LG, Naughton G. Tissue engineering--current challenges and expanding opportunities. Science. 2002;295(5557):1009-14.

[4] Depprich R, Handschel J, Wiesmann HP, Jäsche-Meyer J, Meyer U. Use of bioreactors in maxillofacial tissue engineering. Br J Oral Maxillofac Surg. 2008;46(5):349-54.

[5] Kouhestani F, Rad MR, Mohaghegh S, Motamedian

SR. Effect of metformin on the behavior of dental pulp stem cells cultured on freeze-dried bone allografts. Dent Med Probl. 2021;58(3):343-9.

[6] Sladkova M, De Peppo GM. Bioreactor systems for human bone tissue engineering. Processes. 2014;2(2):494-525.

[7] Nokhbatolfoghahaei H, Bohlouli M, Paknejad Z, Rad M, Amirabad LM, Salehi-Nik N, et al. Bioreactor cultivation condition for engineered bone tissue: effect of various bioreactor designs on extra cellular matrix synthesis. J Biomed Mater Res A. 2020;108(8):1662-72.

[8] Nokhbatolfoghahaei H, Rad MR, Khani M-M, Nadjmi N, Khojasteh A. Application of bioreactors to improve functionality of bone tissue engineering constructs: a systematic review. Curr Stem Cell Res Ther. 2017;12(7):564-99.

[9] Nokhbatolfoghahaei H, Bohlouli M, Adavi K, Paknejad Z, Rezai Rad M, Khani MM, et al. Computational modeling of media flow through perfusion-based bioreactors for bone tissue engineering. Proc Inst Mech Eng H. 2020;234(12):1397-408.

[10] Hazrati P, Mirtaleb MH, Boroojeni HSH, Koma AAY, Nokhbatolfoghahaei H. Current trends, advances, and challenges of tissue engineering-based approaches of tooth regeneration: a review of the literature. Curr Stem Cell Res Ther. 2022. E-pub Ahead of Print. https://www.eurekaselect.com/article/125575.

[11] McCoy RJ, O'Brien FJ. Influence of shear stress in perfusion bioreactor cultures for the development of three-dimensional bone tissue constructs: a review. Tissue Eng Part B Rev. 2010;16(6):587-601.

[12] Lim K-T, Kim J, Seonwoo H, Chang JU, Choi H, Hexiu J, et al. Enhanced osteogenesis of human alveolar bone-derived mesenchymal stem cells for tooth tissue engineering using fluid shear stress in a rocking culture method. Tissue Eng Part C Methods. 2013;19(2):128-45.

[13] Nokhbatolfoghahaei H, Rad MR, Paknejad Z, Ardeshirylajimi A, Khojasteh A. Identification osteogenic signaling pathways following mechanical stimulation: a systematic review. Curr Stem Cell Res Ther. 2022;17:772.

[14] Hlaing EEH, Ishihara Y, Wang Z, Odagaki N, Kamioka H. Role of intracellular Ca^{2+}-based mechanotransduction of human periodontal ligament fibroblasts. FASEB J. 2019;33(9):10409-24.

[15] Zhang L, Wang Y, Zhou N, Feng Y, Yang X. Cyclic tensile stress promotes osteogenic differentiation of adipose stem cells via ERK and p38 pathways. Stem Cell Res. 2019;37:101433.

[16] Gu Q, Tian H, Zhang K, Chen D, Chen D, Wang X, et al. Wnt5a/FZD4 mediates the mechanical stretch-induced osteogenic differentiation of bone mesenchymal stem cells. Cell Physiol Biochem. 2018;48(1):215-26.

[17] Ikegame M, Tabuchi Y, Furusawa Y, Kawai M, Hattori A, Kondo T, et al. Tensile stress stimulates the expression of osteogenic cytokines/growth factors and matricellular proteins in the mouse cranial suture at the site of osteoblast differentiation. Biomed Res. 2016;37(2):117-26.

[18] Steward AJ, Cole JH, Ligler FS, Loboa EG. Mechanical and vascular cues synergistically enhance osteogenesis in human mesenchymal stem cells. Tissue Eng Part A. 2016;22(15-16):997-1005.

[19] Holguin N, Brodt MD, Silva MJ. Activation of Wnt signaling by mechanical loading is impaired in the bone of old mice. J Bone Miner Res. 2016;31(12):2215-26.

[20] Jing D, Tong S, Zhai M, Li X, Cai J, Wu Y, et al. Effect of low-level mechanical vibration on osteogenesis and osseointegration of porous titanium implants in the repair of long bone defects. Sci Rep. 2015;5(1):1-13.

[21] Li M, Wu W, Tan L, Mu D, Zhu D, Wang J, et al. Low-magnitude mechanical vibration regulates expression of osteogenic proteins in ovariectomized rats. Biochem Biophys Res Commun. 2015;465(3):344-8.

[22] Liu L, Zong C, Li B, Shen D, Tang Z, Chen J, et al. The interaction between β1 integrins and ERK1/2 in osteogenic differentiation of human mesenchymal stem cells under fluid shear stress modelled by a perfusion system. J Tissue Eng Regen Med. 2014;8(2):85-96.

[23] Yeatts AB, Fisher JP. Bone tissue engineering bioreactors: dynamic culture and the influence of shear stress. Bone. 2011;48(2):171-81.

[24] Nokhbatolfoghahaei H, Paknejad Z, Bohlouli M, Rezai Rad M, Aminishakib P, Derakhshan S, et al. Fabrication of decellularized engineered extracellular matrix through bioreactor-based environment for bone tissue engineering. ACS Omega. 2020;5(49):31943-56.

[25] Giusti S, Mazzei D, Cacopardo L, Mattei G, Domenici C, Ahluwalia A. Environmental control in flow bioreactors. Processes. 2017;5(2):16.

[26] Plunkett N, O'Brien FJ. Bioreactors in tissue engineering. In: Basic engineering for medics and biologists. Amsterdam: IOS Press; 2010. p. 214-30.

[27] Kizilova N, editor. 3D Bioreactors for cell culture: fluid dynamics aspects. In: The international conference of the Polish Society of Biomechanics. New York: Springer; 2021.

[28] Deb S, Mandegaran R, Di Silvio L. A porous scaffold for bone tissue engineering/45S5 Bioglass derived porous scaffolds for co-culturing osteoblasts and endothelial cells. J Mater Sci Mater Med. 2010;21(3):893-905.

[29] Rauh J, Milan F, Günther K-P, Stiehler M. Bioreactor systems for bone tissue engineering. Tissue Eng Part B Rev. 2011;17(4):263-80.

[30] El Haj A, Cartmell S. Bioreactors for bone tissue engineering. Proc Inst Mech Eng H. 2010;224(12):1523-32.

[31] Enrico M. Bioreactor design for dynamic process optimization in tissue engineering. Trento: University of Trento; 2011.

[32] Gaspar DA, Gomide V, Monteiro FJ. The role of perfusion bioreactors in bone tissue engineering. Biomatter. 2012;2(4):167-75.

[33] Amini AR, Laurencin CT, Nukavarapu SP. Bone tissue engineering: recent advances and challenges. Crit Rev Biomed Eng. 2012;40(5):363.

[34] Chabanon M. Multiscale study of a perfusion bioreactor for bone tissue engineering. Paris: Ecole Centrale; 2015.

[35] Vetsch JR, Müller R, Hofmann S. The evolution of simulation techniques for dynamic bone tissue engineering in bioreactors. J Tissue Eng Regen Med. 2015;9(8):903-17.

[36] Janssen FW, Oostra J, van Oorschot A, van Blitterswijk CA. A perfusion bioreactor system capable of producing clinically relevant volumes of tissue-engineered bone: in vivo bone formation showing proof of concept. Biomaterials. 2006;27(3):315-23.

[37] Bancroft GN, Sikavitsas VI, Mikos AG. Design of a flow perfusion bioreactor system for bone tissue-engineering applications. Tissue Eng. 2003;9(3):549-54.

[38] Engel N, Fechner C, Voges A, Ott R, Stenzel J, Siewert S, et al. An optimized 3D-printed perfusion bioreactor for homogeneous cell seeding in bone substitute scaffolds for future chairside applications. Sci Rep. 2021;11(1):22228.

[39] Gelinsky M, Bernhardt A, Milan F. Bioreactors in tissue engineering: advances in stem cell culture and three-dimensional tissue constructs. Eng Life Sci. 2015;15(7):670-7.

[40] Plunkett N, O'Brien FJ. Bioreactors in tissue engineering.

Technol Health Care. 2011;19(1):55-69.

[41] Liu C, Abedian R, Meister R, Haasper C, Hurschler C, Krettek C, et al. Influence of perfusion and compression on the proliferation and differentiation of bone mesenchymal stromal cells seeded on polyurethane scaffolds. Biomaterials. 2012;33(4):1052-64.

[42] Li ST, Liu Y, Zhou Q, Lue RF, Song L, Dong SW, et al. A novel axial-stress bioreactor system combined with a substance exchanger for tissue engineering of 3D constructs. Tissue Eng Part C Methods. 2014;20(3):205-14.

[43] Kang KS, Hong JM, Jeong YH, Seol Y-J, Yong W-J, Rhie J-W, et al. Combined effect of three types of biophysical stimuli for bone regeneration. Tissue Eng Part A. 2014;20(11-12):1767-77.

[44] Petri M, Ufer K, Toma I, Becher C, Liodakis E, Brand S, et al. Effects of perfusion and cyclic compression on in vitro tissue engineered meniscus implants. Knee Surg Sports Traumatol Arthrosc. 2012;20(2):223-31.

[45] Chen M, Zhou M, Ye Z, Zhou Y, Tan WS. Ectopic osteogenesis of macroscopic tissue constructs assembled from human mesenchymal stem cell-laden microcarriers through in vitro perfusion culture. PLoS One. 2014; 9(10):e109214.

[46] Muschler GF, Nakamoto C, Griffith LG. Engineering principles of clinical cell-based tissue engineering. J Bone Joint Surg Am. 2004;86(7):1541-58.

[47] Shibli J, Nagay B, Suárez L, Hung C, Bertolini M, Barão VA, et al. Bone tissue engineering using osteogenic cells: from the bench to the clinical application. Tissue Eng Part C Methods. 2022;28:179.

[48] Haeri Boroojeni HS, Mohaghegh S, Khojasteh A. Application of CAD-CAM technologies for maxillofacial bone regeneration: a narrative review of the clinical studies. Curr Stem Cell Res Ther. 2022.

[49] Kasper FK, Melville J, Shum J, Wong M, Young S. Tissue engineered prevascularized bone and soft tissue flaps. Oral Maxillofac Surg Clin North Am. 2017;29(1):63-73.

[50] Mastrullo V, Cathery W, Velliou E, Madeddu P, Campagnolo P. Angiogenesis in tissue engineering: as nature intended? Front Bioeng Biotechnol. 2020;8:188.

[51] Huang R-L, Liu K, Li Q. Bone regeneration following the in vivo bioreactor principle: is in vitro manipulation of exogenous elements still needed? Regen Med. 2016;11(5):475-81.

[52] Tan BK, Chen HC, He TM, Song IC. Flap prefabrication - the bridge between conventional flaps and tissue-engineered flaps. Ann Acad Med Singapore. 2004;33(5):662-6.

[53] Huang R-L, Kobayashi E, Liu K, Li Q. Bone graft prefabrication following the in vivo bioreactor principle. EBioMedicine. 2016;12:43-54.

[54] Salehi-Nik N, Amoabediny G, Pouran B, Tabesh H, Shokrgozar MA, Haghighipour N, et al. Engineering parameters in bioreactor's design: a critical aspect in tissue engineering. Biomed Res Int. 2013;2013:762132.

[55] Akar B, Tatara AM, Sutradhar A, Hsiao H-Y, Miller M, Cheng M-H, et al. Large animal models of an in vivo bioreactor for engineering vascularized bone. Tissue Eng Part B Rev. 2018;24(4):317-25.

[56] Huang R-L, Tremp M, Ho C-K, Sun Y, Liu K, Li Q. Prefabrication of a functional bone graft with a pedicled periosteal flap as an in vivo bioreactor. Sci Rep. 2017;7(1):1-11.

[57] Abushahba A. Craniomaxillofacial bone tissue engineering: a translational approach; 2021. https://helda.helsinki.fi/handle/10138/331987.

[58] Simunovic F, Finkenzeller G. Vascularization strategies in bone tissue engineering. Cell. 2021;10(7):1749.

[59] Tian T, Zhang T, Lin Y, Cai X. Vascularization in craniofacial bone tissue engineering. J Dent Res. 2018; 97(9):969-76.

[60] Yao ST. Microvascular transplantation of prefabricated free thigh flap. Plast Reconstr Surg. 1982;69(3):568.

[61] Xie F, Zhu H, Gu B, Zan T, Liu K, Li Q. Resurfacing severe facial burn scars: an algorithm based on three different types of prefabricated expanded flaps. J Reconstr Microsurg. 2014;30(9):627-34.

[62] Pribaz JJ, Fine NA. Prelamination: defining the prefabricated flap--a case report and review. Microsurgery. 1994;15(9):618-23.

[63] Huang RL, Yuan Y, Tu J, Zou GM, Li Q. Exaggerated inflammatory environment decreases BMP-2/ACS-induced ectopic bone mass in a rat model: implications for clinical use of BMP-2. Osteoarthr Cartil. 2014;22(8):1186-96.

[64] Huang RL, Chen G, Wang W, Herller T, Xie Y, Gu B, et al. Synergy between IL-6 and soluble IL-6 receptor enhances bone morphogenetic protein-2/absorbable collagen sponge-induced bone regeneration via regulation of BMPRIA distribution and degradation. Biomaterials. 2015;67:308-22.

[65] Lee CH, Marion NW, Hollister S, Mao JJ. Tissue formation and vascularization in anatomically shaped human joint condyle ectopically in vivo. Tissue Eng Part A. 2009;15(12):3923-30.

[66] Warnke PH, Springer IN, Wiltfang J, Acil Y, Eufinger H, Wehmöller M, et al. Growth and transplantation of a custom vascularised bone graft in a man. Lancet. 2004;364(9436):766-70.

[67] Mesimäki K, Lindroos B, Törnwall J, Mauno J, Lindqvist C, Kontio R, et al. Novel maxillary reconstruction with ectopic bone formation by GMP adipose stem cells. Int J Oral Maxillofac Surg. 2009;38(3):201-9.

[68] Heliotis M, Lavery KM, Ripamonti U, Tsiridis E, di Silvio L. Transformation of a prefabricated hydroxyapatite/osteogenic protein-1 implant into a vascularised pedicled bone flap in the human chest. Int J Oral Maxillofac Surg. 2006;35(3):265-9.

[69] Khouri RK, Koudsi B, Reddi H. Tissue transformation into bone in vivo. A potential practical application. JAMA. 1991;266(14):1953-5.

[70] Kokemueller H, Spalthoff S, Nolff M, Tavassol F, Essig H, Stuehmer C, et al. Prefabrication of vascularized bioartificial bone grafts in vivo for segmental mandibular reconstruction: experimental pilot study in sheep and first clinical application. Int J Oral Maxillofac Surg. 2010;39(4):379-87.

[71] Scott MA, Levi B, Askarinam A, Nguyen A, Rackohn T, Ting K, et al. Brief review of models of ectopic bone formation. Stem Cells Dev. 2012;21(5):655-67.

[72] Liu Y, Möller B, Wiltfang J, Warnke PH, Terheyden H. Tissue engineering of a vascularized bone graft of critical size with an osteogenic and angiogenic factor-based in vivo

bioreactor. Tissue Eng Part A. 2014;20(23-24):3189-97.

[73] Naujokat H, Açil Y, Gülses A, Birkenfeld F, Wiltfang J. Man as a living bioreactor: Long-term histological aspects of a mandibular replacement engineered in the patient's own body. Int J Oral Maxillofac Surg. 2018;47(11):1481-7.

[74] Mohaghegh S, Hosseini FS, Rad RM, Khojasteh A. 3D printed composite scaffolds in bone tissue engineering: a systematic review. Curr Stem Cell Res Ther. 2021;16:1-62.

[75] Chang H, Knothe Tate ML. Concise review: the periosteum: tapping into a reservoir of clinically useful progenitor cells. Stem Cells Transl Med. 2012;1(6):480-91.

[76] Cuthbert RJ, Churchman SM, Tan HB, McGonagle D, Jones E, Giannoudis PV. Induced periosteum a complex cellular scaffold for the treatment of large bone defects. Bone. 2013;57(2):484-92.

[77] Dimitriou R, Mataliotakis GI, Calori GM, Giannoudis PV. The role of barrier membranes for guided bone regeneration and restoration of large bone defects: current experimental and clinical evidence. BMC Med. 2012;10:81.

[78] Abu-Shahba AG, Wilkman T, Kornilov R, Adam M, Salla KM, Lindén J, et al. Periosteal flaps enhance prefabricated engineered bone reparative potential. J Dent Res. 2022;101(2):166-76.

[79] Han D, Dai K. Prefabrication of a vascularized bone graft with Beta tricalcium phosphate using an in vivo bioreactor. Artif Organs. 2013;37(10):884-93.

[80] Han D, Guan X, Wang J, Wei J, Li Q. Rabbit tibial periosteum and saphenous arteriovenous vascular bundle as an in vivo bioreactor to construct vascularized tissue-engineered bone: a feasibility study. Artif Organs. 2014;38(2):167-74.

[81] Lokmic Z, Stillaert F, Morrison WA, Thompson EW, Mitchell GM. An arteriovenous loop in a protected space generates a permanent, highly vascular, tissue-engineered construct. FASEB J. 2007;21(2):511-22.

[82] Erol OO, Sira M. New capillary bed formation with a surgically constructed arteriovenous fistula. Plast Reconstr Surg. 1980;66(1):109-15.

[83] von Bomhard A, Veit J, Bermueller C, Rotter N, Staudenmaier R, Storck K, et al. Prefabrication of 3D cartilage contructs: towards a tissue engineered auricle--a model tested in rabbits. PLoS One. 2013;8(8):e71667.

[84] Morritt AN, Bortolotto SK, Dilley RJ, Han X, Kompa AR, McCombe D, et al. Cardiac tissue engineering in an in vivo vascularized chamber. Circulation. 2007;115(3):353-60.

[85] Bach AD, Arkudas A, Tjiawi J, Polykandriotis E, Kneser U, Horch RE, et al. A new approach to tissue engineering of vascularized skeletal muscle. J Cell Mol Med. 2006;10(3):716-26.

[86] Dong QS, Shang HT, Wu W, Chen FL, Zhang JR, Guo JP, et al. Prefabrication of axial vascularized tissue engineering coral bone by an arteriovenous loop: a better model. Mater Sci Eng C Mater Biol Appl. 2012;32(6):1536-41.

[87] Stein F, Trikalitis V, Rouwkema J, Salehi-Nik N. Vascularization in oral and maxillofacial tissue engineering. In: Seppänen-Kaijansinkko R, editor. Tissue engineering in oral and maxillofacial surgery. Cham: Springer; 2019. p. 97-122.